T0140656

V&Runipress

Medizin und Menschenrechte
Geschichte – Theorie – Ethik

Medicine and Human Rights
History – Theory – Ethics

Band / Volume 5

Herausgegeben von / edited by

Andreas Frewer

Heiner Bielefeldt

Stephan Kolb

Markus Rothhaar

Renate Wittern-Sterzel

Maren Mylius / Wiebke Bornschlegl /
Andreas Frewer (Hg.)

Medizin für »Menschen ohne Papiere«

Menschenrechte und Ethik in der Praxis des
Gesundheitssystems

V&R unipress

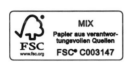

Bibliografische Information der Deutschen Nationalbibliothek

Die Deutsche Nationalbibliothek verzeichnet diese Publikation in der Deutschen
Nationalbibliografie; detaillierte bibliografische Daten sind im Internet über
http://dnb.d-nb.de abrufbar.

ISBN 978-3-89971-844-7
ISBN 978-3-86234-844-2 (E-Book)

Gedruckt mit freundlicher Unterstützung der Stiftung »Nürnberg – Stadt des Friedens und der
Menschenrechte« und der Professur für Ethik in der Medizin, Universität Erlangen-Nürnberg.

Titelbild: Philipp Bornschlegl
Druck und Bindung: CPI Buch Bücher.de GmbH, Birkach

Gedruckt auf alterungsbeständigem Papier.

Inhalt

Rupert Neudeck

Ja, wir können das – aber wir müssen die Menschenrechte achten!
Geleitwort

Medizinische Versorgung für Menschen ohne Papiere – das Thema wird die Politik in Deutschland sowie in der gesamten Europäischen Union in den nächsten Jahren weitaus mehr bestimmen, als uns das heute recht ist. Deshalb ist es gut, dass dieses Buch den Versuch unternimmt, die Probleme, die »illegal« in Deutschland lebende Ausländer hier haben, aufzulisten und zu erzählen.

Kurz vor seinem Tode hat uns der große Soziologe und Politiker, der binationale Lord Ralf Dahrendorf mit Trauer in der Stimme gesagt, die EU könne mit diesem Problem nicht fertig werden. Sie hat auch noch nicht im Ansatz begriffen, worum es da geht, beim Thema der Migration.

Das Thema ist größer, elementarer und gewaltiger, als wir es uns in unserer Asyl-Manier manchmal vorstellen. Die Migration, die über alle Kanäle, zu Wasser, zu Lande und in der Luft, nach Europa unterwegs ist, ist nicht mehr mit den altbackenen Mitteln unseres ausgefransten Asylparagraphen Art. 16 des Grundgesetzes zu bewältigen. Ganz einfach aus dem Grunde, weil diese Migranten oft nicht politisch Verfolgte sind. Das jedoch will in unseren deutschen Kopf manchmal nicht herein. Deshalb ist die Herausforderung dieses Themas an unser Menschenrechtsverständnis so gewaltig.

Man kann nach der Lektüre dieses Buches drei Ebenen unterscheiden. Die erste Ebene müsste die selbstverständliche sein: Menschen, zumal abhängige und kranke oder schwangere oder sonst wie auf Hilfestellung angewiesene Menschen dürften keine Angst haben, die Fürsorge und die Behandlung in der deutschen Gesellschaft zu erhalten. Dies müsste auch von staatlicher Seite selbstverständlich sein. Unsere Menschlichkeit entscheidet sich am Los der »Illegalen«, sie dürfen auch den Artikel eins unserer Verfassung beanspruchen, obwohl darauf kaum noch jemand kommt: Die Würde des Menschen ist unantastbar. Es heißt nicht: »Die Würde des legalen Menschen ist dann unantastbar, wenn er mit Geburtsurkunde und Personalausweis oder Duldungs- und Bleiberechtdokument vor uns auftaucht«.

Die zweite Ebene: Ich bin immer gegen unsere deutsche Nationalhaltung, bei jedem Wehwehchen gleich und heftig nach dem Staat und den staatlichen Institutionen zu rufen. Die Lage in Europa ist bestimmt durch eine Situation, bei der ich meine Mitbürger immer erst bitte, stolz zu sein und Stolz zu empfinden. Hunderte Millionen Menschen möchten sehr gern in Europa leben, weil sie wissen oder ahnen, dass es nur hier in unserem Kontinent so etwas wie einen Rechts- und einen Sozialstaat gibt. Nirgendwo auf der Welt sind diese Errungenschaften so ausgeprägt, so dass die Sehnsucht großer Teile unserer zeitgenössischen Menschheit darin besteht, sich in Richtung Europa zu bewegen. Ich plädiere erst mal dafür, darüber froh und ja, wenn das Wort nicht schon degoutant ist, auch stolz zu sein.

Ich bin drittens der Auffassung, dass diese neue, noch größere Herausforderung, als sie zur Zeit des Kalten Krieges mit den Millionen politisch Verfolgter bestand, jetzt in dem Ansturm der Hunderttausenden von »Habenichtsen« und »Schmuddelkindern« aus Afrika besteht. Diese Menschen verlangen für sich und ihre jetzige und künftige Familie nach etwas, was nicht nur aus menschenrechtlicher Sicht überaus berechtigt ist: sich eine wirtschaftliche und soziale Perspektive erarbeiten zu können.

Die Beiträge dieses Buches machen uns kompetent für die Arbeit. Sie beschreiben, wo überall schon »Stoßtrupps« der Menschen an der Arbeit sind und sich durch Kriminalisierung nicht verunsichern lassen. Das ist die Stunde von dem, was wir »die Zivilgesellschaft« nennen. Die Beispielfälle Berlin, Niedersachsen und München zeigen, wie es auch noch minimale Ermessensspielräume auszunutzen gilt, auf der Ebene der Kommunen wie der Bundesländer. Darum muss der Kampf gerade in einer von dogmatischen Grundsätzen eingeengten Gesellschaft gehen: Die Ermessensspielräume müssen wieder größer werden damit Landesminister und Stadtdezernenten vernünftiger und menschlicher entscheiden können.

Die Zahl derer, die zurzeit in Afrika auf dem Wege in den gelobten Kontinent Europa sind, soll sich auf 18 Millionen belaufen. Wir werden damit nur durch eine ganz neue und kluge Partnerschaftspolitik mit afrikanischen Ländern und durch Menschlichkeit und den Menschenrechtsstaat fertig werden.

Wie es der jüngst verstorbene Soziologie und Philosoph Lord Dahrendorf geschrieben hat – als sein Vermächtnis, das er uns »Grünhelmen« gemacht hat: »Heute bin ich der Meinung, dass der Rechtsstaat noch vor der Demokratie kommt. Was bedeutet das an den Graswurzeln? Menschen müssen Rechte haben. Sie müssen wissen, dass sie Rechte haben. Sie brauchen Hilfe bei der Verteidigung ihrer Rechte. Sie brauchen eine Umwelt, die Rechte im günstigen Falle respektiert, im ungünstigen akzeptiert.« Er forderte weiter die »Schaffung einer kleinen Einheit von rechtlich Bewanderten, die jeweils zu zweit, zu dritt in Unrechtsgebiete gehen und dort an Beispielen durchexerzieren, was grundsätzlich für alle gilt«.

Was uns das Buch in seinen vielen Facetten und Berichten zeigt: solche

Stoßtrupps des Rechts brauchen wir auch hierzulande und besonders an der Seite der MedizinerInnen und SozialarbeiterInnen bzw. aller Bürger guten Willens, die nicht bereit sind, den Grundgesetz-Artikel 1 einer Gruppe Menschen nicht zukommen zu lassen, weil sie auf Wegen hierhin gekommen sind, die wir uns nicht vorstellen können.

Das Buch stellt uns Probleme vor, die wir hierzulande haben. Ich bin der festen Überzeugung, dass eine so empathische Gesellschaft diese Probleme, die der Band in sehr eindringlichen Beiträgen darstellt, auch lösen kann. Yes we can! Oder, wie Heinrich Böll uns gesagt hat: »Recht und Gerechtigkeit sind auch schön, *wenn* sie *vollzogen* werden«. Deshalb müssen wir für dieses Buch dankbar sein.

Troisdorf, Januar 2011

Maren Mylius, Wiebke Bornschlegl, Andreas Frewer

Gesundheit für undokumentierte MigrantInnen – Menschenrechte achten, schützen und gewährleisten.
Zur Einführung

> »Der Pass ist der edelste Teil von einem Menschen.
> Er kommt auch nicht auf so einfache Weise zustand wie ein Mensch.
> Ein Mensch kann überall zustand kommen, auf die leichtsinnigste Art
> und ohne gescheiten Grund, aber der Pass niemals. Dafür wird er auch
> anerkannt, wenn er gut ist, während ein Mensch noch so gut sein kann
> und doch nicht anerkannt wird.«[1]

Die traurig-spöttische Anmerkung Brechts zur herausragenden Bedeutung des Passes für die Kategorisierung von Menschen bereits in den 40er Jahren des letzten Jahrhunderts hat nichts von ihrer Aktualität und Brisanz verloren: So entscheidet auch heute noch »der Pass« – die Staatsangehörigkeit – welche Rechte einem Menschen eingeräumt werden.

Das Maß an Gesundheit und Lebenserwartung ist in den letzten Jahrhunderten deutlich gestiegen, doch betrifft dies vor allem die westliche Welt und auch dort klafft eine Schere zwischen Menschen mit hohem und niedrigem Bildungsniveau, zwischen hohem und niedrigem Einkommen, zwischen Menschen mit und ohne Migrationshintergrund. Der Gesundheitszustand hängt ab vom sozialen Status und der Herkunft. In Deutschland entscheidet der Aufenthaltsstatus eines Migranten über den Zugang zum Gesundheitssystem und die Aufenthaltsdauer über die Sicherheit der medizinischen Regelversorgung.

Mit der Einschränkung des Grundrechts auf Asyl im Rahmen des »Asylkompromisses« 1993 hat die Möglichkeit zur Anerkennung politisch Verfolgter in Deutschland stark abgenommen. Nicht nur die Chance zur Antragsstellung wurde limitiert; darüber hinaus geben die geringen Anerkennungsquoten kaum Hoffnung auf Gewährung eines legalen Aufenthaltsstatus in Deutschland. Restriktive Bestimmungen auch im Bereich regulärer Zuwanderungsoptionen führen zu einem Ungleichgewicht zwischen Nachfrage nach Zuwanderung und Angebot regulärer Einwanderung. In Zeiten der Globalisierung mit konsekutiver Vereinfachung von Informationswahrnehmung und verfügbarer Transportwege wird es demzufolge – bei anhaltendem ausgeprägtem sozialem Gefälle – immer Migration geben, die in den Aufnahmeländern als »illegal« bezeichnet wird.

---

1 Bertolt Brecht (1962): Flüchtlingsgespräche. Suhrkamp Verlag, Berlin/Frankfurt a. M., S. 7 – 8.

Deutschland hat durch die Anwerbung so genannter »Gastarbeiter« in den 50er und 60er Jahren des 20. Jahrhunderts einen Zuwachs an MigrantInnen erlebt, die inzwischen die deutsche Staatsangehörigkeit angenommen haben und somit Teil der heimischen Bevölkerung geworden sind. Nach wie vor haben viele ehemalige »Gastarbeiter« Familienangehörige in ihren Heimatländern, welchen durch die Gesetzgebung zur Begrenzung des Familiennachzugs ebenfalls nur reduzierte Wege zu einem legalen Aufenthalt in Deutschland zur Verfügung stehen.

Irreguläre Migration nach Deutschland findet aus diesen und zahlreichen anderen Gründen statt. Verschiedene von der Bundesrepublik ratifizierte UN-Konventionen sowie nicht zuletzt das deutsche Grundgesetz legen jedoch fest, dass Menschenrechte jeder Person unabhängig von Geschlecht, Rasse, Religionszugehörigkeit und Status in diesem Land zustehen. Elementarer Teil der Menschenrechte ist das Recht auf Gesundheit als Voraussetzung für ein Leben in Würde. Entgegen internationaler Verträge und Verlautbarungen (z. B. UN-Sozialpaket von 1966) wird denjenigen Personen, die ohne vom Gesetzgeber festgelegten Aufenthaltsstatus in Deutschland leben, der für ein Leben in Gesundheit unbedingt notwendige Zugang zu medizinischer Versorgung de facto verwehrt. Der Pass des Betreffenden ist somit für die Gewährung oder Verweigerung der Menschenrechte entscheidend.

Der vorliegende Band der Fachbuchreihe »Medizin und Menschenrechte« soll diesen entmutigenden Umstand genauer untersuchen und – ermutigend – Wege aus der systematischen Ungerechtigkeit aufzeigen. Schwerpunkte des Bandes liegen daher sowohl auf den Problemfeldern als auch den praktischen Möglichkeiten und Wegen, die von MigrantInnen ohne legalen Aufenthaltsstatus im Krankheitsfall beschritten werden. Darüber hinaus werden theoretische und faktische Ansätze in mehreren Städten zur strukturellen Problemlösung in den Blick genommen.

In drei Kapiteln werden verschiedene Aspekte von Gesundheit und Krankheit in der aufenthaltsrechtlichen Illegalität beleuchtet. In einem ersten Teil untersuchen Andreas Fisch, Heiner Bielefeldt, Norbert Cyrus und Heinz-Jochen Zenker zunächst menschenrechtliche, sozialethische und politische Grundlagen sowohl auf deutscher als auch auf europäischer Ebene und bereiten das Feld für einen detaillierteren Einblick in den Themenbereich. Der Umgang mit spezifischen Infektionskrankheiten (Maren Mylius), die spezielle Situation von Kindern und Jugendlichen (Wiebke Bornschlegl), die Rolle der Pflege in der gesundheitlichen Versorgung von Menschen in der aufenthaltsrechtlichen Illegalität (Mareike Tolsdorf) sowie die Handhabung auf kommunaler Ebene am Beispiel der Stadt München (Philip Anderson) bilden Teil II, welcher die verschiedene Zugänge zum Gesundheitssystem in ausgewählten Problembereichen skizziert.

Teil III des vorliegenden Bandes umfasst schließlich Berichte, Erfahrungen und Lösungsansätze aus der Praxis: Susann Huschke präsentiert Ergebnisse aus der Feldforschung mit illegalisierten Latinas und Latinos, Jakov Gather, Hannah Windeln und Eva-Maria Schwienhorst sowie Jessica Groß und Majken Bieniok analysieren regionale Beispiele aus Mainz bzw. Berlin. Ebenfalls aus der Hauptstadt stammt der Beitrag von Shirin Simo und Heribert Kentenich zu praktischen Konsequenzen im besonders sensiblen Bereich Gynäkologie und Geburtshilfe. Die medizinische Versorgung von »Papierlosen« im ländlichen Bereich erfährt schließlich Beachtung in einem Beispiel von Gisela Penteker für das Bundesland Niedersachen.

Die Bandbreite von Autorinnen und Autoren verschiedener Disziplinen und Fachrichtungen sowie inhaltlichen Schwerpunkten soll der Komplexität des Themas sowohl bezüglich einer theoretischen Annäherung als auch im Blick auf die tägliche Realität gerecht werden. Auf diese Weise sollen möglichst umfangreiche wie auch detailreiche Einblicke gewährt sowieAnregungen für die praktische Umsetzung des Menschenrechts auf Gesundheit und die Hilfe für Kranke ohne Papiere gegeben werden. Letztendlich kommt es auf das Engagement und die Praxis an. Wir freuen uns, dass vor kurzem durch den Einsatz der »AG Medizin und Menschenrechte« auch in Erlangen – in enger Zusammenarbeit mit der bereits seit über zehn Jahren für dieses Feld aktiven Nürnberger Gruppe – eine Medizinische Flüchtlingshilfe eingerichtet werden konnte. Die Region verstärkt in dieser Form nochmals den notwendigen Einsatz für Menschen ohne legalen Aufenthaltsstatus.

Für die Förderung im Kontext des vorliegenden Buches danken wir der Professur für Ethik in der Medizin der Friedrich-Alexander-Universität Erlangen-Nürnberg, der Heinrich Böll Stiftung in Berlin und dem Menschenrechtsbüro der Stadt Nürnberg. Gisela Heinrici und Andreas Uhlig haben die Herausgeber bei der Redaktion einzelner Texte unterstützt. Dem Verlagsteam von V&R unipress (Göttingen), insbesondere Ruth Vachek, Liane Reichl und Katharina Wöhl, danken wir für die gute Zusammenarbeit bei der Vorbereitung der Druckvorlage, Philipp Bornschlegl für die tatkräftige Hilfe bei der Erstellung und Bearbeitung des Titelbilds. Rupert Neudeck möchten wir sehr herzlich danken für seinen Einsatz – von der »Cap Anamur« bis zu den »Grünhelmen«[2] – und das engagierte Geleitwort.

---

2 Die Organisation »Grünhelme« (green helmets) ist parteipolitisch neutral, nationalitäts- und religionsübergreifend und finanziert sich aus privaten Spenden der Bürger Deutschlands wie aus Zuwendungen von Stiftungen. Durch gemeinsame Projekte von jungen Deutschen, Muslimen und Christen, mit Aufbauarbeit etwa in Afghanistan, Türkei und Irak werden Häuser, Schulen oder Kliniken errichtet sowie Friedensaktionen unterstützt, siehe http://www.gruenhelme.de/.

I. Menschenrechtliche Grundlagen und ethische Reflexionen

Heiner Bielefeldt

Menschenrechte »irregulärer« Migrantinnen und Migranten

1. Das Problem

Dass Menschen ohne rechtmäßigen Aufenthaltstitel und ohne staatliche Duldung[1] gleichwohl Rechte haben, ist – anders als gelegentlich behauptet – kein
logischer Widerspruch. Denn Recht ist nicht gleich Recht. Es gibt eine Hierarchie der Rechtsnormen, an deren Spitze solche Rechte stehen, die als »unveräußerlich« anerkannt sind, weil durch sie die Würde des Menschen Achtung und
Schutz findet. Gegenüber den Menschenrechten haben andere Rechtsnormen
nachrangige Bedeutung. Dies heißt nicht, dass sie belanglos sind und folgenlos
vernachlässigt werden dürfen; denn das Recht insgesamt stellt als Modus
friedlicher Konfliktgestaltung eine zivilisatorische Errungenschaft dar, die der
Pflege bedarf. Die Pflege des Rechts kann aber nur gelingen, wenn man den
unterschiedlichen Rang unterschiedlicher Rechtsnormen und insbesondere den
Primat der Menschenrechte beachtet. Durch die konsequente Orientierung am
Vorrang der Menschenrechte unterscheidet sich eine freiheitliche Rechtspolitik
von einer bloßen »law and order« Politik, der es vornehmlich um die Demon-
stration politischer Entschlossenheit und staatlicher Rechtsdurchsetzungs-
macht geht.

Der menschenrechtliche Universalismus verlangt keineswegs den Abbau
staatlicher Grenzen; er zielt auch nicht auf eine Politik der totalen Grenzöffnung
ab. Vielmehr haben Staatsgrenzen auch in Zeiten der Globalisierung ihre
Funktion. In ihrem konkreten historischen Verlauf uneinholbar kontingent,
dienen sie dazu, staatliche Verantwortungsbereiche zu klären und zu organisieren, ebenso wird auf diese Weise die administrative Gewährleistung von
Rechts- und Sozialstaatlichkeit erleichtert. Von daher gewinnt das staatliche

---

1 Diese Menschen werden im Folgenden »irreguläre Migrantinnen und Migranten« genannt.
Sofern ich aus Gründen sprachlicher Abwechslung gelegentlich von »Menschen ohne regulären Aufenthaltstitel« spreche, sind damit Menschen gemeint, die weder einen eigentlichen
Aufenthaltstitel noch auch eine staatliche Duldung (die bekanntlich kein Aufenthaltstitel ist)
besitzen.

Grenzregime auch aus menschenrechtlicher Perspektive seine – allerdings von vornherein *bedingte* – Legitimität. Anders als Carl Schmitt und seine Anhänger behaupten, die das Grenzregime zum eigentlichen »Testfall« staatlicher Souveränität stilisieren, handelt es sich um eine *funktionale und insofern sekundäre Legitimität,* deren *primären Grund die in arbeitsteiliger Kooperation der Staaten zu verwirklichenden Menschenrechte* bilden.[2] Insofern müssen die Menschenrechte als kritischer Maßstab auch für den politischen Umgang mit staatlichen Grenzen sowie mit grenzüberschreitenden Kommunikations-, Handels- und Wanderungsprozessen zur Geltung kommen.

Auch die staatliche Einwanderungspolitik unterliegt demnach menschenrechtlichen Verpflichtungen. Exemplarisch genannt seien Schutz- und Aufnahmeverpflichtungen gegenüber Flüchtlingen, faire Verfahrensregelungen zur Prüfung von Asylbegehren, die Achtung des Rechts auf gemeinsames Familienleben, der Ausschluss rassistischer Kriterien bei der politischen Gestaltung der Zuwanderung und nicht zuletzt auch die diskriminierungsfreie Gewährleistung wirtschaftlicher und sozialer Rechte der Immigrierten. Dass die Staaten unter Beachtung dieser und anderer menschenrechtlicher Verpflichtungen grundsätzlich die Möglichkeit haben, Zuwanderung rechtlich zu regeln und folglich zwischen »regulärer« und »irregulärer« Migration zu unterscheiden, wird nicht bestritten. Auch im staatlichen Vorgehen gegen irreguläre Migration unterliegt der Staat allerdings menschenrechtlichen Bindungen, die vorrangig beachtet werden müssen.

Der angemessene politische Umgang mit irregulärer Migration ist in Deutschland lange Zeit kaum öffentlich erörtert worden. Sofern das Thema überhaupt angesprochen wird, dominieren Assoziationen von Schleppertum und organisierter Kriminalität. Zu kurz kommt dabei, dass es sich bei irregulärer Zuwanderung um ein sehr komplexes Phänomen handelt, über das bislang nur wenig bekannt ist. Die Motive und Erscheinungsformen sind höchst unterschiedlich:[3] Abgesehen von bewusst geplanten illegalen Grenzübertritten entstehen irreguläre Aufenthalte auch beispielsweise dadurch, dass ein zunächst gültiges Touristenvisum abläuft, ohne dass der oder die Betreffende das Land verlässt. Neben irregulärer Zuwanderung zu Zwecken der Erwerbsarbeit (oft, aber nicht immer »Schwarzarbeit«) gibt es das Motiv familiärer Verbundenheit über den Kreis der zuzugsberechtigten Mitglieder der Kernfamilie hinaus. Auch Asylsuchende, die ihre Hoffnung auf Anerkennung als Flüchtling aufgegeben haben, können zu Migranten oder Migrantinnen ohne rechtmäßigen Aufenthaltstitel werden. Unter den irregulär Aufhältigen befinden sich auch Opfer von

---

2 Vgl. Schmitt (1927), S. 222 ff.
3 Siehe Alt (2003).

Menschenhandel.[4] Manchen, die sich ohne regulären Aufenthaltstitel in Deutschland befinden, dürfte nicht einmal bewusst sein, dass sie sich damit strafbar machen.

Menschen ohne regulären Aufenthaltstitel sind mit zahlreichen, oft schwer lösbaren Alltagsproblemen konfrontiert. Bei der Wohnungssuche oder drohendem Streit mit einem Vermieter, bei einem nötigen Arztbesuch oder der Anmeldung der Kinder zur Schule, bei Konflikten mit einem Arbeitgeber oder bei einem notwendigen Besuch in der Heimat – stets haben irreguläre Migrantinnen und Migranten zumindest schwierige Ausgangsbedingungen.[5] Sie können im Konfliktfall nicht ernsthaft verhandeln, müssen öffentliche Aufmerksamkeit um jeden Preis vermeiden und sind infolgedessen ausbeuterischen Verhältnissen schutzlos ausgeliefert. Sie stehen deshalb ständig in der Gefahr, dass ihre Menschenrechte verletzt werden. Mehr noch: Die faktische Rechtlosigkeit dieser Menschen bedeutet als solche bereits eine strukturelle Menschenrechtsverweigerung.

Im Folgenden soll zunächst der Menschenrechtsansatz skizziert werden (2). Es folgt eine Vorstellung der Internationalen Konvention zum Schutz der Rechte aller Wanderarbeitnehmer und ihrer Familien, deren Besonderheit darin besteht, dass sie ausdrücklich auf das Problem irregulärer Migration eingeht (3). Daran schließt sich die Diskussion einiger exemplarischer Rechte an, die für Migrantinnen und Migranten ohne regulären Aufenthaltsstatus von besonderer praktischer Bedeutung sind (4). Der Beitrag endet mit Hinweisen zu den Aufgaben, die sich aus den einschlägigen Verpflichtungen für die staatliche Politik ergeben (5).

2. Der Menschenrechtsansatz

Der Menschenrechtsansatz lässt sich durch drei Komponenten bestimmen: (I) den normativen Universalismus, (II) den emanzipatorischen Gehalt und (III) die Verbindung mit rechtlichen Durchsetzungsinstitutionen.[6] Nur in der *Zusammensicht* dieser drei Komponenten erschließt sich das spezifische normative Profil der Menschenrechte.

---

4 Vgl. Follmar-Otto/Rabe (2009).
5 Vertiefend hierzu siehe z. B. Alt (2003), Anderson (2003), Bommes/Wilmes (2007).
6 Vgl. Bielefeldt (2007), S. 25 ff.

I. Normativer Universalismus

Der die Menschenrechte charakterisierende normative Universalismus hat seine Begründung in der Menschenwürde, die einem jeden Menschen gleichermaßen zusteht. Dass das Postulat der gleichen Würde aller Menschen kein Akt beliebiger gesellschaftlicher Übereinkunft, sondern Ausdruck *unbedingt geschuldeter Anerkennung* ist, geht aus der Allgemeinen Erklärung der Menschenrechte der Vereinten Nationen von 1948 klar hervor. Die Präambel der VN-Erklärung hält fest, dass

> »die Anerkennung der angeborenen Würde und der gleichen und unveräußerlichen Rechte aller Mitglieder der Gemeinschaft der Menschen die Grundlage von Freiheit, Gerechtigkeit und Frieden in der Welt bildet«.[7]

Diese Formel findet sich in mehreren völkerrechtlich verbindlichen Menschenrechtskonventionen der Vereinten Nationen wieder; sie hat – in leichter Variation – auch Eingang in das Grundgesetz der Bundesrepublik Deutschland gefunden.[8]

Als Konsequenz der gebotenen Achtung der Menschenwürde sind die Menschenrechte *»unveräußerlich«*, wie es in der Präambel der VN-Erklärung heißt. Im Unterschied zu vielen sonstigen Rechtspositionen sind sie nicht abhängig von vorgängiger Leistung oder gesellschaftlichem Status des Menschen. Dass auch Menschen ohne regulären Aufenthaltsstatus Anspruch auf Achtung, Schutz und Gewährleistung ihrer Menschenrechte haben, kann daher keinem Zweifel unterliegen.

II. Menschenrechte als Freiheitsrechte

Der gebotene Respekt vor der Menschenwürde zeigt sich darin, dass man den Menschen nicht nur als Mittel, sondern immer zugleich *auch als Selbstzweck* behandelt.[9] Die Behandlung des Menschen als Selbstzweck wiederum manifestiert sich dadurch, dass man ihm den Status eines mündigen Verantwortungssubjekts zuspricht, der *auch rechtlich zur Geltung gebracht* werden muss. Menschenrechte erfüllen ihre Aufgabe – die Achtung und den Schutz der

---

7 Tomuschat (2002), S. 38.

8 »Das Deutsche Volk bekennt sich darum zu unverletzlichen und unveräußerlichen Menschenrechten als Grundlage jeder menschlichen Gemeinschaft, des Friedens und der Gerechtigkeit in der Welt.« (Art. 1 Abs. 2 GG).

9 In Anlehnung an die bekannte Formulierung des kategorischen Imperativs durch Kant: »Handle so, dass du die Menschheit sowohl in deiner Person, als in der Person eines jeden anderen jederzeit zugleich als Zweck, niemals bloß als Mittel brauchst«; Kant (1786), S. 66 f.

Menschenwürde aller Menschen – dadurch, dass sie einem jedem Menschen nach Maßgabe der Gleichheit seine rechtliche Freiheit garantieren. Die VN-Menschenrechtserklärung postuliert in diesem Sinne:

> »Alle Menschen sind frei und an Würde und Rechten gleich geboren. Sie sind mit Vernunft und Gewissen begabt und sollen einander im Geist der Brüderlichkeit begegnen.« (Art. 1 AEMR)

Menschenrechte verkörpern als Freiheitsrechte einen emanzipatorischen Anspruch; sie zielen auf »Empowerment«.[10] Dies gilt nicht nur für die sogenannten liberalen Rechte (zum Beispiel Religionsfreiheit, Meinungsfreiheit, Versammlungsfreiheit), die den Anspruch der Freiheit bereits im Titel führen. Auch die sogenannten sozialen Rechte (etwa die Rechte auf Gesundheit, soziale Sicherheit, Bildung und Arbeit) erweisen sich bei näherem Hinsehen als *Freiheitsgarantien*, weil sie die diskriminierungsfreie Teilhabe an wesentlichen gesellschaftlichen Voraussetzungen selbstbestimmter Lebensführung gewährleisten.[11] Für Menschen ohne Aufenthaltsstatus sind gerade die sozialen Menschenrechte oft buchstäblich lebenswichtig.

III. Rechtliche Durchsetzung

Menschenrechte sind nicht nur moralische Werte, sondern formulieren zugleich *Rechtsansprüche*, die über eigens dafür zuständige Institutionen – staatliche Gerichte, Beschwerdestellen, Beratungsdienste, internationale Monitoring-Ausschüsse, aber auch die Aktivitäten nichtstaatlicher Organisationen – wirksam durchgesetzt werden sollen. Dem Staat kommt dabei die dreifache Aufgabe zu, die Menschenrechte in seiner eigenen Tätigkeit *zu achten*, sie gegen die Beeinträchtigung durch Dritte *zu schützen* und schließlich durch Bereitstellung eines geeigneten institutionellen Rahmens ihre effektive Inanspruchnahme *zu gewährleisten*.[12]

Obwohl der Prozess des menschenrechtlichen *institution building* in den vergangenen Jahrzehnten enorme Fortschritte gemacht hat, bestehen immer noch erhebliche Schutzlücken. Dies gilt nicht zuletzt für Migrantinnen und Migranten ohne regulären Aufenthaltsstatus, deren strukturelle Problemlage darin besteht, dass sie ihre Menschenrechte – selbst dann, wenn sie von Staats wegen theoretisch anerkannt werden – in aller Regel *faktisch nicht durchsetzen* können. Sie sind nicht nur der Ausbeutung durch Dritte weitgehend hilflos

---

10 Vgl. Bielefeldt (2007), S. 31 ff.
11 Siehe Krennerich (2006).
12 Diese Pflichtentrias (respect, protect, fulfil) hat sich in der internationalen Menschenrechtsdiskussion in den letzten Jahren weitgehend durchgesetzt.

ausgesetzt, sondern müssen darüber hinaus stets damit rechnen, im Falle ihrer Entdeckung abgeschoben und strafrechtlich belangt zu werden. Daran scheitert vielfach auch die Inanspruchnahme staatlich garantierter Dienstleistungen, einschließlich wirtschaftlich-sozialer Rechte wie des Rechts auf Zugang zur Gesundheitsfürsorge oder von Bildungsrechten für Kinder aus irregulär zugewanderten Familien. Der faktische Ausschluss irregulärer Migrantinnen und Migranten aus dem Menschenrechtsschutz stellt daher eine zentrale Herausforderung für die Durchsetzung der Menschenrechte dar.

3.   Die »Migrant Workers Convention«

I.   Geltung der Konvention

Die spezifischen Problemlagen von Menschen ohne Aufenthaltstitel sind seit den 1980er Jahren auch unter menschenrechtlichen Gesichtspunkten diskutiert worden. Ein Ergebnis dieses Diskussionsprozesses ist die Internationale Konvention zum Schutz der Rechte aller Wanderarbeitnehmer und ihrer Familien, meist kurz »Migrant Workers Convention« genannt.[13] Sie dient ausdrücklich – und dies ist neu – auch dem Schutz von Migrantinnen und Migranten ohne regulären Aufenthaltstitel.

Obwohl bereits im Jahre 1990 verabschiedet, konnte die »Migrant Workers Convention« erst im Sommer 2003 in Kraft treten, nachdem die dafür (in Art. 87, Abs. 1) verlangten 20 Ratifikationen vorlagen. Bislang ist die Konvention allerdings ausschließlich von solchen Ländern ratifiziert worden, aus denen Arbeitsmigranten stammen, während ihr keines der typischen Aufnahmeländer beigetreten ist.[14] Auch Deutschland hat die Konvention bisher nicht ratifiziert, und eine Ratifikation ist wohl auch in absehbarer Zeit nicht zu erwarten.

Für die hier zu behandelnde Thematik ist die »Migrant Workers Convention« deshalb wichtig, weil sie sich umfassend und systematisch mit den besonderen Menschenrechtsproblemen von Wanderarbeitnehmern und ihren Familien beschäftigt und dabei *expressis verbis* auf die Lage der »Irregulären« eingeht. Sie bietet damit – auch unabhängig von der Tatsache, dass sie für die Bundesrepublik Deutschland vorerst keine Rechtskraft entfaltet – eine inhaltliche Ori-

---

13 Siehe Tomuschat (2002), S. 423 ff. Die folgenden Zitate aus der Konvention sind der Sammlung von Tomuschat entnommen.

14 Bosnien-Herzegowina und Albanien gehören als einzige europäische Staaten der »Migrant Workers Convention« derzeit (Stand März 2011) an. Ratifiziert wurde die Konvention vor allem von lateinamerikanischen und afrikanischen Staaten.

entierung für die Praxis der Advocacy-Arbeit mit irregulären Migrantinnen und Migranten.[15]

Die Bedeutung der Konvention wäre grundlegend missverstanden, wollte man davon ausgehen, dass durch sie die entsprechenden Menschrechte überhaupt erst »geschaffen« würden. Stattdessen werden sie durch die Konvention *präzisiert* und mit Hilfe erweiterter Durchsetzungsoptionen *effektiviert*. Solange die Bundesrepublik Deutschland die »Migrant Workers Convention« nicht ratifiziert hat, wird man die Rechte der betroffenen Menschen somit auf andere völkerrechtlich verbindliche Konventionen stützen müssen und können. Vor allem die beiden großen internationalen Menschenrechtspakte von 1966 – über bürgerliche und politische Rechte bzw. über wirtschaftliche, soziale und kulturelle Rechte – enthalten Verbürgungen, die auch für Menschen ohne regulären Aufenthaltstitel gelten (siehe Abschnitt 4.).[16]

II.   Der Anspruch: Überwindung irregulärer Migration durch Empowerment der Betroffenen

Die »Migrant Workers Convention« erkennt an und bekräftigt das Recht der Staaten, Zuwanderung zu regulieren (Art. 79). Die Staaten werden ausdrücklich aufgefordert, zur Verhinderung bzw. Überwindung irregulärer Migration miteinander zu kooperieren (Art. 68). Die Bekämpfung irregulärer Wanderungsbewegung darf allerdings – dies ist entscheidend – nicht auf Kosten der Rechte der betroffenen Menschen geschehen. In der Präambel heißt es,

> »dass die menschlichen Probleme, die bei der Wanderung entstehen, im Falle der irregulären Wanderung noch schwerwiegender sind«,

weshalb geeignete Maßnahmen erforderlich seien,

> »um heimliche Wanderungen und den Handel mit Wanderarbeitnehmern zu verhüten und zu unterbinden und gleichzeitig den Schutz ihrer grundlegenden Menschenrechte zu gewährleisten«.

---

15 Außerdem sieht sie – analog zu verschiedenen anderen internationalen Menschenrechtskonventionen – einen spezifischen Überwachungsmechanismus vor, nämlich einen 10-köpfigen Fachausschuss für die »Migrant Workers Convention« (vgl. Art. 72–77), der mittlerweile seine Arbeit aufgenommen hat. Zum Gesamtkomplex vgl. Spieß (2007).

16 Hinzu kommen die Europäische Menschenrechtskonvention, die im Rahmen des Europarats entstanden ist und mit dem Europäischen Gerichtshof für Menschenrechte in Straßburg ein wirksames Durchsetzungsinstrument hat, sowie die Grundrechtecharta der Europäischen Union, die mit Inkrafttreten des Lissaboner Vertrags am 1. Dezember 2009 für die Mitglieder der EU (mit Ausnahme Polens, Tschechiens und Großbritanniens) bindend geworden ist.

Die Präambel erwägt darüber hinaus die Möglichkeit,

> »dass einer Beschäftigung von Wanderarbeitnehmern, deren Status nicht geregelt ist,
> auch dadurch entgegengewirkt wird, dass die grundlegenden Menschenrechte aller
> Wanderarbeitnehmer eine weitergehende Anerkennung finden und dass außerdem
> durch Gewährung bestimmter zusätzlicher Rechte an diejenigen Wanderarbeiterneh-
> mer und ihrer Familienangehörigen, deren Status geregelt ist, alle Wanderarbeitneh-
> mer und alle Arbeitgeber ermutigt werden, die Gesetze und Verfahren des betreffenden
> Staates zu beachten und sich danach zu richten«.

Die Konvention verfolgt somit das Ziel, auf dem Wege des Empowerment der
Betroffenen die Anreize für Schwarzarbeit und irreguläre Migration zu verringern.
Dies wäre ein interessanter Ansatz zur Bekämpfung bzw. Begrenzung irregulärer
Einwanderung durch Verbesserung der Menschenrechte der Betroffenen.

Die in der Präambel der Konvention geäußerte Erwartung, dass über verbesserte Rechtsdurchsetzungschancen irreguläre Wanderung gleichsam an der
Quelle bekämpft werden könne, darf jedoch nicht dazu führen, dass die Menschenrechte der Betroffenen von der tatsächlichen Einlösung dieser Erwartung
abhängig gemacht werden. Diese Klarstellung ist wichtig. Denn den Menschenrechten kommt nicht nur instrumentelle Bedeutung für die Erreichung
anderer legitimer Ziele zu; vielmehr haben sie als Ausdruck der gebotenen
Achtung der Menschenwürde ihren *eigenständigen normativen Stellenwert.*[17]

III.   Inhaltliche Verbürgungen

Die »Migrant Workers Convention« unterscheidet ausdrücklich zwischen regulärer
und irregulärer Migration (vgl. Art. 5). Etwa die Hälfte der inhaltlichen Artikel (Art.
8–35) enthält Rechte (und vereinzelt auch Pflichten), die gleichermaßen für reguläre wie für irreguläre Migrantinnen und Migranten gelten. Anschließend werden einige weitergehende Rechte regulär Immigrierter formuliert und die besonderen Problemlagen bestimmter Gruppen (etwa Saisonarbeiter) angesprochen.

Unter den für reguläre und irreguläre Migrantinnen und Migranten gleichermaßen geltenden Konventionsrechten finden sich solche, die auch in mehreren
anderen Menschenrechtskonventionen verbürgt sind – etwa das Recht auf Leben
(Art. 9), das Verbot von Sklaverei und Leibeigenschaft (Art. 11), Religionsfreiheit
und Meinungsfreiheit (Art. 12 und 13) sowie diverse Justizgrundrechte
(Art. 16–20). Spezifisch auf die Situation irregulärer Migration bezogen sind dagegen beispielsweise das Recht auf Schutz vor kollektiver Ausweisung (Art. 22), das
Recht auf konsularischen Beistand (Art. 23), der Anspruch auf Gleichbehandlung

---

17 Zu Beginn der Präambel stellt sich die »Migrant Workers Convention« in den Gesamtkontext
des menschenrechtlichen Schutzsystems der Vereinten Nationen.

mit Staatsangehörigen in Bezug auf Arbeitsbedingungen und Arbeitsentgelt (Art. 25). Soziale Rechte wie die Rechte auf Gesundheitsfürsorge (Art. 28) und auf schulische Bildung (Art. 30) werden dahingehend präzisiert, dass die diskriminierungsfreie Partizipation seitens irregulärer Migranten und ihrer Familienangehörigen ausdrücklich darin enthalten ist.

Gemäß Artikel 88 ist es den Staaten nicht möglich, Vorbehalte mit dem Ziel einzulegen, bestimmte Gruppen von Arbeitsmigrantinnen und Arbeitsmigranten aus dem Schutzbereich der Konvention auszuschließen. Es ist zu vermuten, dass diese Bestimmung insbesondere dem Schutz der »Irregulären« dient, deren menschenrechtliche Ansprüche nicht nur in der Praxis auf Hindernisse stoßen, sondern gelegentlich außerdem noch prinzipiell bestritten werden.

4.   Exemplarische Rechte

Die Vorzüge der »Migrant Workers Convention« bestehen darin, dass die Menschenrechte auch der irregulären Einwanderinnen und Einwanderer darin *ausdrücklich angesprochen* sind, mit Blick auf die besondere Problemlage der Betroffenen *präzisiert* werden und durch einen *eigenständigen Monitoring-Mechanismus*, den VN-Ausschuss für die Rechte der Arbeitsmigranten und ihrer Familien, Unterstützung finden. Während die »Migrant Workers Convention« für Deutschland jedoch auf absehbare Zeit keine Rechtskraft entfalten wird (was nicht ausschließt, dass man sich argumentativ auf sie berufen kann), gibt es andere Menschenrechtskonventionen, aus denen sich bezogen auf Deutschland rechtsverbindliche Menschenrechtsansprüche für irreguläre Migrantinnen und Migranten ableiten lassen. Dies sei im Folgenden kurz an drei Rechten exemplarisch verdeutlicht: dem Recht auf Anerkennung als Rechtsperson, dem Recht auf Gesundheit und dem Recht auf Bildung.

I.   Das Recht auf Anerkennung als Rechtsperson

Artikel 24 der »Migrant Workers Convention« bestimmt:

> »Jeder Wanderarbeitnehmer und jeder seiner Familienangehörigen hat überall Anspruch auf Anerkennung als Rechtsperson.«

Dieses Recht spezifiziert die fundamentale Garantie des – in Deutschland rechtsverbindlichen – Internationalen Pakts über bürgerliche und politische Rechte von 1966, der in Artikel 16 festhält:

»Jedermann hat das Recht, überall als rechtsfähig anerkannt zu werden.«[18]

Im Blick auf die gebotene Anerkennung jedes Menschen als Rechtsperson gehört es zu den Pflichten des Staates, auch Situationen *faktischer Rechtlosigkeit* zu verhindern bzw. zu überwinden. Diese Pflicht besteht nicht nur gegenüber den eigenen Staatsangehörigen oder gegenüber Menschen mit einem rechtmäßigen Aufenthaltsstatus. Vielmehr handelt es sich um eine menschenrechtliche Verpflichtung gegenüber jedem Menschen, der sich, aus welchen Gründen auch immer, im Hoheitsbereich des Staates befindet.

Das Leben irregulärer Migrantinnen und Migranten ist indessen von der Erfahrung geprägt, dass Rechtspositionen, sofern sie den Betroffenen überhaupt bewusst sind, faktisch leer laufen, weil ihre Inanspruchnahme mit enormen persönlichen Risiken – Verhaftung, Abschiebung, staatliche Bestrafung – verbunden sind. »Schwarze Löcher der Rechtlosigkeit« bestehen demnach offenbar nicht nur in Gestalt von Guantanamo Bay; es gibt sie auch in Gestalt ausbeuterischer, gelegentlich sklaverei-ähnlicher Arbeitsverhältnisse im Baugewerbe, in Bordellen oder in privaten Haushalten, und zwar inmitten der europäischen Rechtsstaaten, die solche Verhältnisse zwar nicht aktiv hervorbringen (dies ist natürlich ein ganz wesentlicher Unterschied zum politischen Zynismus in Guantanamo!), wohl aber Defizite bei ihrer Überwindung aufweisen.

Die Staaten sind deshalb gefordert, auch Menschen ohne regulären Aufenthaltsstatus einen Zugang zum Recht zu schaffen, um ihnen beispielsweise zu ermöglichen, vorenthaltenen Lohn gerichtlich einzuklagen. Dies ist in Einzelfällen bereits gelungen, scheitert aber in der Regel daran, dass die Betroffenen fürchten müssen, durch das Einschalten staatlicher Institutionen selbst erhebliche Nachteile zu erleiden. Im Blick auf die *Vorrangigkeit des Menschenrechts auf wirksame Rechtsposition* wäre es angebracht, gesetzlich klarzustellen, dass in solchen Fallkonstellationen die Gerichte keine Meldung gegenüber den Ausländerbehörden leisten müssen.

II.   Recht auf Gesundheit

Das Recht auf Gesundheit gehört zu den sozialen Rechten, welche die Bundesrepublik Deutschland durch Ratifikation des Internationalen Pakts über wirtschaftliche, soziale und kulturelle Rechte anerkannt hat (Art. 12 WSK-Pakt). Es beinhaltet u. a. einen Anspruch auf diskriminierungsfreien Zugang zu den gesellschaftlich verfügbaren Institutionen der Gesundheitsfürsorge. Der für die Überwachung des WSK-Pakts zuständige VN-Ausschuss (WSK-Aus-

---

18 Vgl. Tomuschat (2002), S. 423 ff.

schuss) hat die Paktverpflichtung in seinem General Comment Nr. 14 (August 2000) wie folgt ausgelegt:

> »Medizinische Einrichtungen und ärztliche Betreuung müssen für alle, insbesondere für die besonders schutzbedürftigen und an den Rand gedrängten Gruppen der Bevölkerung de jure und de facto ohne Verletzung des Diskriminierungsverbots zugänglich sein.«[19]

Dass zu den »besonders schutzbedürftigen und an den Rand gedrängten Gruppen der Bevölkerung« auch irreguläre Migrantinnen und Migranten zählen, liegt auf der Hand. Insofern enthält die »Migrant Workers Convention« mit dem in Artikel 28 verbürgten Recht auf Gesundheit – »auf der Grundlage der Gleichbehandlung mit den Staatsangehörigen des betreffenden Staates« – der Sache nach lediglich eine Klarstellung der bereits im WSK-Pakt enthaltenen Gewährleistung.

Wichtig ist vor allem die Bestimmung des WSK-Ausschusses, dass der gleichberechtigte Zugang zur Gesundheitsfürsorge nicht nur de jure, sondern auch *de facto* gewährleistet sein muss. Daraus folgt u. a., dass der Staat in der Verantwortung steht, Bedingungen zu schaffen, die ein angstfreies Aufsuchen von medizinischen Einrichtungen seitens Betroffener ermöglichen, was wiederum klare Regelungen für die *Wahrung der Vertraulichkeit* impliziert. Außerdem ergeben sich schwierige Aufgaben hinsichtlich der zu tragenden Kosten für die Behandlung von Menschen ohne Aufenthaltstitel.

III.   Recht auf Bildung

Auch das Recht auf Bildung ist Bestandteil des Internationalen Pakts über wirtschaftliche, soziale und kulturelle Rechte (Art. 13). In seinem General Comment Nr. 13 (Dezember 1999) betont der WSK-Ausschuss erneut das Prinzip der Nicht-Diskriminierung:

> »Bildung muss nach dem Gesetz und de facto für alle zugänglich sein, insbesondere für die schwächsten Gruppen [...]«.[20]

Ausdrücklich bezieht der Ausschuss in diesem Zusammenhang auch solche Personen im Schulalter mit ein,

> »die ihren Wohnsitz im Hoheitsgebiet eines Vertragsstaates haben, auch wenn sie nicht dessen Staatsangehörigkeit besitzen, und *ungeachtet ihres rechtlichen Status*«.[21]

---

19 Deutsches Institut für Menschenrechte (2005), S. 289.
20 Ebd., S. 266.
21 Ebd., S. 275 (Hervorhebung durch den Autor, H.B.).

Wiederum lässt sich feststellen, dass die »Migrant Workers Convention« mit
ihrer Verankerung des Rechts auf Bildung (Art. 30) zwar einen Zugewinn an
Klarheit bringt, insofern ausdrücklich betont wird, dass das Recht von Kindern
aus irregulär eingewanderten Familien »nicht verweigert oder eingeschränkt
werden« darf. Der Sache nach deckt sich diese Bestimmung aber mit der Auslegung der WSK-Verpflichtungen durch den dafür zuständigen Ausschuss.

Besonders wichtig ist wiederum die Klarstellung des Ausschusses, dass der
diskriminierungsfreie Zugang zum Bildungssystem auch *de facto* gewährleistet
sein muss. Auch hier geht es deshalb darum, durch eindeutig formulierte Dis-
pensregeln bezüglich staatlicher Meldepflichten dafür zu sorgen, dass bestehende Hindernisse bei der Inanspruchnahme von Bildungsrechten ausgeräumt
werden.

5. Der Staat als Garant der Menschenrechte irregulärer Migrantinnen und Migranten

Der beste Weg zur Verhinderung der Rechtlosigkeit irregulärer Migrantinnen
und Migranten ist sicherlich eine staatliche Politik, die durch liberale Regelungen des Familiennachzugs, eine humane Flüchtlingsaufnahme und vor allem
die Ausweitung der Optionen für eine reguläre Arbeitsmigration Formen irregulärer Zuwanderung zumindest teilweise vermeiden könnte. Die Kommission
für Migrationsfragen der katholischen Bischofskonferenz hat in einem Memo-
randum bereits vor zehn Jahren »eine den existenziellen Bedürfnissen der Betroffenen angepasste Gesetzgebung« gefordert, welche »die Zahl der in der Illegalität lebenden Ausländer wesentlich reduzieren« könnte.[22] Sinnvoll wäre es
auch, für unterschiedliche Fallkonstellationen Optionen zur Regularisierung des
Aufenthalts zu eröffnen.

Allein schon angesichts des bestehenden Wohlstandsgefälles in Europa und in
der Welt ist allerdings davon auszugehen, dass Anreize für irreguläre Migration
auf absehbare Zeit gleichwohl weiterhin bestehen werden. Der Umgang mit
irregulärer Zuwanderung bleibt damit in jedem Fall eine Herausforderung für
Politik und Gesellschaft.[23]

Irreguläre Migration stellt ein Problem dar, das der Rechtsstaat nicht einfach
hinnehmen oder ignorieren kann. Obwohl der Staat berechtigt ist, Maßnahmen
gegen irreguläre Zuwanderung zu ergreifen, ist er gleichzeitig verpflichtet dafür
zu sorgen, dass die fundamentalen Rechte der ohne Aufenthaltstitel hier le-

---

22 Die Deutschen Bischöfe – Kommission für Migrationsfragen (2001), S. 51.
23 Vgl. Bührle (2001), S. 7 – 13.

benden Menschen gewährleistet werden.[24] Aus dieser doppelten Aufgabe können sich schwierige Konfliktlagen ergeben, die im Blick auf den *normativen Vorrang der Menschenrechte* gelöst werden müssen.

Es reicht nicht aus, wenn Menschen ohne regulären Aufenthaltstitel in der Theorie Rechte haben, die sie faktisch aber nicht in Anspruch nehmen können, ohne damit das Risiko von Verhaftung und Abschiebung einzugehen. Die Verantwortung des Staates für die Gewährleistung der Menschenrechte umfasst deshalb auch die *Schaffung für die Bedingungen ihrer faktischen Inanspruchnahme.* Wichtig ist vor allem die Bereitstellung niedrigschwelliger Beratungsangebote für Betroffene. Die Pflicht staatlicher Stellen zur Meldung von mutmaßlichen irregulären Migrantinnen und Migranten muss, wenn es um die Gewährleistung grundlegender Menschenrechte wie beispielsweise die Rechte auf Gesundheit oder auf Bildung geht, zurückstehen. Diese praktische Konsequenz des Vorrangs der Menschenrechte sollte möglichst klar gesetzlich geregelt werden.[25]

Eine staatliche Politik der effektiven Gewährleistung der Menschenrechte für Menschen ohne regulären Aufenthaltstitel ist nicht nur den konkret Betroffenen geschuldet. Mit ihr löst der Staat darüber hinaus Verpflichtungen ein, die – abgesehen von verbindlichen völkerrechtlichen Vorgaben – zuletzt auch aus dem Selbstverständnis der menschenrechtlichen Demokratie folgen.

---

24 Vgl. Die Deutschen Bischöfe – Kommission für Migrationsfragen (2001), S. 42: »Aus diesen Überlegungen ergibt sich, dass unabhängig von allen notwendigen und berechtigten gesetzlichen und politischen Bemühungen des Staates, Illegalität zu begrenzen, für die Verantwortlichen die Verpflichtung besteht, allen hier lebenden Menschen ihre grundlegenden Menschenrechte zu gewährleisten.«

25 Vgl. zum Beispiel den Dispens von der behördlichen Meldepflicht, wie er im Zuwanderungsgesetz (§ 87 Abs. 3) für die Bundesbeauftragte für Migration, Flüchtlinge und Integration ermöglicht ist: § 87 AufenthG Übermittlungen an Ausländerbehörden, »(3) Die Beauftragte der Bundesregierung für Ausländerfragen ist nach den Absätzen 1 und 2 zu Mitteilungen über einen diesem Personenkreis angehörenden Ausländer nur verpflichtet, soweit dadurch die Erfüllung der eigenen Aufgaben nicht gefährdet wird [...].«

Literatur

Alt, J./Fodor, R. (2001): Rechtlos? Menschen ohne Papiere: Anregungen für eine Positionsbestimmung, Karlsruhe.

Alt, J. (2003): Leben in der Schattenwelt. Problemkomplex »illegale« Migration. Neue Erkenntnisse zur Lebenssituation »illegaler« Migranten aus München und anderen Orten Deutschlands, Karlsruhe.

Anderson, P. (2003): »Dass sie uns nicht vergessen...« Menschen in der Illegalität in München, München: http://www.gruene-muenchen-stadtrat.de/seiten/pdfs/studie_illegalitaet.pdf (Stand: 20.08.2010).

Bielefeldt, H. (2007): Menschenrechte in der Einwanderungsgesellschaft. Plädoyer für einen aufklärten Multikulturalismus, Bielefeld.

Bommes, M./Wilmes, M. (2007): Menschen ohne Papiere in Köln. Eine Studie zur Lebenssituation irregulärer Migranten, Osnabrück: http://www.forum-illegalitaet.de/ IMIS_Menschen_ohne_Papiere_in_K_ln2.pdf (Stand: 03.05.2010).

Bührle, C. (2001): Eine Mauer würde das Problem nicht lösen, in: Alt/Fodor (2001), S. 7 – 13.

Deutsches Institut für Menschenrechte (2005) (Hrsg.): Die »General Comments« zu den VN-Menschenrechtsverträgen. Deutsche Übersetzung und Kurzeinführungen, Baden-Baden.

Die Deutschen Bischöfe – Kommission für Migrationsfragen (2001): Leben in der Illegalität in Deutschland – eine humane und pastorale Herausforderung: http://www.forum-illegalitaet.de/DBK_2001.pdf (Stand: 15.07.2010).

Follmar-Otto, P./ Rabe, H. (2009): Menschenhandel in Deutschland. Die Menschenrechte der Betroffenen stärken. Studie des Deutschen Instituts für Menschenrechte, Berlin.

Kant, I. (1786): Grundlegung zur Metaphysik der Sitten, Riga.

Krennerich, M. (2007): Soziale Menschenrechte sind Freiheitsrechte! Plädoyer für ein freiheitliches Verständnis wirtschaftlicher, sozialer und kultureller Rechte, in: Jahrbuch Menschenrechte, Frankfurt a. M., S. 57 – 66.

Tomuschat, C. (Hrsg.) (2002): Menschenrechte. Eine Sammlung internationaler Dokumente zum Menschenrechtsschutz, Bonn.

Schmitt, C. (1928): Verfassungslehre, Berlin.

Spieß, K. (2007): Die Wanderarbeitnehmerkonvention der Vereinten Nationen. Studie des Deutschen Instituts für Menschenrechte, Berlin.

Andreas Fisch

Menschenrechte von *Sans Papiers* verpflichten — wen?
Ethische und politische Reflexionen zur medizinischen Grundversorgung

1.　Menschenrechte, errungen im kontinuierlichen Kampf

Der exklusive Kreis derjenigen, denen eine Gesellschaft Menschenrechte zuspricht, wurde kontinuierlich erweitert und zunehmend universeller: ehemalige
Sklaven, Frauen, Juden und lohnabhängige Arbeiter(innen). Wer wollte heute
noch – mit Angela Merkel als Bundeskanzlerin – Frauen das Wahlrecht ab-
sprechen? So selbstverständlich wie heute war das Frauenwahlrecht allerdings
lange nicht. Immerhin stand das (damalige) politikwissenschaftliche Argument
dagegen, dass die Demokratie gefährdet sei, wenn unbedarfte Frauen die Politik
mitbestimmen würden. Das Beispiel »Frauenwahlrecht« illustriert, dass sich
gesellschaftliche Selbstverständlichkeiten wandeln können, in der Regel gegen
den Widerstand derjenigen, die am tradierten Status quo festhalten wollen und
sich weit greifende Neuerungen in ihrer Gesellschaft nicht vorstellen können.
Nicht ungewöhnlich ist es daher, dass sich die unterschiedlichen Positionen bei
der Frage des Umgangs mit illegal eingewanderten Menschen in Deutschland
unvereinbar gegenüber stehen. Die Erweiterung der Menschenrechte für ›Andere‹ hängt stets vom gesellschaftlichen Diskurs ab. Es war immer ein ethischer
Reflexions- und Erfahrungsprozess nötig, damit der moralische Anspruch auf
Menschenrechte in juristische und im nationalen Kontext durchsetzbare Menschenrechte umgewandelt wurde. Der Anfang entzündete sich an ungerechten
Zuständen, die Proteste auslösten. Die Erkenntnisse gelangten in staatliche
Gesetze über einen überzeugenden gesellschaftlichen Diskurs (und manchmal,
wie bei der Sklavenbefreiung in den USA, erst nach einem gewonnenen Bür-
gerkrieg). Mit Menschenrechtsforderungen protestieren Betroffene, und mit
ihnen solidarische Akteure gegen Verhältnisse, die als politische, wirtschaftliche
oder soziale Benachteiligungen aufgefasst werden. Häufig wehrt sich eine
Minderheit gegen die von der Mehrheit erlassenen Gesetze, meist mitgetragen
von der öffentlichen Meinung und dem gesellschaftlichen Klima. Es verwundert
daher nicht, wenn die Menschenrechte von verletzlichen Gruppen wie Frauen,
Kindern, Arbeitsmigrant(inn)en, Flüchtlingen oder Minderheiten stärker ge-

fährdet sind und eigener Schutzmechanismen bedürfen. Einige dieser Gruppen, wie die Arbeitsmigrant(inn)en und Flüchtlinge, sind besonders bedroht, weil sie im Repräsentationssystem des Landes, in dem sie ihren Lebensmittelpunkt haben, keine politischen Rechte haben. Gerade für Statuslose ist es wesentlich, dass Menschenrechte allen Menschen zu eigen sind, unabhängig davon, ob Staaten sie anerkennen. Zumindest als moralische Ansprüche können Menschenrechte eingefordert werden.[1]

Menschenrechte – selbst gesetzlich verankerte! – bleiben jedoch darauf angewiesen, dass eine kontinuierliche Verständigung in pluralen Gesellschaften dieses Menschenrechtsethos ausbildet und pflegt. Ein solches Ethos zielt auf die freiwillige Selbstbindung von Einzelpersonen und Gesellschaften.[2] Die Aufgabe besteht darin, Menschenrechte in sich ändernden Umständen zu konkretisieren, sie immer wieder anzuerkennen und allgemeinverbindlich einsichtig und konsensfähig zu machen. Insofern sind Menschenrechte vor der Überführung in nationale Rechtsordnungen »schwache« Rechte, die nur durch moralische Appelle eingeklagt werden können. Sie sind eine Macht der Ohnmächtigen. Galten lange die Staatenlosen als besonders gefährdete Gruppe, weil sie keinem Staat zugehörten, bei welchem sie ihre Menschenrechte einfordern konnten, so sind es heute Menschen ohne Aufenthaltspapiere, die so genannten »Illegalen« oder Statuslosen, die in der Gefahr leben, dass ihre Menschenrechte in Staaten ignoriert werden. Nur wenige ihrer Rechte sind in nationalen Ordnungsgefügen berücksichtigt, ihr Zugang zu gesundheitlicher Versorgung und Vorsorge ist in der Regel unzureichend.

Der Preis für eine klare Zuordnung, wer verpflichtet ist, für die Einhaltung der Menschenrechte zu sorgen, ist, dass diese nur in den partikularen Grenzen eines Staates durchgesetzt werden. Doch wer ist verpflichtet, wenn Rechtsstrukturen fehlen, die diese Zuständigkeit regeln könnten? Im Folgenden möchte ich die zentralen Fragen klären: Die Frage »Wie bewältigen Statuslose gesundheitliche Probleme?« (2.) führt in die konkrete Lebensbewältigung von Statuslosen ein und klärt, dass Handlungsbedarf besteht. Anschließend sollen Antworten auf die Frage »Wer ist verpflichtet und zuständig zu helfen?« (3.) unterschiedliche Zuständige bestimmen. Bei einem so brisanten und kontrovers diskutierten Thema ist es unumgänglich, sich mit den Einwänden gegen die vorgestellte Position auseinanderzusetzen: »Welche Einwände gibt es und wie können sie widerlegt werden?« (4.). Schließlich sollen konkrete Ansätze für eine neue Politik im Umgang mit Statuslosen bewertet werden: »Wie könnten umsetzbare und angemessene Lösungen aussehen?« (5.).

---

1 Vgl. Fritzsche (2004), S. 115–138.
2 Vgl. Brune (2006), S. 67–156.

2. Wie bewältigen Statuslose gesundheitliche Probleme?

Die meisten statuslosen Migrant(inn)en sind gesund und jung. Viele bewältigen schwierige Probleme durch Raffinesse und mit Hilfe von ethnischen Netzwerken ausgezeichnet; manche erreichen nach einer Anpassungszeit monatliche Einkommen, die dem Landesschnitt entsprechen, allerdings ohne Abgaben zu entrichten und daher ohne einen Anspruch auf Versicherungsleistungen. Das Leben von Statuslosen ist jedoch stets von prekären Problemen bedroht. Existenzielle Notlagen entstehen durch den fehlenden Zugang zu Rechtsschutz, zur Gesundheitsvorsorge für Kinder und Jugendliche, manchmal schon durch die fehlende Möglichkeit, seinem neu geborenen Kind eine Geburtsurkunde ausstellen zu lassen. Krankheit, Schwangerschaft, Arbeitslosigkeit oder Gewalttäter können alles bisher Erreichte schnell vernichten. Krankheit wird zur Ursache von Arbeitsunfähigkeit, die – wenn die eigenen Ersparnisse aufgebraucht sind – zur existenzbedrohenden Mittellosigkeit führt. Gesundheitsprobleme zählen zu den am schwierigsten zu lösenden Problemen in aufenthaltsrechtlicher Illegalität. »Ich darf einfach nicht krank werden««, beschreibt es ein Statusloser.[3] Ein zentrales Problem stellt dabei die Übermittlungspflicht öffentlicher Stellen dar. Öffentliche Einrichtungen sind verpflichtet, bei Kenntnis des illegalen Aufenthalts die Ausländerbehörde zu verständigen, diese wiederum dazu, die Abschiebung einzuleiten.

2.1 Die Rechtslage für Ärzte und medizinische Einrichtungen

Prinzipielle Ansprüche der Statuslosen leiten sich ungeachtet ihrer aufenthaltsrechtlichen Illegalität aus dem Bundessozialhilfegesetz (BSGH) und dem Asylbewerberleistungsgesetz (AsylbLG) ab. Die Maßgaben des Asylbewerberleistungsgesetzes gelten bei akuten Erkrankungen, Schmerzzuständen, Schwangerschaft und Geburt. Über ein Beschäftigungsverhältnis entsteht kraft Gesetz die Mitgliedschaft in der gesetzlichen Krankenversicherung inklusive der Unfallversicherung, die Hilfen nach dem Bundessozialhilfegesetz begründen, und zwar gleichfalls für Ehegatten und Kinder der Beschäftigen, allerdings scheitert das Einfordern dieser Rechte in der Praxis an zahlreichen Hindernissen.

In Notfällen unterliegen niedergelassene Ärztinnen und Ärzte, Zahnärzte, Apotheker, Hebammen, Krankenhäuser und weitere Angehörige anderer Heilberufe der ärztlichen Verpflichtung, Hilfe zu leisten; die Verweigerung der Hilfe für akut erkrankte Statuslose wäre eine strafrechtlich zu ahndende unterlassene

---

3 Nach Alt (2003), S. 150.

Hilfeleistung. Dabei gilt für sie die ärztliche Schweigepflicht hinsichtlich der Situation ihrer Patient(inn)en, die sich auf die Abrechnungsstelle als deren juristische Gehilfin überträgt (»verlängerter Geheimnisschutz«), so dass weder in privaten noch öffentlichen Krankenhäusern Ärztinnen, Ärzte und die Krankenhausverwaltung zur Übermittlung von Patientendaten nach dem § 87 des Aufenthaltsgesetzes (AufenthG) verpflichtet, weil dies der ärztlichen Schweigepflicht widerspricht, nicht einmal auf explizite Nachfrage; die einzigen Ausnahmen sind eine Gefährdung der öffentlichen Gesundheit und der Konsum harter Drogen. Zur Abrechnung der Kosten über das Sozialamt müssen diesem die Patientendaten mitgeteilt werden, jedoch überträgt sich die ärztliche Schweigepflicht auf das Sozialamt.

Gesundheitsämter wurden per Infektionsschutzgesetz[4] vom März 2000 vom Gesetzgeber bewusst von der Übermittlungspflicht ausgenommen, wenn es sich um die Volksgesundheit bedrohende, *sexuell übertragbare* Krankheiten oder Tuberkulose handelt. Das heißt bei diesen spezifischen Erkrankungen und bei Notfällen ergeben sich Chancen für Statuslose, ohne Angst vor Aufdeckung und Abschiebung behandelt zu werden und Möglichkeiten für die beteiligten Mediziner, ihre Kosten abzurechnen.

Für ambulante und stationäre Behandlungen bleibt das in der Gesetzgebung vorgesehene Verfahren, dass der Statuslose, die Statuslose beim Sozialamt die Kostenübernahme beantragt und sich dann erst behandeln lässt. Krankenhäuser haben in diesen Fällen — außerhalb von Notfällen! — das Recht, die Behandlung bis zur Klärung der Kostenfrage zu verweigern. Da das Sozialamt in diesen Fällen direkt vom Statuslosen aufgesucht wird, existiert kein »verlängerter Geheimnisschutz« durch einen Arzt. Die Sozialämter unterliegen folglich der Übermittlungspflicht, und Statuslose wissen darum, dass sie anschließend von der Ausländerbehörde aufgegriffen und abgeschoben werden können. Diese Wege werden daher von Statuslosen nicht beschritten.[5]

2.2 Zugänge zur Gesundheitsversorgung und sich ergebende Probleme

Statuslose sind durchschnittlich zwischen 20 und 40 Jahre alt und in körperlich guter Verfassung. Als Flüchtlinge leiden sie dagegen häufig unter Traumatisierungen. Eine ernsthafte Krankheit kann schlechte Alternativen nach sich ziehen: sich selbst oder sogar Menschen in der näheren Umgebung zu infizieren, eine

---

4 Vgl. IfSG (2001).
5 Als Handbuch für die geltende Rechtslage empfehle ich Will (2008) und ergänzend die »Allgemeine Verwaltungsvorschrift zum Aufenthaltsgesetz (Drucksache 669/09)« von 2009, da dort wichtige Änderungen festgelegt wurden.

unterlassene oder zu spät eingeleitete Behandlung oder Gefängnis und Abschiebung zu riskieren. Ein grundlegendes Problem ist, dass aus relativ harmlosen Verletzungen durch Verschleppung schwerwiegende Gefährdungen werden können, zum Beispiel kann eine harmlose Hautverletzung zu einer schweren Blutvergiftung führen. In anderen Fällen sind die Beeinträchtigungen indirekt bedrohlich, etwa wenn eine Brille verschrieben werden müsste und sich durch das Fehlen derselben das Gefahrenpotenzial an der Arbeitsstelle erhöht. Plötzlich auftretende Schmerzen dagegen, etwa Zahn- oder Leibschmerzen, erfordern eine dann nur unter Schwierigkeiten zu erhaltende unverzügliche Behandlung. So findet sich das Phänomen in Dortmund, dass in Vierteln mit vielen Statuslosen Schmerzmittel in Apotheken in überdurchschnittlicher Menge gekauft werden, weil sie im Gegensatz zu einer Behandlung leichter zugänglich sind.

In der Darstellung, welche Zugänge zur medizinischen Versorgung Statuslose sich mit Fantasie und über Netzwerke schaffen, beschränke ich mich auf die Darstellung jener Bereiche, die Mediziner betreffen. Die hier *nicht* erläuterten Zugänge sind: traditionelle Medizin und Selbstbehandlung, Zugang über Sozialversicherungsabkommen, Reise- und private Krankenversicherungen, Behandlung in persönlichen und ethnischen Netzwerken sowie manchmal die Rückkehr in das Heimatland bei Krankheit. Alle diese Zugänge sind immer nur einem begrenzten Anteil von Statuslosen zugänglich, manche zeitlich befristet, schlichtweg teuer oder nur für leichtere Erkrankungen hilfreich.[6]

Öffentliche und private Krankenhäuser

Der Zugang zu medizinischer Versorgung in Notlagen wie Krankheit, Schwangerschaft und Geburt ist de jure als Anspruch gegeben. Aus der Sorge vor Entdeckung wird von statuslosen Migrant(inn)en de facto ein konfessionelles oder privates Krankenhaus vorgezogen, sofern sie sich die Bezahlung leisten können. Die Skrupellosen unter den niedergelassenen Ärztinnen und Ärzten nutzen die Hilflosigkeit der statuslosen Patient(inn)en aus. Sie verlangen überhöhte Barpreise und rechnen zusätzlich über Kassen und/oder das Sozialamt ab bzw. bieten obskure Leistungen an.[7]

---

6 Eine Einführung in diese Möglichkeiten findet sich in der systematischen Zusammenfassung aller empirischen Studien bis 2007 bei Fisch (2007), Kap. A; dort finden sich auch weitergehende Literatur- und Quellenangaben. Ferner weise ich auf die danach erschienenen Studien für Köln — Bommes/Wilmes (2007) — und Hamburg — Diakonie Hamburg (2009) hin. Für den medizinischen Bereich empfehle ich ferner die Literaturarbeit von Tolsdorf (2008).

7 Fachstellen wie agisra e.V. (= Arbeitsgemeinschaft gegen internationale sexuelle und rassistische Ausbeutung e.V.) beobachten Fälle von Ausbeutung durch höhere Honorare, vgl. Rosner (1999), S. 11. Dem Pionierforscher zu Statuslosen, Pater Jörg Alt SJ, nach sind »horrende Honorare« die Ausnahme, weil diese Ärzte und Ärztinnen im Statuslosenmilieu nicht weiterempfohlen werden, vgl. Alt (1999), S. 173. Nach Auskunft von Heidrun Nitschke, Ärztin im Kölner Gesundheitsamt, gibt es diese Fälle weit häufiger, vgl. Nitschke (2005), S. 136.

Zugang zum öffentlichen Gesundheitssystem erlangen Statuslose außerdem, indem sie dem ärztlichen oder krankenhäuslichen Notdienst falsche Angaben machen oder vortäuschen, in der Eile den Pass vergessen zu haben, und nach der akuten Behandlung wieder untertauchen. Auf diese Weise werden allerdings nur Erkrankungen und Notfälle ohne aufwändige Vor- oder Nachuntersuchungen behandelt. Selbst im Verlauf eines Krankenhausaufenthaltes, etwa wenn ein Statusloser nach einem Unfall bewusstlos zur Behandlung eingeliefert wird, kann es durch Flucht zum Abbruch der Behandlung und zur Gefährdung der Genesung kommen. Bei medizinischem Personal und auf der Leitungsebene herrscht wegen der unklaren Rechtslage Unsicherheit vor, bei welcher Handlung man sich strafbar macht, so dass vereinzelt unnötig Meldungen gemacht werden, die zur Abschiebung eines Patienten führen. Solche Präzedenzfälle verbreiten sich in der Statuslosenszene rasch und erhöhen die Hemmschwelle, sich an ein Krankenhaus zu wenden. Da die letzten Klarstellungen erst September 2009 in »Allgemeinen Verwaltungsvorschriften« erlassen wurden, fehlen zu dieser neuesten Entwicklung weitgehend Erfahrungen aus der Praxis, etwa ob die Klarstellungen in allen Krankenhäusern auf allen Ebenen überhaupt bekannt sind.

Gesundheitsämter
Ein sensibler Problemkomplex für Statuslose sind chronische und ansteckende Krankheiten. Nicht selten ist die Krankheit durch Behandlungsverschleppung oder fehlende Möglichkeiten, sie in Ruhe auszukurieren, überhaupt erst chronisch — und in der Behandlung aufwändiger und teurer — geworden. Als »[o]ffensichtlich zunehmend« stuft der Pionierforscher zu Statuslosen in Deutschland, Pater Jörg Alt, ansteckende Krankheiten wie HIV/AIDS, Hepatitis und Tuberkulose ein.[8] Angebote zu Diagnostik und Beratung seitens der Gesundheitsämter können von Statuslosen sorgenfrei in Anspruch genommen werden, da diese anonym und kostenlos durchgeführt werden. Zudem haben die Gesundheitsämter seit Inkrafttreten des Infektionsschutzgesetztes 2001 in Einzelfällen die Möglichkeit, eine ambulante Behandlung durchzuführen.[9]

Die bewusste Aufhebung der Übermittlungspflicht entspringt nach der Erfahrung mit HIV/AIDS der nüchternen Abwägung, dass für einen wirksamen Schutz diese Rahmenbedingungen (niedrigschwellig, anonym, kostenlos) notwendig sind, um weitere Ansteckungen zu vermeiden. Beratung und Behandlung beschränken sich jedoch vorwiegend auf sexuell übertragbare Krankheiten und Feststellung von Schwangerschaften sowie Tuberkulose. Die Grenze dieses

---

8 Vgl. Alt (2003), S. 154 f.
9 Ausführlicher dazu siehe den Beitrag von Mylius in diesem Band.

Angebots ist erreicht, wenn die Ämter überlastet sind oder eine Überweisung ins Krankenhaus notwendig wird.

Informelle medizinische Netzwerke

Ärztinnen und Ärzte sind eine der ersten Berufsgruppen, die innerhalb ihres Arbeitsfeldes mit dem Problem der Gesundheitsversorgung Statusloser konfrontiert wurden. Aus diesen Erfahrungen haben sich medizinische deutsche und ethnisch geprägte Netzwerke mit Hebammen, Sozialarbeiter(inne)n, Ärzten und Ärztinnen, Dolmetscher(inne)n usw. gegründet, die unbürokratisch, unentgeltlich oder sehr günstig Akuthilfe leisten, zum Beispiel die *Medizinische Flüchtlingshilfe* oder die *Malteser Migranten Medizin* in diversen Städten. Aus der Existenz solcher Netzwerke lässt sich jedoch nicht folgern, dass in Notfällen alle Betroffenen zu ihnen Zugang hätten, um die dort angebotene Versorgung rechtzeitig zu erhalten, da es nur sehr wenige medizinische Netzwerke gibt, die oft nur einen Tag in der Woche geöffnet haben. Bei gelungener rechtzeitiger Kontaktaufnahme bleibt die Gefahr, dass der kranke oder verletzte Statuslose sich aus Misstrauen der Behandlung entzieht. Probleme sind ferner, dass Netzwerke bei hoher Nachfrage und bei besonders schwierigen und kostenintensiven Fällen an ihre Kapazitätsgrenzen stoßen. Für die Gesundheitsversorgung Statusloser engagierte Ärzte haben oft an den dafür frei gehaltenen Nachmittagen mehr Zulauf als sie bewältigen können. Aus medizinischer Perspektive müsste eine langfristige Behandlung möglich sein, um den Verlauf von Krankheitsbildern besser verfolgen zu können, was bei Statuslosen nahezu unmöglich ist. Viele Ärztinnen und Ärzte wiederum sind überfordert oder frustriert, wenn Krankheitsbilder nicht nur eine von ihnen behandelbare Dimension aufweisen, sondern zusätzlich durch psychische und soziale Ursachen hervorgerufen werden. Die aufgezählten Umstände erschweren es, Ärzte und Ärztinnen zu dieser ehrenamtlichen Arbeit zu motivieren.

Verwendung der Versicherungskarte einer anderen Person

Eine Möglichkeit, sich über gute persönliche Kontakte Zugang zum Gesundheitssystem Deutschlands zu verschaffen, ist die Krankenversichertenkarte einer befreundeten Person zu verwenden. Daraus können jedoch ernste Konsequenzen für den Ver- sowie den Entleiher erwachsen: Für den Entleiher besteht die Gefahr, dass die behandelnde Ärztin sich an den eigentlichen Karteninhaber erinnert oder aus anderen Gründen Verdacht schöpft. Für den Verleiher kann dies als Beteiligung an Betrug geahndet werden und sich direkt auf sein Aufenthaltsrecht auswirken, wenn er einen unsicheren Aufenthaltsstatus besitzt. Andererseits werden die gesammelten Daten (Blutgruppe, Allergien usw.) des statuslosen Bekannten zu falschen medizinischen Voraussetzungen für Behandlungen des Verleihers führen.[10]

Zentrale Problemfelder
Einige zentrale Problemfelder seien kurz erwähnt: *Schwangerschaften* machen bei medizinischen Einrichtungen bis zu 32 % der angefragten Leistungen aus.[11] Die *Kosten stationärer Behandlungen* sind für statuslose Migrant(inn)en ein schwer zu lösendes Problem. Ferner fehlt die Möglichkeit zur *psychotherapeutischen Behandlung*. Die ständige Angst vor Kontrolle, der Zwang zur Unauffälligkeit, noch einmal belastender für dunkelhäutige Menschen, und die Vermeidung bestimmter Plätze oder Tageszeiten führen nicht selten zu Depressionen, Verfolgungsangst oder Klaustrophobie als Ausdruck dauerhafter Überlastung. Als belastbarer erweisen sich Familienväter und -mütter, die motiviert sind, durch die Mühsal ihre Familie zu versorgen; besonders schwer betroffen sind Flüchtlinge, von denen viele Deutschland erst nach schwer traumatisierenden Erfahrungen erreichen.

Eingeschränkte medizinische Grundversorgung Minderjähriger
Kinderärzte und -ärztinnen sehen aus medizinischer Sicht schwerwiegende Mängel bezüglich medizinischer Versorgung und angemessener Förderung.

Probleme für statuslose Minderjährige resultieren daraus, dass vielen von ihnen die typischen frühkindlichen Untersuchungen und Impfungen versagt bleiben, da diese nicht als akute Notfälle gelten. Die gesundheitliche Vorsorge, im Kindesalter besonders relevant, ist darum nicht gesichert. Weitere Probleme decken sich mit den Problemen erwachsener Statusloser: Die Eltern bringen die Kinder häufig spät zum Arzt und nur unter enormen Schwierigkeiten sind weitergehende Maßnahmen (Laboruntersuchungen) zu organisieren und zu finanzieren. Auf sich alleine gestellte statuslose Kinder und Jugendliche neigen in Folge der psychischen Überlastung zu psychosomatischen Krankheiten wie Essstörungen, Kopfschmerzen, Magengeschwüren und Hautallergien.[12] Die

---

10 Einschätzungen, ob dieser Weg »relativ risikofrei und zudem kostenlos« – vgl. Alscher et al. (2001), S. 32 – oder ob eher die Gefahrenpotenziale – vgl. Stobbe (2004), S. 121 – im Vordergrund stehen, gehen auseinander. Wahrscheinlich funktioniert die Nutzung einer fremden Krankenkassenkarte nur bei kleineren Beschwerden problemlos. Mit der (auf unbestimmte Zeit verschobenen) Einführung der elektronischen Gesundheitskarte (eGK) soll ein Foto auf der Karte die Verwendung durch andere Personen als den Eigentümer unterbinden.
11 Vgl. die Berichte der *Malteser Migranten Medizin* von 2008 für verschiedene Städte: www.malteser.de/73.Malteser_Migranten_Medizin/73.04.Links_Materialien/materialien. htm (Stand: 01.09.2010). Die Auswirkungen der »Allgemeinen Verwaltungsvorschrift zum Aufenthaltsgesetz (Drucksache 669/09)« von 2009 sind hier zukünftig zu beobachten.
12 Vgl. hierzu auch den Beitrag von Bornschlegl in diesem Band.

Überforderung führt häufig zu Aggression, Depressionen oder Suizidversuchen.[13]

2.3   Fazit: Gefährdete Menschenrechte bei der Gesundheitsversorgung

Menschenrechte von Statuslosen im Zugang zur Gesundheitsversorgung erweisen sich trotz des prinzipiellen Anspruchs in Deutschland als besonders gefährdet. Diese menschen*unwürdigen* Zustände rufen menschlich zu allgemeiner Solidarität auf, um sie zu beheben, und sozialethisch nach geeigneten Gesetzen, um sie von vornherein zu vermeiden. Die völkerrechtlichen Verpflichtungen sind in der *Europäischen Menschenrechtskonvention* (EMRK), der *UN-Kinderrechtskonvention* und anderen Dokumenten festgehalten.[14] Ist damit die Zielgruppe der Hilfe eingegrenzt, bleibt weiterhin ungeklärt, wer ihnen denn verpflichtet ist, das heißt, wer spezifische Pflichten hat, Statuslosen zu helfen.

3.   Wer ist verpflichtet zu helfen?
Spezifische Verpflichtungen von Staat und Gesellschaft

Unter Weltgemeinwohl versteht die Kirche diejenigen Institutionen und Rahmenbedingungen, die die Menschenrechte wahren und fördern helfen. Alle Menschen stehen prinzipiell in der moralischen Pflicht, für die Menschenrechte anderer, also auch der Statuslosen einzutreten. Globale Solidarität als aktives Pendant zum Weltgemeinwohl begründet somit zwar grundlegend eine *allgemeine* Verpflichtung, die Frage nach den jeweiligen Zuständigkeiten bleibt jedoch vage und appellativ. Ist die bengalische Mutter den Working Poor in den USA verpflichtet? Oder die deutsche Bundeskanzlerin den Waisen in Russland? Die Begründung von globaler Verpflichtung gegenüber den Menschenrechten bedarf daher zusätzlicher Kriterien, um Verpflichtungen unterschiedlicher Adressaten zu spezifizieren. Hierbei soll ein besonderer Schwerpunkt auf diejenigen Akteure gelegt werden, die vor dieser Herausforderung gesundheitlicher Versorgung Statusloser politisch, beruflich und persönlich stehen.

---

13 Vgl. Pollmann (1995), S. 18; Hoffmann-Schiller (1999).
14 Sie sind unterschiedlich umfassend ratifiziert. Die UN-Kinderrechtskonvention trat 1992 in Deutschland zunächst nur unter Vorbehalt in Kraft, um dem Ausländerrecht Vorrang vor Verpflichtungen der Konvention einzuräumen. Im Mai 2010 ist von der Bundesregierung mit Zustimmung des Bundesrates beschlossen worden, die Vorbehaltserklärung zurück zu nehmen. Die UN-Konvention zu Wanderarbeitnehmern wurde bisher von Deutschland überhaupt nicht unterschrieben.

3.1   Wer ist verpflichtet? – Die primäre Verpflichtung des Staates

Die primäre Verpflichtung der Regierung
Pflichten lassen sich zweckmäßig zuweisen, indem die *Wirksamkeit* bei der
Erfüllung allgemeiner Verpflichtungen als Kriterium herangezogen wird. Ausgehend von weltweiten Verpflichtungen sind partikulare Instanzen wie Staaten
dann gerechtfertigt, wenn sie die Verwirklichung dieser universellen Pflichten
effektiver sicherstellen als eine allgemeine Zuständigkeit. Dadurch werden die
Vorteile von Spezialisierung und Arbeitsteilung, des besseren Zugangs zu Informationen und ihrer Verarbeitung genutzt.[15] Für den Nationalstaat bedeutet
diese moralische Arbeitsteilung, dass nach Anpassungen der bestehenden Institutionen gesucht werden darf, wenn sich der Menschenrechtsschutz als unzureichend erweist. Die Verpflichtung wird dadurch begründet, dass Maßnahmen gewaltfrei und ohne Eingriffe in die Souveränität anderer gewährleistet
werden können[16] und vor allem dass die Handlungsmöglichkeiten im eigenen
Einflussbereich liegen.

Die *primäre Verpflichtung* im Kampf gegen Menschenrechtsverletzungen
liegt aus diesen Gründen bei der Regierung eines Staates. Eine Hilfepflicht für
Statuslose auf eigenem Staatsgebiet besteht, da sie innerhalb jenes Bereichs
leben, in dem der Staat Souveränität, Einfluss und Durchsetzungskraft besitzt; er
muss sich noch nicht einmal mit anderen Staaten abstimmen.[17] Um die Fähigkeiten und Kompetenzen der Bundesrepublik Deutschland richtig einzuschät-
zen, bedarf es einer Vergewisserung der Entwicklungen auf europäischer Ebene,
da immer mehr Einzelfragen gemeinsam im Rahmen der Europäischen Union
verhandelt und vereinbart werden. Deutschland kommt hierbei die Pflicht zu,
sich für eine menschengerechte Migrationspolitik der Europäischen Union
einzusetzen.[18] Der ›Internationale Pakt über bürgerliche und politische Rechte‹
etwa fordert in Art. 2 Abs. 1 diese Rechte allen im eigenen Hoheitsgebiet befindlichen Personen zu gewährleisten und zwar »ohne Unterschied [...] des
sonstigen Status«.

Kategorisch können drei Verpflichtungen der rechtsetzenden und rechtver-
bürgenden staatlichen Gewalt bestimmt werden durch

---

15 Vgl. Goodin (1988); Shue (1988).
16 Die friedensethischen Themen Krieg und bewaffnete Friedenseinsätze sind hier ausge-
     blendet.
17 Einer eigenen primären Verpflichtung unterliegen zum Beispiel auch Menschen, die Sta-
     tuslose im Haushalt oder gewerblich illegal beschäftigen, weil sie hier weitgehende Gestal-
     tungsmöglichkeiten besitzen. Im Rahmen dieses Artikels wird dieser Aspekt nicht weiter
     ausgeführt.
18 Vgl. zu Entwicklungen auf europäischer Ebene Fisch (2009) und (2010).

1. die Pflicht, Menschenrechte nicht aktiv zu verletzen,
2. die Pflicht des Staates, Menschen vor Verletzung ihrer Rechte zu schützen,
3. die Pflicht, denen zu helfen, deren Rechte verletzt bzw. nicht erfüllt wurden.[19]

Diese Pflichten entsprächen der primären Verpflichtung des Staates als allein Zuständigem. Während die erstere Pflicht erfüllt ist, werden die anderen beiden in Deutschland verletzt.

Missachtung der Pflicht, vor Verletzung von Rechten zu schützen
Die Pflicht, Menschen vor einer Verletzung ihrer Rechte zu schützen, ist praktisch nicht gewährleistet, weil die Übermittlungspflicht Menschen nahezu zu 100 % dazu bringt, ihre Rechte nicht in Anspruch zu nehmen. Sogar die gegenteilige Wirkung ist zu konstatieren: Die Übermittlungspflicht öffentlicher Stellen und die berechtigte Angst vor Abschiebung bei Statuslosen, wenn sie sich an die Polizei wenden, ermutigt organisierte kriminelle Banden, Statuslose auszurauben und zu erpressen. Die deutsche Ordnungspolitik setzt folglich durch die faktische Rechtlosigkeit von Statuslosen Anreize, diese um den Lohn zu prellen und ihnen angesichts des geringen Anzeigerisikos physische und sexuelle Gewalt anzutun. Die Übermittlungspflicht der Polizei hat zur Folge, dass viele Straftaten, die an Statuslosen begangen werden, erst gar nicht zur Anzeige kommen, also nicht verfolgt werden.

Auch ihre Pflicht, ihren Einfluss auf der EU-Ebene geltend zu machen, umgeht die deutsche Regierung oder sie schwächt Verpflichtungen ab, indem sie (1) ihren Einfluss bei der Ausarbeitung internationaler Erklärungen zur Abschwächung nutzt (bei EU-Regelungen), (2) Vertragswerke nicht ratifiziert (Wanderarbeitnehmer-Konvention) oder (3) nur mit Vorbehalten ratifiziert (so bis 2010 bei der UN-Kinderrechtskonvention).[20] Ferner umgeht sie Verpflichtungen, indem sie (4) alle vorhandenen Handlungsspielräume in internationalen Vertragswerken konsequent restriktiv auslegt (restriktiver Familiennachzug schöpft den weiten Rahmen europäischer Richtlinien nicht aus), (5) Rahmenvereinbarungen trifft, die die Einhaltung von Menschenrechten nur formal erfüllt (Rücknahmeabkommen), und (6) eine Politik betreibt, die die Beanspruchung von Menschenrechten unterbindet (sog. ›Sichere Drittstaatenregelung‹).[21]

Missachtung der Pflicht, denen zu helfen, deren Rechte verletzt werden
Die Missachtung menschenrechtlicher Ansprüche ist sozialethisch absolut inakzeptabel, weil dies nicht aus einem Mangel an Möglichkeiten, auch nicht durch

---

19 Vgl. Witschen (2002), S. 235–246; Lohmann (2000), S. 14.
20 Siehe auch Fußnote 14.
21 Vgl. Cyrus (1999), S. 213–220.

passives Ignorieren der eigenen Möglichkeiten erfolgt, sondern teilweise Folge einer aktiven Gesetzgebung ist.[22]

Gleichzeitig verwehrt die Übermittlungspflicht Bürger(inne)n, Notlagen Statusloser zu beheben. Die Klarstellungen zum Aufenthaltsgesetz 2009 vor allem im medizinischen Bereich haben hier eine erhebliche Verbesserung gebracht. Auch für Personen, die im Rahmen ihres Berufes oder ihres sozial anerkannten Ehrenamtes Statuslosen helfen, ergeben sich dadurch Verbesserungen;[23] es bleiben jedoch weiterhin unklare Fallkonstellationen: Dazu gehören der Zugang zu Kindergarten[24] und Schule, die Frage, ob berufs*un*typische Hilfen gegeben werden dürfen – darf ein Arzt einem schwer erkälteten Jungen im T-Shirt zur Winterzeit einen Pullover mitgeben? Oder darf dies nur die Nothilfe der Caritas? – Zugang zu Geburtsurkunde, Rechtsschutz und die Meldepflichten der Polizei, alle Fragen um Gerichte und das Einklagen von Lohn usw. In diesen Fällen besteht weiterhin die paradoxe Situation, dass ein sich auf die Menschenrechte verpflichteter Rechtsstaat nicht nur seine eigene Pflicht, Menschen in Not zu helfen, missachtet, sondern dass er seine eigenen Bürger(innen) bei deren Menschenrechtsengagement aktiv behindert.

Die Regierung nimmt innerhalb Deutschlands hinsichtlich dieser Rahmenbedingungen die entscheidende Schlüsselstellung ein. Sie kann dieses Engagement zum Straftatbestand erklären oder aber ausdrücklich in menschenrechtskonformen Grenzen für zulässig halten, wie sie dies mit den Klärungen durch die Verwaltungsvorschriften teilweise getan hat. Die Wirkung der Klarstellung durch die Verwaltungsvorschrift von 2009 müssen daraufhin beobachtet werden.

3.2   Wer ist verpflichtet? Die sekundäre Verpflichtung der Bürger(innen)

Demokratie: die Gesellschaft bestimmt die Politik
Einer *sekundären Verpflichtung* der Bürger(innen) entspricht, auf den Staat als primär Verpflichteten Einfluss zu nehmen, also die Regierung dazu zu bewegen, ihrer primären Verpflichtung nachzukommen. Eine empfundene Ohnmacht gegenüber dem Status quo oder auch Bequemlichkeit aus einem ›Gefühl der Gleichgültigkeit‹ wäre eine »billigende Inkaufnahme menschenrechtswidriger

---

22 Siehe in diesem Beitrag unter 4.2 den Einwand II.
23 Vgl. Allgemeine Verwaltungsvorschrift zum Aufenthaltsgesetz (Drucksache 669/09), Ziffer 95.1.4.
24 Es sei nur an die existenzielle Bedrohung erinnert, die das zwei Jahre sich hinziehende Strafverfahren gegen Angestellte staatlicher und kirchlicher Kindergärten in Bonn 2005 ausgelöst hat. Auch dieses Strafverfahren führte letztendlich zu keiner rechtskräftigen Verurteilung, vgl. die Dokumentation auf http://www.forum-illegalitaet.de/.

Verhältnisse«, die eine »passive Menschenrechtsverletzung« darstellen.[25] Damit gilt die sekundäre Verpflichtung auch für diejenigen, die die Reform oder Abschaffung von ungerechten Gesetzen und Institutionen mitbewirken könnten. Passivität unterstützt den Status quo. Handeln kann gegenüber dem nicht oder unzureichend reagierenden Staat ein Bürger, eine Bürgerin, die im Verbund mit anderen durch politische Lobbyarbeit oder öffentliche Meinungsmobilisierung und Überzeugungsarbeit Druck auf Vertreter(innen) der Politik ausübt. Handeln können auch Politiker(innen) mit Einsicht in diese Problematik, die bisweilen gegenüber der offiziellen Parteimeinung isoliert sind oder auf breite Wählerschichten treffen, die ihre Gründe nicht nachvollziehen oder nicht kennen. Ihre Bindung an das Amt entpflichtet sie nicht davon, qua ›sekundärer Verpflichtung‹ innerhalb der verschiedenen Parteienebenen und -gremien und vor der Wählerschaft für ihre Einsichten und Überzeugungen zu werben.

Die ›Sans-papiers-Bewegung‹ in Frankreich, die sich organisiert hat und mit ihren Anliegen aus eigener Kraft an die Öffentlichkeit gegangen ist, zeigt, dass eigenständige Organisationsformen von Statuslosen nicht generell unmöglich sind.[26] Eine sehr ordnungspolitisch geprägte Rechtskultur wie in Deutschland, die es Statuslosen unmöglich macht, öffentlich in Erscheinung zu treten ohne ausgewiesen zu werden, macht eine *verantwortete Anwaltschaft* nicht nur vertretbar, sondern gebietet sie. Mit dem Begriff der Anwaltschaft wird umschrieben, dass jemand, der über entsprechende Machtmittel verfügt, sich als Fürsprecher für einen anderen einsetzt, um Problemlagen und ihre Ursachen zur Revision zu empfehlen. Organisationen der Zivilgesellschaft, die Kirchen und andere können in diesem Sinne auf die Regierung Druck ausüben, auch indem sie das wählende Volk für die menschenrechtliche Problematik in ihrem Land sensibilisieren. Die Fähigkeit zur Vernetzung von kirchlichen Hilfsorganisationen, von Initiativen, sogar der Bischofskonferenzen auf europäischer und auf Weltebene ermöglichte, dass die Katholische Kirche in Deutschland von den Problemlagen von Statuslosen erfuhr und begann, sich für sie einzusetzen.[27] Partizipation und das Ernstnehmen der Statuslosen als eigenständige Subjekte, auch organisiert, ist wesentlich, um ihre Würde zu respektieren und sie nicht zu Objekten der Hilfe zu degradieren.[28] Von daher würde ich eine verantwortete Anwaltschaft als legitim einstufen, wenn dabei Aufgaben übernommen werden,

---

25 Vgl. Lob-Hüdepohl (1994), S. 547.
26 Zur französischen Sans-papiers-Bewegung vgl. Laubenthal (2007).
27 Den historischen Überblick dieser Anfänge vgl. in Fisch (2007), S. 91 – 103.
28 In Deutschland kann wegen der engen Verbindung zu den Erfahrungen der Basis und durch die empirischen Erhebungen von einer angemessenen Kenntnis der Lebenslagen ausgegangen werden, eine legitimierende Konsultation hat dagegen nicht stattgefunden.

die Statuslose nicht wahrnehmen können, ohne sich oder ihren Aufenthalt zu gefährden, und zu denen sie nicht in kurzer Zeit ermächtigt werden können.[29]

Bürger(innen) vertreten über dieses Engagement nicht nur Anliegen von Statuslosen, sondern sie pflegen ihr Menschenrechtsverständnis in der Gesellschaft, befördern ihre Vorstellung von einem gelingenden Zusammenleben in ihrer Gesellschaft und verteidigen ihre Wertvorstellungen. Für engagierte Bürger(innen) ist dieser Einsatz ein besonderer Fall sekundärer Verpflichtung: Sie müssen sich durch öffentlichen Druck vom Staat zunächst das Recht erstreiten, sich für die Menschenrechte der Statuslosen *ohne* eigene Strafverfolgung einsetzen zu dürfen.

Berufsethik: Solidarität von Mediziner(inne)n mit Statuslosen
Der Arbeitsalltag von niedergelassenen Ärzten und Ärztinnen und solchen in Krankenhäusern konfrontiert sie in ihrem Berufsalltag mit der Problematik der gesundheitlichen Versorgung Statusloser in Deutschland, und sie verfügen über spezifische Fähigkeiten (Zugang zu gesellschaftlichen Problemlagen, berufliche Kompetenzen). Um persönliche, freiwillige Verpflichtungen als Mediziner(in) zu finden, kann die *bessere Befähigung* zu einer Aufgabe helfen, Statuslose als moralischen Anruf zur Hilfe in besonderen Notlagen anzunehmen.[30]

Die *Medizinische Flüchtlingshilfe*,[31] die *Malteser Migranten Medizin*[32] und die Kirchen mit ihren sozial-karitativen Einrichtungen leisten im Bereich der medizinischen Versorgung viel für eine Grundversorgung. Die persönliche Wahl für eine solche situativ-karitative Nothilfe bestimmen persönliche Affinitäten, Bezüge und Gruppenidentitäten, wie der beruflichen Verpflichtungen (zum Beispiel *Médecins sans Frontières, medica mondiale* usw.). Angesichts einer nicht erfüllten Verpflichtung durch den Staat als primär Zuständigem ist dieses Engagement als zweitbeste Lösung auf Zeit und als unaufschiebbare Nothilfe zu charakterisieren. Selbstverständlich begrenzen endliche Kapazitäten an Zeit und Mitteln sowie Grenzen der Zumutbarkeit dieses Engagement. Selbstverständlich stehen Entscheidungen an, wenn von mehreren möglichen Formen der Solidarität nur eine realisiert werden kann. Zugleich ermöglichen Hilfsorganisationen es, Wissen über Notlagen zu gewinnen, erleichtern es, empirische

---

29 Kriterien einer verantworteten Anwaltschaft, die m. E. dem Anspruch der *Partizipation* gerecht werden, sind *Konsultation und Befragung* einer repräsentativen Zahl direkt Betroffener sowie weitere mehr, vgl. Fisch (2002), S. 140–145.

30 Vgl. Fisch (2007), S. 186–227.

31 Aktuell existieren 25 *Medizinische Flüchtlingshilfen:* http://medibueros.m-bient.com/standorte.html (Stand: 09.08.2010).

32 Die *Malteser Migranten Medizin* findet sich derzeit in elf Großstädten, siehe http://www.malteser.de/73.Malteser_Migranten_Medizin/73.03.MMM_vor_Ort/vorort.htm (Stand: 05.05.2010).

Studien durchzuführen, und unterstützen es durch die Erfahrungen aus der Praxis, angemessene Lösungen zu finden. Darum ist dieses Engagement stets eine unentbehrliche Quelle, um die politische Lobbyarbeit informiert, konstruktiv und lösungsorientiert auszurichten.

Auch nach dem Inkrafttreten der Allgemeinen Verwaltungsvorschriften zum Zuwanderungsgesetz (2009) werden vielfältige Zugänge zur medizinischen Versorgung und Anlaufstellen, die über reine Nothilfe bei akuten Schmerzen hinaus helfen, von Nöten sein, um eine basale gesundheitliche Versorgung zu gewährleisten. Unumgänglich ist es, die im politischen Diskurs am häufigsten vorgebrachten Einwände gegen die oben begründete Verpflichtung zur Hilfe zu widerlegen. Dazu dient das nächste Kapitel.

4. Kritische Auseinandersetzung mit sechs Einwänden gegen die staatliche Verpflichtung

Mit der unerlaubten Einreise umgehen Statuslose das Recht des Staates auf Kontrolle seiner Grenzen. Kann trotz dieses Gesetzesbruchs vom Staat gefordert werden, die jedem Menschen zustehenden Menschenrechte zu beachten? Grundsätzlich ja, denn selbst dem Schwerverbrecher, der Schwerverbrecherin steht der Schutz vor menschenrechtlich unangemessener Behandlung wie durch Folterschutz, das Recht auf ein rechtsstaatliches Verfahren und gesundheitliche Versorgung zu. Wie verhält es sich mit anderen populären Einwänden?

4.1 Einwand I: »Staaten sind nur Staatsangehörigen verpflichtet!«

Laut Staatslexikon schafft die Staatszugehörigkeit einen »wesentlichen Statusunterschied des Staatsangehörigen zum Ausländer, der sich freiwillig unter fremde Gebietshoheit begeben und sich dieser jederzeit wieder entziehen kann« (Isensee), bestätigt von Raschauer: »Nur die Staatsangehörigkeit begründet Anspruch [...] auf Mindestalimentierung.«[33]

Dennoch weckt ein national begrenztes Gemeinwohlverständnis die Intuition, dass sie nicht genügt:

> »Jede Form von Solidarisierung, die dem Anspruch der Menschenwürde faktisch nur im Blick auf die eigene Gruppe und deren Zielsetzungen Rechnung trägt, bleibt ethisch defizitär.«[34]

---

33 Zitate bei Isensee (1989), Sp. 138; Raschauer (1989), Sp. 176.
34 Baumgartner/Korff (1990), S. 239.

Dieser Intuition folgt auch die Ausweitung des nationalen Gemeinwohls auf ein *Welt*gemeinwohl im kirchlichen Lehramt seit den 1960er Jahren. Konkret wird dies in zahlreichen internationalen und völkerrechtlichen Verträgen, die Pflichten und Rechte für Staatsangehörige anderer Nationen (Kriegsgefangene, Kinder, Flüchtlinge usw.) fixieren. Deutschland hat sich im Verbund mit anderen Nationen verpflichtet, die weltweite Armut bis 2015 zu halbieren. Armut konkretisiert sich im mangelnden Zugang zu Gesundheitsversorgung, Bildung usw. Ist diese Politik in Entwicklungsländern oft durch korrupte Regime behindert, so besitzt die deutsche Bundesregierung auf ihrem Hoheitsgebiet uneingeschränkte Handlungsmacht. Ist es nicht naheliegend, sie an diese Selbstverpflichtung zu erinnern?

Die Selbstverpflichtung auf die Würde *aller* Menschen in der Präambel des deutschen Grundgesetzes kann man als Verpflichtung für alle Menschen innerhalb seines Geltungsbereiches interpretieren, weil dies der Bereich ist, in dem das Grundgesetz gilt und die darauf verpflichtete Politik Einflussmöglichkeiten besitzt. Daher ist nicht die Begrenzung auf die Staatsangehörigen korrekt, sondern die Zuständigkeit für die in seinem Einflussbereich lebenden Personen, egal ob nun Staatsbürger, Touristen oder illegal Eingewanderte. Nach dem Kriterium der Effektivität zur Menschenrechtsdurchsetzung unterliegen Staaten, die eine Chance haben, ihren Menschenrechtsschutz zu verbessern, auch der Pflicht, den bestmöglichen *und wirksamen* Schutz der menschlichen Würde zu gewähren. Vergessen werden darf auch nicht, dass die Achtung der Menschenrechte ›wichtigstes Legitimationskriterium‹ des modernen Staates ist, um sich als Rechtsstaat auszuweisen und von seinen Bürger(inne)n akzeptiert zu werden.[35]

Dass der deutsche Staat Verpflichtungen gegenüber Statuslosen in seinem Hoheitsgebiet hat, haben verschiedene Gutachten juristisch sauber bestätigt.[36] Verbürgte Rechte von Statuslosen umfassen das Recht auf Behandlung bei ärztlichen Notfällen, das Recht auf Lohnzahlung auch bei illegalen Beschäftigungsverhältnissen, das Recht der Arbeitnehmer(innen) auf eine Unfallversicherung durch die Arbeitgeber(innen), das Recht auf Leistungen nach dem Asylbewerberleistungsgesetz und seit neuestem – 2008 verkündet, 2009 Richtlinie erlassen – das Recht auf Schulbesuch von Kindern und Jugendlichen.

---

35 Vgl. Brugger (1998), S. 154.
36 Vgl. zusammenfassend Will (2008).

4.2 Einwand II: »Statuslose können ihre Menschenrechte wahrnehmen. Anschließend werden sie eben abgeschoben!«

Es ließe sich argumentieren, dass der Staat eine Reihe von Rechten Statusloser durchaus anerkennt.[37] Im prinzipiellen Zugang zur Notversorgung bei Krankheit und Schwangerschaft über das Asylbewerberleistungsgesetz akzeptiert die Bundesregierung in gewisser Weise deren Ansprüche. Das (scheinbare) Dilemma der unterschiedlichen Anforderungen von Menschenrechtspolitik und Ordnungspolitik wird derzeit dadurch gelöst, der menschenrechtlichen Forderung durch prinzipielle Rechte zu entsprechen, die de facto die Abschiebung zur Folge hätten und darum absehbar nicht wahrgenommen werden.

Zu entgegnen ist: Dies als tatsächliche »Lösung« des Dilemmas zu akzeptieren, dem widerspricht der gesunde Menschenverstand, weil durch diese Ausgestaltung der Gesetze faktisch der Zugang zur Gesundheitsversorgung verhindert wird. Die Rechtsordnung ist widersprüchlich, wenn elementare Rechte zugesprochen werden, diese jedoch augenblicklich Zwangsmaßnahmen aus einem anderen Rechtsbereich nach sich ziehen, wenn diese Rechte geltend gemacht werden sollten. Diese unnötige Verknüpfung ist zu kritisieren. Moralisch verwerflich ist obendrein, dass auf Menschen gerade in verletzlichen Notlagen Druck ausgeübt wird. Dies ist die gegenteilige Politik des eingangs erwähnten besonderen Menschenrechtsschutzes für verletzliche Gruppen. Illegitim ist auch ein Tausch, als würden zentrale Menschenrechte in existenziell prekären Notlagen nur gewährt, wenn als Gegenleistung die Auslieferung zur Abschiebung angeboten würde. Eine solche Auffassung widerspricht fundamental dem bisherigen westlichen Menschenrechtsverständnis, das diese bedingungslos zuspricht. Die Menschenrechtspolitik einer Regierung ist nicht nach ihrem »guten Willen« oder ihren »Prinzipien«, sondern nach ihren faktischen Ergebnissen zu bewerten; dies gilt für andere Politikbereiche ganz selbstverständlich und ist auch hier ein sinnvoller Bewertungsmaßstab.

4.3 Einwand III: »Meldepflichten sind ein legitimes Instrument des Staates zur Abschreckung!«

Das Verhältnis der Ordnungspolitik zur Menschenrechtspolitik habe ich unter »Einwand II« als nur *scheinbares* Dilemma tituliert. Warum? Häufig wird postuliert, dass die Ausgestaltung des Zugangs zu Menschenrechten der Abschiebung und Abschreckung Statusloser dienen würde. Sachliche Analysen haben jedoch überzeugend ergeben, dass Meldepflichten keinen der beiden Wünsche

---

37 Zur Ausnahme Bildung und Schulrecht vgl. Fisch (2007), S. 76–81.

für die Ordnungspolitik erfüllen. Sie helfen nicht, illegalen Aufenthalt zu verhindern; dies belegen die vernachlässigbaren Zahlen derjenigen Statuslosen, die
auf diesem Weg von Ausländerbehörden aufgegriffen werden. Auch die gut-
gläubige Hoffnung, potenzielle Zuwanderungswillige bereits im Herkunftsland
davon abzuschrecken, nach Deutschland einzuwandern, ist sachlich falsch.
Angesichts der gewichtigen Gründe, die zum Aufbruch zwingen, spielen Ge-
danken an eine mögliche Erkrankung kaum eine Rolle. Es zeugt von einer
Verkennung der faktischen Motive der Aufbrechenden, wenn Behörden und
Politiker(innen) glauben, diejenigen, die zum Teil in kleinen Schlauchbooten ihr
Leben auf dem Weg nach Europa riskieren und jährlich zu Hunderten tragisch
ertrinken, ließen sich abschrecken von der Aussicht, keinen Zugang zum
Zahnarzt zu erhalten! Als Mittel zur Herstellung des ordnungspolitisch ge-
wünschten Zustands und zur Abschreckung versagen Meldepflichten gänzlich.

Noch eine dritte Strategie könnte in diesem Zusammenhang unterstellt
werden: Durch eine Verschärfung der Lebenslagen von Statuslosen, sollen sie
selber zur Ausreise ›motiviert‹ werden. Dahinter steckt der Vorwurf, dass humanere Maßnahmen den unerwünschten illegalen Aufenthalt verlängern, und −
implizit − die Überzeugung, dass jedes Mittel Recht ist, um den unerlaubten
Zustand schwer erträglich zu machen. Die Missachtung der Menschenrechte als
generalpräventives Mittel einzusetzen, um ganz andere Ziele herbeizuführen, ist
nicht nur unwirksam, sondern ethisch illegitim, weil die Politik Menschen, ihre
berechtigten Anliegen und ihre nicht hinnehmbaren Notlagen für andere Ziele
verzweckt und die Menschen in ihrer Not ignoriert.

4.4   Einwand IV: »Statuslose sind selber schuld an ihrer Situation!«

> »Ausländer, die ohne entsprechenden Aufenthaltstitel nach Deutschland einreisen oder
> sich hier aufhalten, verletzen das geltende Recht und sind sich [...] in der Regel völlig
> darüber im Klaren, welche Konsequenzen dies für ihre Lebensumstände in Deutsch-
> land haben wird. Sie sind in diesem Sinne selbst für ihre ›Illegalität‹ verantwortlich. Aus
> dieser Position heraus können keine Ansprüche an den deutschen Staat oder die
> deutsche Gesellschaft abgeleitet werden.«[38]

Diese Argumentation suggeriert, dass die gesamte Verantwortung für ihre Lebenslage bei den Statuslosen selbst liegt, die sich freiwillig in diese Situation
gebracht haben und die ihre Rechte nicht einlösen, um ihren illegalen Aufenthalt
verborgen zu halten. Diese Position verkennt die komplexe Verantwortungs-
struktur gegenüber der eigenen Familie und das enge Korsett an Handlungsoptionen von Statuslosen. Der Gang zum Arzt mit anschließender Abschiebung

---

38 Bundesministerium des Inneren (2001), S. 6.

hätte nämlich den Abbruch der Versorgung der im Heimatland verbliebenen Familie zur Folge. Die Vermeidung ist daher aus Perspektive der Statuslosen zumindest nachvollziehbar. Völlig ablehnen muss man das Argument der persönlichen Verantwortung zumindest in Bezug auf statuslose Kinder, denn nicht sie haben den illegalen Aufenthalt gewählt und es wäre unfair, diesen Konflikt über die Zukunftschancen der statuslosen Kinder und Jugendlichen auszutragen, indem ihnen Schulbesuch und medizinisch-präventive Vorsorgeuntersuchungen verwehrt bleiben.

Zudem ist es voreilig, alle Schuld bei den Statuslosen zu suchen. Statuslose, die – obwohl asylberechtigt – an Verfahrensfehlern bei der Asylanerkennung scheitern, tragen nicht die alleinige Schuld für ein ungenügendes Asylverfahren, das bis 2005 keine geschlechtsspezifische Verfolgung akzeptierte und das bis heute nicht kindgerecht ausgestaltet ist. Ähnliches ließe sich zum illegalen Familiennachzug und zur Arbeitsmigration von gesellschaftlich benötigten Arbeitskräften ausführen. Wenn jedoch ungenügende, ungerechte und unangemessene Gesetze in Kraft und Verfahrensfehler nicht auszuschließen sind, so trägt der Staat in einzelnen Bereichen nach dem Verursachungsprinzip für die Folgen dieser Defizite eine Mitverantwortung.

4.5   Einwand V: »Der Staat kann nicht illegalen Aufenthalt verbieten, aber Illegale unterstützen! Das gebietet die Widerspruchsfreiheit der Rechtsordnung!«

Das zentrale Argument jedoch ist das Ziel der Widerspruchsfreiheit der Rechtsordnung. Wenn illegaler Aufenthalt behoben werden soll, dann dürften an anderer Stelle derselben Rechtsordnung keine Erleichterungen beim illegalen Aufenthalt gewährt werden:

> »Erschwernisse bei der Inanspruchnahme sozialer Rechte seien vom Gesetzgeber gewollt und zur Aufrechterhaltung der Rechtsordnung auch erforderlich, da keine Anreize zur Rechtsverletzung geschaffen werden dürfen.«[39]

Diese Position ist nicht haltbar, weil sie kategoriale Fehler macht und wesentliche Fakten ausblendet: In keinem Fall dürfen Ordnungs- und Menschenrechtspolitik – wie es der Bericht des BMI tut – *kategorisch* voneinander geschieden werden. Eine Rechtsordnung gewinnt ihren Wert daher, dass sie wichtige Güter schützt. Wer zuerst herausstellt, dass mit menschlicheren Reformmaßnahmen der illegale Aufenthalt materiell abgesichert wird, der muss sich vor Augen führen, dass die ›materielle Absicherung‹ Menschenrechte zum

---

39 Ebd.

Inhalt hat, deren Schutz Aufgabe der Rechtsordnung ist (Menschenrechtspolitik wird im Prüfbericht nicht thematisiert).

Das *erste eigentliche* Dilemma besteht darin, dass die wirkungslose Meldepflicht mit der Erschwernis des illegalen Aufenthalts Statuslose faktisch rechtlos macht und dadurch Anreize setzt, wehrlose Menschen kriminell auszubeuten.[40] Im Bewusstsein dieser Folgen eine Widerspruchsfreiheit der Rechtsordnung zu verteidigen, erhält einen bittereren Beigeschmack, vor allem, wenn noch einmal aus dem BMI-Bericht zitiert werden darf, dass »keine Anreize zur Rechtsverletzung geschaffen werden dürfen.« Noch in keinem Forum ist mir ein Politiker/ eine Politikerin begegnet, der/die auch diese Folgen der Abschreckung gerechtfertigt hätte – mit gutem Grund!

Das *zweite eigentliche* Dilemma der Meldepflicht liegt darin, Menschenrechte faktisch einzuschränken, ohne auf der anderen Waagschale ihre Ziele zu erreichen. Die Alternative zu einem »illegalen Aufenthalt *bei* Gewährung der Menschenrechte« (*Menschenrechtspolitik*) ist darum keinesfalls die postulierte »*Aufhebung* illegalen Aufenthalts« (*Ordnungspolitik*), sondern realistischerweise »illegaler Aufenthalt *ohne* die Gewährung von Menschenrechten und mit zusätzlichen Anreizen für Verbrechen an Statuslosen« (*Gegenteil von sinnvoller Menschenrechts- und Ordnungspolitik*). Bei dieser faktisch gegebenen Wahl spricht sozialethisch alles für die Gewährung von Menschenrechten für Statuslose. Das Recht des Staates, sich illegal aufhaltende Personen aufzugreifen und abzuschieben, bleibt außerhalb dieser menschenrechtlich prekären Notlagen unangetastet, nur das (ich wiederhole: hinsichtlich der eigenen Ziele wirkungslose!) Instrument der Meldepflicht ist bei Statuslosen schlichtweg unangemessen. Es trifft also nicht zu, dass durch eine humanere staatliche Regelung der illegale Aufenthalt *gebilligt* würde, vielmehr würden die Menschenrechte der Statuslosen *unabhängig* von ihrem Aufenthaltsstatus anerkannt. Auf dieser Linie liegen auch die Klarstellungen zum Aufenthaltsgesetz vom Jahr 2009, umfassen aber nicht alle hier angeführten Notlagen.

---

40 Dass Meldepflichten ein »unverzichtbares Mittel« (BMI) für den Staat wären, ist nicht nur durch diesen kritischen Befund zweifelhaft. Verzichtbar ist dieses Mittel auch bis zu seiner Einführung mit dem Ausländergesetz 1991 gewesen. Und seit fast 20 Jahren hat sich kein einziger europäischer Staat dieses »deutsche Instrument« zu eigen gemacht; Übermittlungspflichten kennen die anderen Staaten nur zur Gefahrenabwehr.

4.6   Einwand VI: »Mit öffentlichen Mitteln darf keine Hilfe für illegal hier
       Lebende finanziert werden!«

Ein weiterer, ganz praktischer und gewichtiger Einwand sind angesichts klammer Kassen bzw. mitten in der Wirtschaftskrise (und auch schon vorher) Fragen der Finanzierung der Hilfe. Dieser Einwand scheint beim BMI-Bericht durch, der wider seiner ansonsten prinzipiell ablehnenden Argumentationslinie den Vorschlag befürwortet, dass die Zivilgesellschaft Fonds unterhalten dürfte: »Gegen die Einrichtung eines Fonds durch die Zivilgesellschaft mit privaten Mitteln bestehen dagegen keine Bedenken.«[41] Auch in Verhandlungen zum Beispiel in Kommunen erreichen Gespräche einen sensiblen Punkt, wenn die Finanzierung geklärt werden soll: In der Stadt München einigte man sich angesichts der Weigerung, öffentliche Gelder für rechtswidrig Anwesende auszugeben, zunächst ebenfalls auf einen aus privaten Spenden gespeisten Fonds. Im Koalitionsvertrag der rot-grünen Stadtratsmehrheit 2008 wurde jedoch beschlossen, ca. 140.000 € jährlich zur medizinischen Behandlung von Statuslosen zur Verfügung zu stellen.[42]

Finanzierungsargumente sind von Bedeutung, weil sich sozialethisch Fragen einer fairen Lastenverteilung und auch der Eigenverantwortung der Statuslosen und Arbeitgeber stellen und Verteilungsgerechtigkeit eine erhebliche Rolle bei einem begrenzten Budget spielt, denn Geld, das für Statuslose ausgegeben wird, fehlt in anderen Politikbereichen. Eine Binsenweisheit, weil dies immer (!) für alle Politikbereiche gilt, beispielsweise genauso für die Erleichterungen bei der Mehrwertsteuer für Hoteliers (2009). Und doch ist dieses Argument unredlich. Während das Wachstumsbeschleunigungsgesetz eine *neue, geänderte* Verteilung schafft als (gesamtgesellschaftlich sinnvolle oder weniger sinnvolle) Subvention, die einen neuen Rechtsanspruch begründet, *besteht* ja für Statuslose längst ein prinzipieller Rechtsanspruch auf Leistungen nach dem Asylbewerberleistungsgesetz und anderen Gesetzen. Das bedeutet, der Staat müsste – bei redlicher Haushaltsführung – die Kosten der den Statuslosen zugesprochenen Leistungen in seiner Haushaltsplanung bereits eingestellt haben, denn es handelt sich um nicht abgerufene, ihnen aber nach deutschem Recht zustehende Leistungen.

Zudem ist es eine aus Gründen der Kostenerwägung wenig rationale Position, dass die zugängliche medizinische Behandlung auf akute Notfälle begrenzt wird. Die Therapie für eine Hautverletzung, gegen Bluthochdruck oder Impfungen für Kinder sind selbst in größerer Zahl erheblich kostengünstiger als die daraus entstehenden Notfälle: Blutvergiftung, Schlaganfall oder Diphtherie, Tetanus,

---

41 Bundesministerium des Inneren (2001), S. 49.
42 Vgl. hierzu den Beitrag von Anderson in diesem Band.

Kinderlähmung und Keuchhusten. Andere Menschenrechte wiederum, die in den besonderen Lebenslagen von Statuslosen in Deutschland verletzt werden, benötigen zudem zu ihrer Verwirklichung kaum finanzielle Mittel des Staates, vielmehr gesetzliche Rahmenbedingungen: Rechtsschutz, Ausstellen der Geburtsurkunde, Familienzusammenführung, Recht auf Lohn usw.

5.   Wozu ist der Staat verpflichtet? Diskussion von Lösungssätzen

5.1   Prävention und Regularisierung von rechtswidrigen Aufenthalten

Die erste Pflicht eines Staates liegt darin, Maßnahmen zu ergreifen, die einen Gang in die aufenthaltsrechtliche Illegalität dort wirksam verhindern, wo berechtigte Anliegen bestimmter Statusloser eine legale Form der Zuwanderung oder eine Regularisierung begründen. Dies gilt vor allem für eigentlich Asylberechtigte, die statuslos werden, weil das Asylverfahren versagt oder die aus Angst vor einem solchen Versagen »untertauchen«. Dies gilt für Statuslose, die in Branchen arbeiten, in denen sie auch zu tariflichen Löhnen angestellt würden und die nur aus einem Mangel an legalen Zuwanderungsoptionen auf illegale Wege ausgewichen sind. Dies gilt für illegale Familienzusammenführungen zu legal aufhältigen Familienmitgliedern, wenn diese an hohen und manchmal ethisch illegitimen Hürden scheitern. Dies kann auch für langjährig Aufhältige erwogen werden. In diesen Fällen lässt sich eine Zugehörigkeit bzw. aus dem Verursachungsprinzip eine Mitverantwortung der deutschen Gesetze für die Illegalität konstatieren und darum müssen auch Verantwortung übernommen und die strukturellen Ursachen für diese Missstände abgeschafft werden.[43] Damit wäre jedoch nur einem Teil der Statuslosen in Deutschland geholfen, so dass weitere Überlegungen zu angemessenen Lösungsansätzen notwendig sind.

5.2   Eigenverantwortung und Unterstützungspflicht als Kriterien für Lösungsansätze

Meldepflichten abschaffen als erster Schritt
2008 erklärte Reinhard Grindel einen bedeutsamen Meinungswandel hinsichtlich des Umgangs mit Statuslosen. Erstmals sprach sich die CDU in einer abgestimmten Position für das Recht auf Schulbesuch von statuslosen Kindern

---

43 Vgl. dazu ausführlich Fisch (2007), S. 214–227.

und Jugendlichen aus. Seither haben der damalige Innenminister Wolfgang Schäuble und die Integrationsbeauftragte Maria Böhmer dies bekräftigt und letztere sogar 2009 um die Forderung nach einem Zugang zum Kindergartenbesuch erweitert, wobei Böhmer mit den Menschenrechten argumentiert und Schäuble mit der Inneren Sicherheit, die durch die erzwungene soziale, geistige und psychische Verwahrlosung gefährdet sei.

Im Koalitionsvertrag der aktuellen Regierungskoalition wird festgehalten:

> »Wir werden die aufenthaltsgesetzlichen Übermittlungspflichten öffentlicher Stellen dahingehend ändern, dass der Schulbesuch von Kindern ermöglicht wird.«[44]

Dies wäre ein Modell auch für die anderen menschenrechtlich relevanten Lebensbereiche von Statuslosen. Ein entsprechender Lösungsvorschlag in Richtung dieses Modells würde den eingeschlagenen Weg auch der »Allgemeinen Verwaltungsvorschrift zum AufenthG« fortführen, die Übermittlungspflicht von öffentlichen Stellen gezielt dort einzuschränken, wo es um menschenrechtliche Belange geht.

Eine Güterabwägung ergibt also, dass der Staat sehr wohl das Recht besitzt, über den Zuzug von Einwandernden zu entscheiden, dass er jedoch in der Wahl seiner Mittel, Menschen ohne Aufenthaltsstatus auf seinem Territorium zu bekämpfen, menschenrechtliche Grenzen beachten muss. Die Souveränität des Staates, illegal aufhältige Menschen abzuschieben, bliebe bestehen. Wer bei der Kontrolle im Bus oder auf der Baustelle ohne Papiere entdeckt wird, darf abgeschoben werden. Wer als Statusloser dagegen sein Kind austragen oder für sein Neugeborenes eine Geburtsurkunde beantragen möchte, wer krank ist oder eine Gewalttat anzeigen möchte, die-/derjenige Statuslose könnte all dies tun. Es ist schlicht so, dass der Aufenthaltsstatus bei menschenrechtlich und rechtsschutzrelevanten Angelegenheiten keine Rolle spielen darf. Solche Reformen würden beides, die Souveränität des deutschen Staates und seine Selbstverpflichtung auf die Menschenrechte aller Menschen, beachten.[45] Diese Forderung ist zentral, weil auch die nachfolgenden Lösungsvorschläge oft an genau dieser Crux scheitern könnten.

Weitergehende, oft darauf aufbauende Lösungsansätze
Darüber hinaus wären weitergehende Regelungen notwendig, da viele Finanzierungsfragen weiterhin strittig sind. Folgende Ansätze werden derzeit diskutiert:[46]

---

44 Koalitionsvertrag der CDU/CSU/FDP (2009), Zeilen 3547 f.
45 Zu einer ausführlichen Folgenabwägung einer solchen Regelung, vgl. Fisch (2007), S. 275 – 320.
46 Die Diskussion der Ansätze ist an dieser Stelle aus Platzgründen verkürzt auf wesentliche

a) Zugang zu privaten Krankenversicherungen

Das Problem der Versicherung besteht darin, dass viele angestellte Statuslose einen prinzipiellen Anspruch auf eine gesetzliche Krankenversicherung (GKV) haben, diesen aber nicht geltend machen können, da ihr Arbeitgeber die Beiträge nicht abführt und sie im Konfliktfall ihre *faktische* Beschäftigung nicht nachweisen können. Die Beiträge zur privaten Krankenversicherung (PKV) könnten sich entsprechend der Gesundheitsreform von 2007 an dem Recht orientieren, dass alle Menschen außerhalb der GKV sich bei einer PKV zum so genannten »Basistarif« mit dem Leistungsumfang der GKV absichern können. Problematisch bei der Ausgestaltung ist der prinzipielle Einbezug in die GKV und der hohe monatliche Beitrag von ca. 500 €. Ein Reduzierungsantrag liefe über die Sozialbehörde. Da diese jedoch der Übermittlungspflicht unterliegt, ist diese Option praktisch ausgeschlossen.

b) Ausbau örtlicher Gesundheitsämter und vergleichbarer Behörden

Ein sensibler Problemkomplex für Statuslose sind chronische und ansteckende Krankheiten. Behandlungsverschleppung und fehlende Ruhe zum Auskurieren lassen viele Krankheiten erst chronisch werden. Die anonyme Beratung, niedrigschwellig organisiert und kostenlos, entspricht Erwartungen der Statuslosen und schützt die Volksgesundheit vor ansteckenden Krankheiten. Andere Krankheiten als sexuell übertragbare Krankheiten, die die öffentliche Gesundheit gefährden, bleiben namentlich meldepflichtig. Da die Meldepflichtigkeit zur Aufdeckung des fehlenden Aufenthaltsstatus führen würde, vermeiden Statuslose unter diesen Rahmenbedingungen den Kontakt. Hier wäre es ratsam, auch andere Krankheiten anonym und kostenfrei zu behandeln.

c) Geschützte Vermittlung von Krankenscheinen auf lokaler Ebene

Bei diesem Ansatz soll eine nicht-staatliche Stelle unter ärztlicher Leitung, eventuell angegliedert an Wohlfahrtsverbände, die nicht der Übermittlungspflicht unterliegt, die Behandlungsnotwendigkeit und deren Umfang prüfen und geschützt Krankenscheine im Auftrag des Sozialamtes ausstellen dürfen. Da private Stellen jedoch der Übermittlungspflicht unterliegen, sobald sie, wie in diesem Vorschlag, hoheitliche Aufgaben übernehmen, stellt sich erneut das Problem der bestehenden Übermittlungspflicht.[47]

Punkte. Vgl. zu den Ansätzen die Übersicht in Deutsches Institut für Menschenrechte (2007), S. 22–30; Bartolome et al. (2009).

47 Ein kommunales Modellprojekt wurde aus politischen Gründen nach zehn Jahren abgebrochen, auch Pläne, hierzu ein Pilotprojekt in Schleswig-Holstein zu starten, sind an politischen Gründen gescheitert.

d)   Ein Fonds auf Bundesebene für nichtversicherte Personen
Ein aus Bundesmitteln gespeister Fonds verfolgt das Ziel Finanzierungslücken auszugleichen, wenn unbezahlte oder nicht erstattungsfähige Rechnungen entstehen. Leistungserbringer, also Krankenhäuser, Ärzte und Ärztinnen, Hebammen und andere Berufsgruppen, könnten sich direkt an den Fonds wenden, um nach Prüfung medizinisch notwendige Behandlungen erstattet zu bekommen. Hier müsste die Praxis zeigen, ob dies praktikabel ist und die Zielgruppe erreicht.

Bewertung der Lösungsansätze
Aus sozialethischer Perspektive besagt das *Subsidiaritätsprinzip* als Entzugsverbot, dass Betroffenen und ihren Organisationen nicht genommen werden darf, was sie aus eigener Kraft vermögen oder wozu sie mit Unterstützung befähigt werden können. Als Beistandsgebot regelt es aber auch, dass zu unterstützen sei, wer nicht selber in der Lage ist, sich zu helfen. Insofern gibt die von mir vorgenommene obige Reihenfolge eine gewisse Prioritätenliste wieder, auch wenn die Ansätze nicht als sich ausschließende Alternativen gesehen werden dürfen. Aus Respekt vor der Eigenverantwortung sollte der Staat geeignete Strukturen und Rahmenbedingungen schaffen, sowohl um die Betroffenen zu eigenverantwortlichem Handeln zu ermächtigen, als auch für die freiwillige Solidarität von Staatsbürgern und Berufsgruppen.

Die einzelnen Ansätze ergänzen sich zum Teil und erreichen unterschiedliche Ziele: Sie schaffen einen Zugang zu einer privaten Krankenversicherung für gut verdienende Statuslose und würden bei Einschränkung der Meldepflicht auch für weniger gut Verdienende bezahlbar sein. Eine Neujustierung der Präventionsaufgaben von Gesundheitsämtern, um übertragbare Krankheiten zu behandeln, würde diese Art Beschwerden vermeiden bzw. heilen helfen und zugleich die allgemeine Verbreitung eindämmen. Direkte finanzielle Unterstützung medizinischer Einrichtungen lokal und bundesweit würden bestehende Hilfsangebote effizienter in ihrer Hilfeleistung machen und bisherige Restriktionen durchbrechen. Dann erst könnte man sich auch den erheblichen Aufgaben stellen, öffentlich für Spenden für entsprechende Fonds zu werben, die von der Steuer absetzbar wären, und vor allem Kommunikationswege zu finden, um die bestehenden Angebote auch in den betroffenen Milieus im Verborgenen bekannter zu machen. Ein nachhaltiger Erfolg bei der Gesundheitsversorgung wird nur erreicht, wenn die Betroffenen rechtzeitig wissen, wohin sie sich wenden können und in ihrer Nähe entsprechende Angebote zu finden sind.

Deutlich wird bei nahezu jedem Lösungsansatz, dass die Abschaffung der Übermittlungspflicht öffentlicher Stellen in menschenrechtlich relevanten Notsituationen gezielt eingeschränkt werden müsste und daher als politische Forderung weiterhin zentral bleibt.

6.   Schlusswort

»Der Status der Ungesetzlichkeit rechtfertigt keine Abstriche bei der Würde des Migranten, der mit unveräußerlichen Rechten versehen ist, die weder verletzt noch unbeachtet gelassen werden dürfen.«[48]

Im Jahr 58 nach der Verkündigung der Allgemeinen Menschenrechte (2006) haben 500.000 Statuslose in den Vereinigten Staaten für ihre Rechte mit Arbeitsstreiks demonstriert, die offenlegten, welche Branchen ohne ihre Mitarbeit nicht mehr arbeitsfähig wären. Einige der Demonstranten deuteten diese Bewegung als Bürgerrechtsbewegung im 21. Jahrhundert:

»Verschiedene Hispanics, die mitten in der Menge von Fernsehjournalisten interviewt wurden, sagten, mit diesem Aufmarsch habe endlich die Stunde ihrer eigenen Bürgerrechtsbewegung geschlagen. Vor hundert Jahren hätten in den USA die Frauen um ihre Rechte gekämpft, vor vierzig Jahren die Schwarzen, und jetzt, im Jahr 2006, beginne eine neue Ära für die schikanierten Latinos. [...] Der schlafende Löwe sei jetzt geweckt, rief [der Direktor der Coalition for Immigrant and Refugee Rights (Illinois), Joshua] Hoyt aus; damit beginne der jüngste Bürgerrechtskampf der Geschichte.«[49]

2007 scheiterte der Reformversuch unter Präsident George W. Bush. Sein Nachfolger im Amt, Barack Obama, konnte seine Gesundheitsreform nur unter Verzicht auf einen Einbezug der »illegal aliens« durchsetzen, doch im Jahr 2010 demonstrieren wieder 10.000 Menschen in Washington für Reformen.

Solange die grundlegenden Probleme von Statuslosen keine Lösung gefunden haben, wird das Thema »Leben in der Illegalität« die Politik bedrängen und sie erst dann überzeugen, wenn mehr Menschen sich dieser neuen Menschenrechtsbewegung anschließen. Es ist nicht ausgeschlossen, dass die Kirchen und Medizinischen Flüchtlingshilfen, Wohlfahrtsverbände und Politiker(innen), die sich für Statuslose einsetzen, in Deutschland Teil einer weltweiten Bürgerrechtsbewegung für Menschen ohne Papiere werden, auf die man in einigen Jahrzehnten mit der gleichen Selbstverständlichkeit zurückblickt, wie auf die Sklavenbefreiung oder die Frauenbewegung.

---

48 Johannes Paul II. (1995), Nr. 2.
49 Neue Züricher Zeitung. Internationale Ausgabe vom 27.03.2006, S. 4.

Literatur

Allgemeine Verwaltungsvorschrift zum Aufenthaltsgesetz von 2009 (Drucksache 669/09): http://www.bundesrat.de/cln_171/nn_8336/SharedDocs/ Drucksachen/2009/0601 – 700/669 – 09,templateId=raw,property=publication File.pdf/669 – 09.pdf (Stand: 06.05.2010).

Alscher, S./Münz, R./Özcan, V. (2001): Illegal anwesende und illegal beschäftigte Ausländerinnen und Ausländer in Berlin. Lebensverhältnisse, Problemlagen, Empfehlungen, Berlin.

Alt, J. (1999): Illegal in Deutschland. Forschungsprojekt zur Lebenssituation »illegaler« Migranten in Leipzig, hrsg. im Auftrag des Jesuit Refugee Service Europe, Karlsruhe.

Alt, J. (2003): Leben in der Schattenwelt. Problemkomplex »illegale« Migration. Neue Erkenntnisse zur Lebenssituation »illegaler« Migranten aus München und anderen Orten Deutschlands, Karlsruhe.

Bartholome, B. et al. (2009): Integration in die Regelversorgung statt Entwicklung weiterer Parallelsysteme: Eine aktuelle Perspektive für Berlin? In: Borde et al. (2009), S. 207 – 216.

Barwig, K. et al. (Hrsg.) (2010): Hohenheimer Tage zum Ausländerrecht 2009, Baden-Baden.

Baumgartner, A./Korff, W. (1990): Das Prinzip Solidarität. Strukturgesetz einer verantworteten Welt, in: Stimmen der Zeit, Band 208 (1990), S. 237 – 263.

Bommes, M./Wilmes, M. (2007): Menschen ohne Papiere in Köln. Eine Studie zur Lebenssituation irregulärer Migranten, Osnabrück.

Borde, T./David, M./Papies-Winkler, I. (Hrsg.) (2009): Lebenslage und gesundheitliche Versorgung von Menschen ohne Papiere, Frankfurt a. M.

Brugger, W. (1998): Menschenrechte und Staatenwelt, in: Chwaszcza/Kersting (1998): Politische Philosophie der internationalen Beziehungen, Frankfurt a. M., S. 153 – 203.

Brune, G. (2006): Menschenrechte und Menschenrechtsethos. Zur Debatte um eine Ergänzung der Menschenrechte durch Menschenpflichten, Stuttgart.

Bundesministerium des Inneren (2007): Illegal aufhältige Migranten in Deutschland. Datenlage, Rechtslage, Handlungsoptionen. Bericht des BMI zum Prüfauftrag »Illegalität« aus der Koalitionsvereinbarung vom 11. November 2005: http://www.emhosting.de/kunden/fluechtlingsrat-nrw.de/system/upload/download_1232.pdf (Stand: 06.05.2010).

Cyrus, N. (1999): Im menschenrechtlichen Niemandsland: Illegalisierte Zuwanderung in der Bundesrepublik Deutschland, in: Dominik et al. (1999), S. 203 – 231.

Deutsches Institut für Menschenrechte (Hrsg.) (2007): Frauen, Männer und Kinder ohne Papiere in Deutschland – Ihr Recht auf Gesundheit. Bericht der Bundesarbeitsgruppe Gesundheit / Illegalität: http://files.institut-fuer-menschenrechte.de/488/d72_v1_file_4732d242ba234_IUS-041_B_AG_RZ_ WEB_ES.pdf (Stand: 06.05.2010).

Diakonie Hamburg/Landesverband der Inneren Mission e.V. (Hrsg.) (2009): Leben ohne Papiere. Eine empirische Studie zur Lebenssituation von Menschen ohne gültige Aufenthaltspapiere in Hamburg. Mit Beiträgen von Dita Vogel, Manuel Aßner, Emilija Mitrović und Anna Kühne: www.diakonie-hamburg.de/fix/files/doc/Leben_ohne_PapiereLF.pdf (Stand: 06.05.2010).

Dominik, K. et al. (Hrsg.) (1999): Angeworben – Eingewandert – Abgeschoben. Ein anderer Blick auf die Einwanderungsgesellschaft Bundesrepublik Deutschland, Münster.

Fisch, A. (2002): Option für die Armen konkret: Zur sozialethischen Kompetenz der Kirche in Deutschland, Münster.

Fisch, A. (2007a): Menschen in aufenthaltsrechtlicher Illegalität. Reformvorschläge und Folgenabwägungen aus sozialethischer Perspektive. Mit einem Vorwort von Georg Kardinal Sterzinsky, Berlin.

Fisch, A. (2007b): Ausgrenzung und Leitkultur. Zur integrativen Funktion von »Parallelgesellschaften«, in: Ethik und Gesellschaft 1/2007: www.ethik-und-gesellschaft.de/pdf-aufsaetze/EuG_1_2007_5.pdf (Stand: 06.05.2010).

Fisch, A. (2009): Irreguläre Migranten zwischen Grenzsicherung und Legalisierung. Ethische Ansprüche an das Zugangsregime der Europäischen Union, in: ETHICA. Wissenschaft und Verantwortung 2/2009, S. 151–183.

Fisch, A. (2010): Zirkuläre Arbeitsmigration und entwicklungspolitische Ansprüche, in: Barwig et al. (2010), S. 79–96.

Fritzsche, P. K. (2004): Menschenrechte. Eine Einführung mit Dokumenten, Paderborn.

Goodin, R. E. (1988): What Is so Special about Our Fellow Countrymen? In: Ethics 98/1988, S. 663–686.

Hoffmann-Schiller, T. (1999): Illegalität, in: Woge e.V./Institut für soziale Arbeit e.V. (1999), Handbuch der Sozialen Arbeit mit Kinderflüchtlingen, Münster, S. 313–317.

IfSG (2001): Gesetz zur Verhütung und Bekämpfung von Infektionskrankheiten beim Menschen (Infektionsschutzgesetz – IfSG) in der Fassung der Bekanntmachung vom 20. Juli 2000 (BGBl. I S. 1045) zuletzt geändert durch Gesetz vom 05. November 2001 (BGBl. I S. 2960).

Isensee, J. (1989): Art. Staat, in: Staatslexikon Bd. 5, Sp. 133–157.

Johannes Paul II. (1995): Botschaft von Johannes Paul II. zum 82. Welttag der Migranten: Migranten ohne Aufenthaltsstatus: http://www.vatican.va/holy_father/john_paul_ii/messages/migration/documents/hf_jp-ii_mes_25071995_undocumented_migrants_ge.html (Stand: 06.05.2010).

Laubenthal, B. (2007): Der Kampf um Legalisierung. Soziale Bewegungen illegaler Migranten in Frankreich, Spanien und der Schweiz, Frankfurt a. M./New York.

Lob-Hüdepohl, A. (1994): Passive Menschenrechtsverletzungen und strukturelle Sünde. Zu einer notwendigen ethischen Perspektive, in: Stimmen der Zeit, Band 212 (1994), S. 546–556.

Lohmann, G. (2000): Die unterschiedlichen Menschenrechte, in: Fritzsche/Lohmann (2000), Menschenrechte zwischen Anspruch und Wirklichkeit, Würzburg, S. 9–23.

Mylius, M. (2010): Selektives Recht auf Gesundheit? Gesundheitliche Ungleichheit am Beispiel spezifischer Infektionskrankheiten, siehe den Beitrag im vorliegenden Band.

Nitschke, H. (2005): Gesundheitsversorgung von Menschen ohne Papiere als Aufgabe des öffentlichen Gesundheitsdienstes – Erfahrungen und Perspektiven, in: Jünschke/Paul (2005), Wer bestimmt denn unser Leben? Beiträge zur Entkriminalisierung von Menschen ohne Aufenthaltsstatus, Karlsruhe, S. 133–148.

Pollmann, U. (1995): »In meinem Kopf ist immer die Frage: Was kommt später?«. Minderjährige unbegleitete Flüchtlinge in der Illegalität, hrsg. von terre des hommes, Osnabrück.

Raschauer, B. (1989): Art. Staatsangehörigkeit, in: Staatslexikon Bd. 5, Sp. 173–176.

Rosner, J. (1999): Frauen im Schatten der Gesellschaft. Undokumentiert in Deutschland, in: agisra – Arbeitsgemeinschaft gegen internationale sexuelle und rassistische Ausbeutung e.V., Rundbrief Nr. 25 vom Mai 1999, S. 6 – 15.

Shue, H. (1988): Mediating Duties, in: Ethics 98/1998, S. 687 – 704.

Stobbe, H. (2004): Undokumentierte Migration in Deutschland und den Vereinigten Staaten. Interne Migrationskontrollen und die Handlungsspielräume von Sans Papiers, Göttingen.

Tolsdorf, M. (2008): Verborgen. Gesundheitssituation und -versorgung versteckt lebender MigrantInnen in Deutschland und der Schweiz, Bern.

Will, A. (2008): Ausländer ohne Aufenthaltsrecht. Aufenthaltsrechtliche Rahmenbedingungen – Arbeitsrecht – Soziale Rechte, Baden-Baden.

Witschen, D. (2002): Christliche Ethik der Menschenrechte. Systematische Studien, Münster.

Norbert Cyrus

Migration ohne Grenzen?
Politische Optionen zum Umgang mit irregulären Wanderungsbewegungen

1. Einleitung

Mit der zunehmenden globalen Verflechtung seit Mitte des letzten Jahrhunderts hat auch die räumliche Mobilität von Menschen zugenommen. Inzwischen leben weltweit schätzungsweise über 200 Millionen Menschen als Migranten in einem Land, in dem sie nicht geboren wurden, darunter auch Personen, die ohne die erforderlichen Erlaubnisse durch das Aufnahmeland eingereist oder geblieben sind.[1]

Der Anteil irregulärer Migration kann nur geschätzt werden, weil irreguläre Migranten aus Angst vor Abschiebung, Inhaftierung oder auch Geldbußen nach Möglichkeit den Kontakt mit staatlichen Stellen vermeiden und somit statistisch nicht vollständig erfasst werden. Vorhandene Schätzungen zur Zahl der irregulären Migranten sind bisher weder klar nachzuvollziehen noch zuverlässig.[2] Dies liegt auch daran, dass mit dem Begriff illegal oder irregulär jeweils sehr unterschiedliche Situationen und Muster bezeichnet werden.[3] Ältere Schätzungen gingen davon aus, dass die Zahl irregulärer Migranten weltweit bei vielleicht 20 – 30 Millionen Menschen liegt, davon sollten 4 – 7 Millionen in der Europäischen Union leben. Zu den EU-Staaten mit den höchsten absoluten Aufenthaltszahlen werden Deutschland, Frankreich, Italien, Spanien, Griechenland, Polen und das Vereinigte Königreich gezählt.[4] Nach neuen Schätzungen soll die Zahl in Europa im Jahr 2008 zwischen 1,8 und 3,8 Millionen Personen betragen haben.

Für Deutschland schwankten die Schätzungen zwischen 100.000 und eine Million Personen.[5] Inzwischen wird nach aktuellen Schätzungen davon ausgegangen, dass in der Bundesrepublik Deutschland im Jahr 2008 zwischen 183 –

1 Vgl. United Nations Development Programme (UNDP) (2009), S. 21, Battistella (2008).
2 Vgl. Kraler/Vogel (2008).
3 Vgl. Guild (2004), S. 3, Triandafyllidou (2010), S. 3 – 6.
4 Vgl. Düvell (2006b), S. 19 f., Sinn et al. (2005), S. 59.
5 Vgl. Sinn et al. (2006), S. 8.

424.000 (2007: 196 – 457.000) irreguläre Migrantinnen und und Migranten aus Drittstaaten lebten.[6]

Insgesamt wird für Europa von einem Rückgang irregulärer Migration ausgegangen.[7] Verfügbare Informationen verweisen darauf, dass die irreguläre Migration bis 1998 zugenommen hatte, dann stagnierte und inzwischen sogar zurückgegangen ist. Dabei haben insbesondere die EU-Erweiterungsrunden 2004 und 2007 zu einem Rückgang aufenthaltsrechtlicher Illegalität beigetragen, da Bürger aus bis dahin wichtigen Herkunftsländern irregulärer Migration (insbesondere Polen und Rumänien) das europäische Recht auf Freizügigkeit erlangten und von den Behörden nicht mehr als illegale Einwanderer klassifiziert werden.[8]

Dennoch werden auch Angehörige aus den neuen EU-Mitgliedsstaaten, die in einem quantitativ durchaus relevanten Umfang einer nicht angemeldeten Beschäftigung nachgehen, in einigen Statistiken zu irregulärer Migration aufgeführt. Auch wenn nicht angemeldete EU-Bürger im aufenthaltsrechtlichen Sinne nicht illegal sind, so ist ihre soziale Lage aufgrund einer fehlenden oder falsch deklarierten Registrierung mit derjenigen der irregulären Drittstaatler in einigen Aspekten vergleichbar.

Auf lokaler Ebene wurden in der Bundesrepublik Deutschland in den letzten Jahren in mehreren deutschen Städten – darunter Leipzig, München, Berlin, Frankfurt, Köln und Hamburg – Studien zur sozialen und rechtlichen Lage dieser nicht angemeldeten Personen durchgeführt.[9] Diese Studien belegen, dass Migrantinnen und Migranten teilweise über viele Jahre in der aufenthaltsrechtlichen Irregularität leben. Sie sind mit zunehmender Aufenthaltsdauer in prekärer Weise integriert, unterliegen aber aufgrund der Situation rechtlicher Verletzlichkeit einem erhöhten Risiko, ihr Recht auf Gesundheit, elementare Bildung und Rechtsschutz nicht wahrnehmen zu können.

2.   Einschätzungen und Positionen

Irreguläre Migration wird von Regierungen und internationalen Institutionen inzwischen ernsthaft wahrgenommen und intensiv diskutiert. Dabei zeichnen offizielle Stellen auf allen Ebenen ein ausschließlich negatives Bild irregulärer Migration, das sich folgendermaßen zusammenfassen lässt: Nach offizieller Lesart führt irreguläre Migration in den Herkunftsländern zu gesellschaftlichen

---

6 Vgl. Vogel (2009), S. 10 f., SVR (2010), S. 8.
7 Vg. Kovacheva/Vogel (2009).
8 Vgl. Cyrus (2009), S. 64.
9 Einen Überblick geben Vogel/Aßner (2009).

und wirtschaftlichen Verwerfungen, da oft die am besten ausgebildeten Personen abwandern und für die Entwicklung vor Ort fehlen. Irreguläre Migration untergrabe ganz allgemein die staatliche Souveränität und könne zu einer Gefährdung der öffentlichen Sicherheit werden, wenn sie mit Korruption und organisiertem Verbrechen verbunden ist. In den Aufnahmeländern schüre sie fremdenfeindliche Stimmungen gegen Zuwanderer im Allgemeinen, insbesondere in Situationen hoher Arbeitslosigkeit. Durch die unangemeldete Beschäftigung irregulärer Migranten würden ortsansässige Arbeitskräfte in die Arbeitslosigkeit verdrängt. Dem Fiskus gingen Einnahmen aus Steuern und den Sozialkassen Beiträge verloren. Weiterhin könne irreguläre Migration mit einer Gefährdung der öffentlichen Gesundheit einhergehen. Schließlich würde auch das öffentliche Vertrauen in die Glaubwürdigkeit und Fähigkeit der staatlichen Migrations- und Asylpolitik untergraben.[10]

Hingewiesen wird zudem auf die Folgen für die Migranten selber, die riskierten ihr Leben zu verlieren und Opfer von Ausbeutung und Missbrauch zu werden. Irreguläre Migranten müssten oft hohe Summen an die Vermittler und Organisatoren irregulärer Migration zahlen sowie zu unwürdigen und ausbeuterischen Bedingungen arbeiteten. Frauen würden vielfach geschlechtsspezifische Diskriminierung und Gewalt bis hin zu Ausbeutung und Zwangsprostitution erleiden und seien besonderen Gesundheitsrisiken ausgesetzt. Weiterhin hätten Migranten keinen Zugang zu sozialen und rechtlichen Angeboten und Unterstützungsleistungen bzw. würden aus Angst vor Abschiebung den Zugang vermeiden.[11]

Diese von offiziellen Institutionen und Akteuren vertretene Darstellung stellt vor allem die *Auswirkungen* irregulärer Migration dar und zeichnet ein ausschließlich negatives Bild. Tatsächlich wird auch niemand ernsthaft bestreiten können, dass die beschriebenen Situationen bestehen. Die Erkenntnisse aus Studien und Forschungsberichten[12] wecken jedoch erhebliche Zweifel, dass irreguläre Migration immer und ausschließlich in der dargestellten Weise abläuft und allein die dargestellten Auswirkungen hat. An dieser Stelle sei nur auf eine Studie im Auftrag der Stadt London hingewiesen, die die möglichen Voraussetzungen und Effekte einer Legalisierung für das Vereinigte Königreich und London untersucht hat. Die Studie kommt zu dem Ergebnis, dass eine sorgfältig durchgeführte Legalisierung der schätzungsweise 618.00 im Vereinigten Königreich lebenden irregulären Migranten eine Erhöhung des Bruttoinlandprodukts um 0,2 Prozent (3 Milliarden Pfund) bewirken würde.[13] Auch für die USA

---

10 Vgl. als kritische Darstellung Koser (2005), S. 5, United Nations Institute für Training and Research (2006), Düvell (2006b), S. 6.
11 Vgl. als kritische Darstellung Koser (2005), S. 12, vgl. auch Vogel/Aßner (2009).
12 Einen Überblick über entsprechende Studien bieten Carrera/Merlino (2009).
13 Vgl. Gordon et al. (2009), S. 10.

wird von gesamtökonomisch positiven Effekten irregulärer Zuwanderung ausgegangen.[14]

3.   Anreize und Interessenslagen

Irreguläre Migration würde nicht in dem erwähnten erheblichen Umfang
stattfinden, wenn niemand damit Interessen verfolgen würde und davon profitieren könnte.[15] Für ein tieferes Verständnis der Prozess- und Strukturlogik
irregulärer Migration ist es sinnvoll, nicht nur die negativen Auswirkungen,
sondern auch die strukturellen Anreize, individuellen Interessen und die Vorteile aller beteiligten Akteure in den Blick zu nehmen. Eine solche Perspektive
ergibt ein weitaus differenzierteres Bild und verdeutlicht die Komplexität irregulärer Migrationsprozesse,[16] die unterschiedliche Erscheinungsformen aufweisen und nicht nur Verluste, sondern bestimmten Akteuren auch Gewinne
und Vorteile bringen. Die nachfolgenden Hinweise auf Anreizstrukturen, Interessenslagen und Gewinnmöglichkeiten aus irregulärer Migration sollen allerdings nicht als Rechtfertigung aufgefasst werden, sondern als Bestandteil
einer umfassenderen Bestandsaufnahme, die als Voraussetzung für die Identi-
fizierung von Ansatzpunkten zur Vermeidung und Verringerung irregulärer
Migration notwendig ist.

Annreizstrukturen in den Herkunftsländern
Mit Blick auf die Herkunftsländer irregulärer Migration lässt sich feststellen,
dass ein Bündel verschiedener Motive und Ursachen zu irregulärer Abwande-
rung führt. Neben der reaktiven Flucht vor politischer Gewalt, Verfolgung durch
den Staat, geschlechtspezifischer oder ethnischer Diskriminierung gibt es auch
eine proaktive und kalkulierte Entsendung von Haushaltsmitgliedern, um politische, ökonomische oder ökologische Krisensituationen zu bewältigen und ein
zusätzliches Haushaltseinkommen zu erzielen.[17] Inzwischen wird in vielen Regionen der Welt durch die Geldüberweisungen irregulärer Migranten nicht nur
das Überleben von Haushalten gesichert, sondern sogar der Lebensstandard
erhöht. Die Gesamtsumme der Rücküberweisungen – auch durch die Beiträge
irregulärer Migranten – ist inzwischen höher als die von den Industriestaaten

---

14 Vgl. Hanson (2007).
15 Vgl. Castles (2004).
16 Dazu Massey et al. (1999), Schönwälder et al. (2004), Kraler/Parnreiter (2006), Angenendt
   (2007), Krakayali (2008).
17 Vgl. Richmond (1993), S. 10 f.

geleistete Entwicklungshilfe.[18] Somit profitieren auch die Herkunftsländer und haben ein unausgesprochenes Interesse daran, dass ihre Bürger in anderen Ländern – notfalls auch irregulär – ein Einkommen erzielen.

Anreizstrukturen in den Zielländern
Auch mit Blick auf die Zielländer greift eine ausschließliche Betrachtung der negativen Folgen zu kurz. Studien aus den USA deuten darauf hin, dass die Beschäftigung irregulärer Migranten gesamtwirtschaftlich durchaus positive Effekte bringt.[19] Allerdings sind die Gewinne und Verluste ungleich verteilt. Die weniger qualifizierten Beschäftigten in den betroffenen Arbeitsmarktsegmenten sehen sich durch die unangemeldete Beschäftigung einer verschärften Konkurrenz ausgesetzt. Dagegen profitiert die Ober- und Mittelschicht von einem niedrigeren Preisniveau bei Dienstleistungen und Produktion.[20]

Eine unmittelbare Übertragung dieser Befunde auf die europäischen Länder und insbesondere Deutschland ist aufgrund der unterschiedlichen Sozial- und Arbeitsmarktsysteme nicht einfach möglich. Allerdings sollten die Hinweise aufgenommen werden, dass eine unangemeldete Beschäftigung irregulärer Migranten nicht zwangsläufig und ausschließlich negative Effekte hat. Dass auch in Deutschland die Situation komplexer ist und differenzierter betrachtet werden muss, verdeutlicht das Beispiel der häuslichen Pflege. Nach aktuellen Schätzungen sollen bis zu 100.000 Pflegebedürftige durch irreguläre Migrantinnen – überwiegend aus mittel- und osteuropäischen Ländern – in der häuslichen Pflege versorgt werden.[21] Durch den irregulären Einsatz dieser deutlich billigeren Arbeitskräfte wird die häusliche Pflege erschwinglich und eine ansonsten erforderliche Einweisung in ein teures Pflegeheim vermieden – die bei 100.000 Fällen für die Pflegeversicherungen Mehrausgaben in Höhe von 1 Milliarde Euro bedeuten würde.[22]

Irreguläre Migranten sind in Bereichen tätig, die für ortsansässige Arbeitskräfte zu den angebotenen Arbeits- und Lohnbedingungen nicht attraktiv sind. Insgesamt lässt sich festhalten, dass die unangemeldete Beschäftigung irregulärer Migranten nur einen kleinen Anteil der schattenwirtschaftlichen Aktivitäten ausmacht. Der Anteil der bei Arbeitsmarktkontrollen festgestellten aufenthaltsrechtlichen Verstöße ist sehr gering[23] und liegt etwa in Berlin bei gerade

---

18 Siehe dazu Straubhaar/Vadean (2006), S. 141, Faist (2006), Alt (2009), UNDP (2009), S. 71 – 82.
19 Vgl. Hanson (2007).
20 Vgl. Hanson (2005).
21 Vgl. Meyer-Timpe (2007) für eine journalistische Schätzung. Zwei Jahre zuvor wurde noch eine Schätzung von 50.000 – 70.000 Personen genannt bei Kondratowitz (2005), S. 420.
22 Vgl. Cyrus (2009), S. 60.
23 Siehe Bundesrechnungshof (2006).

einmal 1–2 Prozent der eröffneten Ermittlungsverfahren.[24] Zudem fließt ein Anteil der in der Schattenwirtschaft erzielten Einkommen zur Bestreitung des Lebensunterhalts in die reguläre Wirtschaft zurück.[25] Zu unterscheiden ist auch zwischen verdrängender und ergänzender unangemeldeter Arbeit. In der öffentlichen Wahrnehmung wird allein die verdrängende Form unangemeldeter Arbeit thematisiert. Es gibt allerdings auch ergänzende Formen, wenn zum Beispiel die Beschäftigung einer irregulären Migrantin als Tagesmutter oder Haushaltshilfe ermöglicht, dass eine Architektin ihre Erwerbstätigkeit wieder aufnehmen kann.[26]

Es bestehen jedoch ebenfalls verdrängende Beschäftigungsformen, die beispielsweise im Baugewerbe verbreitet sind. Unter den Bedingungen der internationalen Öffnung der Baumärkte, einer zunehmenden Konzentration von Bauentwicklungsfimen mit einer zunehmenden Konkurrenz der ausführenden Baufirmen hat sich ein System der Mischkalkulation aus regulärer und irregulärer Arbeit etabliert, bei dem durch die mehrfache Weitervergabe von Aufträgen an Subunternehmen am Ende der Kette eine unangemeldete Beschäftigung steht. Dazu werden Arbeitskräfte von Vermittlern teilweise gezielt aus dem Ausland angeworben.[27] Als Reaktion auf die Intensivierung von Kontrollen wurden Ausweichreaktionen entwickelt, um gesetzliche Lücken bei der Beschäftigung von entsandten Arbeitnehmern oder Selbstständigen zu nutzen und hinter legalen Fassaden weiter irreguläre Beschäftigung zu organisieren. Von diesem System profitieren neben den direkten Organisatoren der irregulären Beschäftigung auch die Auftraggeber (einschließlich der »öffentlichen Hand«), die dank der »Mischkalkulation«[28] mit günstigeren Baukosten kalkulieren.

Diese Hinweise deuten an, dass eine systematische und objektive Analyse der Effekte unangemeldeter Beschäftigung irregulärer Migranten ein deutlich differenzierteres Bild der wirtschaftlichen Effekte der unangemeldeten Beschäftigung irregulärer Migranten ergeben würde.

Anreizstrukturen für irreguläre Migranten

Aber auch die Migranten selbst verfolgen Eigeninteressen und können finanzielle Vorteile aus einer irregulären Migration ziehen. Durch die rechtliche Ausgrenzung des irregulären Aufenthaltsstatus bestehen allerdings erhebliche Risiken. Irreguläre Migranten sind zur Realisierung der Migration unter Umständen auf die Angebote von Kreditgebern, Agenten, Schleppern und Arbeitgebern angewiesen, die sich als kommerzielle und verlässliche Dienstleister

---

24 Vgl. Cyrus et al. (2010), S. 41.
25 Vgl. Schäfer et al. (2004).
26 Vgl. Brenner (2008), Cyrus (2006).
27 Vgl. Richter (2007).
28 Nienhüser (1999).

erweisen können, aber auch als kriminelle Menschenhändler.[29] Die eingangs erwähnten Risiken einer illegalen Einwanderung für Leib und Leben sind letztlich unkalkulierbar, insbesondere wenn der Seeweg auf ungeeigneten Booten eingeschlagen wird. In den letzten Jahren hat der Ausbau von Grenzkontrollen dazu geführt, dass immer gefährlichere Seerouten genommen werden, um Europa zu erreichen. Nach Recherchen der Nichtregierungsorganisation »Fortress Europe« muss davon ausgegangen werden, dass zwischen 1988 und 2008 mehr als 14.000 Menschen beim Versuch, Europa zu erreichen, ihr Leben verloren.[30] Trotz der großen Aufmerksamkeit, die das Flüchtlingsdrama im südlichen Europa zu Recht erhält, macht die irreguläre Einreise auf dem Seeweg aber nur einen kleinen Anteil der irregulären Zuwanderung aus. Für Italien gibt es Hinweise, dass 75 % der irregulären Migranten regulär eingereist sind, 15 % irregulär über Landgrenzen und nur 10 % über Seegrenzen.[31]

Auch für Deutschland wird angenommen, dass die überwiegende Anzahl der im Lande lebenden irregulären Migranten zunächst regulär eingereist ist, zum Beispiel visumsfrei oder mit Besuchsvisa und nach Ablauf des Visums geblieben ist.[32] Der Anteil krimineller Schlepper und Menschenhändler an der Entstehung irregulärer Migration ist somit bei weitem nicht so bedeutend und maßgeblich, wie von offizieller Seite suggeriert.

Weitaus wichtiger für die Realisierung einer irregulären Migration erscheint die Einbindung in soziale Netzwerke, wobei sich grob komplementäre (solidarische), kommerzielle und kriminelle (ausbeuterische) Netzwerke unterscheiden lassen. Kriminelle Netzwerke beruhen auf Ausbeutung und Täuschung der Migranten, um Zwangsprostitution und Zwangsarbeit durchzusetzen. Für Deutschland wurden Schätzungen geäußert, wonach bis zu 15.000 Migranten von extremen Ausbeutungsverhältnissen im Jahr betroffen sein könnten.[33] Kommerzielle Netzwerke lassen sich Dienste bezahlen, sind aber verlässlich und bemüht, Verträge zum Beispiel einer »Garantieschleusung« zu erfüllen.[34] Und komplementäre Netzwerke beruhen auf solidarischen Beziehungen der gegenseitigen Hilfe und Unterstützung. Vor allem gut eingebundenen irregulären Migranten bieten sich dank der Inanspruchnahme komplementärer und solidarischer Netzwerke vielfältige Anschlussmöglichkeiten. Mit Unterstützung ortsansässiger Personen gelingt das Leben in der Irregularität in so weit, dass die irregulären Migranten sich selber als erfolgreich ansehen und Geldüberweisungen an die Heimathaushalte tätigen können. Solche »Erfolgsgeschichten«

---

29 Vgl. Cyrus et al. (2010).
30 Siehe auch van Houtum/Boedeltje (2009).
31 Vgl. European Migration Network (2005), S. 17.
32 Vgl. Cyrus (2009), S. 89 f.
33 Vgl. dazu Cyrus (2006), S. 65 ff.
34 Vgl. Neske (2007), S. 65 f. und 173 f.

bilden wiederum den Anreiz für Daheimgebliebene, ebenfalls eine irreguläre Migration zu riskieren. Dabei hoffen sie auf die solidarische Unterstützung erfolgreicher Migranten und die Nachfrage im informellen Arbeitsmarkt.[35]

4. Ein Modell zur Erklärung irregulärer Migration

Ein relativ einfaches Modell kann zum Verständnis irregulärer Migration beitragen: Ausgangspunkt ist die Beobachtung, dass eine *Nachfrage nach regulären Einwanderungsmöglichkeiten* größer ist als ein bestehendes Angebot.[36] Nicht nur in Deutschland lässt sich ein deutliches Missverhältnis zwischen der Nachfrage und dem Angebot an legalen Zuwanderungsmöglichkeiten feststellen, vor allem in den drei Bereichen Familienzusammenführung, Schutzsuche von Flüchtlingen und Asylbewerbern sowie Arbeitsmigration. Unter diesen Bedingungen bietet sich die zur Not irregulär ausgeübte räumliche Mobilität an, um die eigene Situation zu verbessern und Krieg, politischer Verfolgung, Armut oder Perspektivlosigkeit zu entfliehen.

Irreguläre Migration weist einen systemischen Charakter auf und wird durch die zwei Faktoren der *Zugänglichkeit* und *Anschlussmöglichkeit* ermöglicht und begrenzt.

Die *Zugänglichkeit* ergibt sich durch die räumliche Distanz, die mit dem Ausbau des globalen Transportwesens aber immer mehr an Bedeutung verliert; durch die politisch gesetzten Zugangsbestimmungen (Visumspflicht) und durch die damit korrespondierende Infrastruktur zur Herstellung der Zugänglichkeit, also Reiseagenturen oder Schleuserorganisationen. Je höher die räumliche Distanz und die politisch gesetzten Barrieren sind, desto größer wird die Bedeutung der Zugänglichkeit organisierender Infrastruktur (von Reisebüros, Arbeitsvermittlern, Schleusern usw.) am Zustandekommen der irregulären Zuwanderung.

Die Erfahrung mit der visumsfreien Einreise und der Gewährung der europäischen Freizügigkeit[37] zeigt sehr deutlich, dass Zugänglichkeit weniger entscheidend ist als die *Anschlussmöglichkeit* im Zielland. Denn irreguläre Migranten gehen nur dann wirklich in ein ihnen zugängliches Land, wenn sie dort in irgendeiner Form Anschluss an den Arbeitsmarkt, an eine soziale Gruppe oder eine sie unterstützende soziale Institution finden. Dieser Umstand kann von Schleusern und Menschenhändlern ausgenutzt werden, die mit falschen Versprechungen Menschen für eine irreguläre Migration rekrutieren und Jobs

---

35 Vgl. Alt (2003) und (2009).
36 So auch Johnson (2003), S. 263.
37 Dazu Düvell (2006a), Baas/Brücker (2010).

und Unterkunft versprechen. Auch bei einer Inanspruchnahme von Schleusern wird immer das Ziel verfolgt, nach erfolgter irregulärer Einreise eine Beschäftigung auszuüben, sich einer sozialen Gruppe oder einer institutionellen Möglichkeitsstruktur anzuschließen.[38] Man kann daher ganz allgemein formulieren: Anreize für irreguläre Migration entstehen durch Anschlussmöglichkeiten ohne Zugangsmöglichkeiten.

Anschlussmöglichkeiten

Aus der Mitte der deutschen Gesellschaft heraus finden irreguläre Migranten vielfältige Anschlussmöglichkeiten: Nicht nur die Politik der Anwerbung von Gastarbeitern sowie der Aufnahme von Flüchtlingen und Aussiedlern hat den Boden für vielfältige soziale Anschlussmöglichkeiten bereitet. Auch der informelle Arbeitsmarkt eröffnet irregulären Zuwanderern vielfältige Einkommensmöglichkeiten zum Beispiel im Bereich der häuslichen Pflege und haushaltsnaher Dienstleistungen.[39]

Schließlich ergeben sich durch die humanitären Verpflichtungen für Menschen aus Staaten mit Kriegen und Bürgerkriegen die Möglichkeit, sich an das institutionelle System zum Schutz von Flüchtlingen anzuschließen. Eine bloße Zugänglichkeit ohne Anschlussmöglichkeiten führt nur selten zur irregulären Einwanderung. Bestehende Anschlussmöglichkeiten ohne Zugänglichkeit bereiten dagegen den Boden für irreguläre Einwanderung. Irreguläre Migration ist kein chaotisches Phänomen, sondern eingebettet in weltumspannende ökonomische und politische Strukturen, die erhebliche Unterschiede bezüglich der Lebensverhältnisse aufweisen. Die Zielländer illegaler Migration erleiden irreguläre Migration nicht passiv, sondern haben durch ihre Außen-, Handels-, Wirtschafts- und Zuwanderungspolitik Anteil an der Herausbildung der Systeme illegaler Migration Die Zielländer sind mit ihrer Politik an der Schaffung der Voraussetzungen und Rahmenbedingungen irregulärer Einwanderung beteiligt.[40]

---

38 Vgl. Engbersen (2001).
39 Vgl. Lutz (2007) und (2008) sowie Rerrich (2006). Eine Übersicht bieten Junker/Kreienbrink (2008).
40 Vgl. Sassen (1996) und UNDP (2009).

5. Irreguläre Migration im Spannungsfeld konkurrierender Politikziele

Allein durch gesetzliche Verbote ist eine Verhinderung illegaler Einreisen und Aufenthalte nicht zu erreichen. Im Gegenteil: Irreguläre Migration entsteht, wenn Staaten Zuwanderung zwar einschränken, diese Einschränkung aber nicht vollständig durchsetzen können oder wollen. Selbst gesetzte humanitäre und menschenrechtliche Verpflichtungen und auch die Intervention von Interessensgruppen sorgen dafür, dass irreguläre Einreisen und Aufenthalte nicht mit allen Mitteln und um jeden Preis verhindert werden.[41] Zudem haben Staaten in einer Welt, die durch vielfältige globale Beziehungen im Handel mit Waren, Dienstleistungen und Kapital und auch durch touristische Reisen geprägt ist, ein großes Interesse daran, ihre Grenzen für diese erwünschten Ziele offen zu halten.[42] Das Ziel der Begrenzung und Kontrolle der Zuwanderung steht damit im Spannungsverhältnis zum Ziel, globale Beziehungen zu unterhalten und zu fördern. Paradoxerweise hat sich die Fähigkeit zur Migrationskontrolle in dem Maße *verringert* wie der Anspruch Migration zu kontrollieren sich erhöht hat. Es besteht eine Kluft zwischen dem politisch verfolgten Ziel der Begrenzung und Steuerung von Zuwanderung und der Realität irregulärer Migration.[43]

Politische Optionen für den Umgang mit irregulärer Migration
Für den politischen und gesellschaftlichen Umgang mit aufenthaltsrechtlicher Irregularität lassen sich grundsätzlich vier Optionen für ein Migrationsmanagement benennen:

Eine erste Option besteht in der *staatlichen Festsetzung und Durchsetzung restriktiver Zuwanderungsbestimmungen.* Nach diesem Verständnis sind die (europäischen und nationalen) Gesetze zur Regulierung der Einwanderung unbedingt einzuhalten und durch Kontrollen der Außengrenzen und im Inland strikt durchzusetzen. Diese Option entspricht dem aktuell in Deutschland[44] und der Europäischen Union[45] verfolgten offiziellen Politikziel und führt aktuell zum Auf- und Ausbau von Kontrollsystemen.[46]

Aus rechtssoziologischer Sicht wird eine solche obrigkeitsstaatliche Position seit Max Weber als unrealistisch betrachtet, denn Regeln, die in der Gesellschaft keine Akzeptanz finden und nicht durch eingelebte Sitte unterstützt werden, lassen sich allein mit staatlichen Zwangsmitteln von oben herab nicht durch-

---

41 Siehe dazu Freeman (1994), Sassen (1996), Joppke (1998), Cyrus (1999).
42 Vgl. Global Commission on International Migration (GCIM) (2005).
43 Vgl. Castles (2004).
44 Vgl. Bundesministerium des Innern (BMI) (2008).
45 Vgl. Europäische Kommission (2001).
46 Vgl. DeBoer (2010).

setzen.[47] Die Anforderungen durch das internationale Menschenrecht, internationale Handelsbeziehungen und nationale Wirtschaft, die praktische Undurchführbarkeit lückenloser Grenzüberwachung sowie die bestehenden Anreizstrukturen und divergierenden Interessenslagen führen dazu, dass die staatlichen Regeln der Migrationskontrolle in einem Spannungsverhältnis und teilweise sogar Widerspruch zum Markt und zur Gesellschaft stehen.[48] Unter diesen Bedingungen kann das staatliche Migrationsmanagement eine Annäherung, aber keine vollständige Realisierung der Migrationskontrolle erreichen.[49] In der politischen Philosophie wird argumentiert, dass die Durchsetzung restriktiver Migrationssteuerung in liberalen Staaten praktisch nur zu realisieren ist, wenn liberale Prinzipien aufgeweicht oder aufgegeben werden.[50] Eine konsequente Politik der lückenlosen Verhinderung illegaler Einreisen und Aufenthalte wäre nur um den Preis der Verletzung grundlegender Menschen- und Bürgerrechte erreichbar. Die Berichte von Flüchtlingshilfeorganisationen wie zum Beispiel Pro Asyl[51] über die Behandlung von Flüchtlingen durch die europäische Grenzschutzagentur FRONTEX oder die Umstände der Inhaftierung irregulärer Einwanderer im EU-Mitgliedsstaat Griechenland sowie der vom Europarat veröffentlichte Bericht zur Kooperation Italiens mit Libyen[52] bieten Anlass zur größten Sorge und sollten zu einer eingehenden Überprüfung der aktuellen Situation und der politischen Prioritätensetzung führen.

Die zweite Option besteht in einer *Politik der restriktiven Festsetzung und laxen Durchsetzung von Zuwanderungsbestimmungen.* Bei dieser Option wird verbal an den offiziell vertretenen Zielen der strikten Verhinderung illegaler Einwanderung festgehalten. Auf Grund der nicht offen zugegebenen Einsicht in die Undurchführbarkeit einer lückenlosen Migrationskontrolle (auf Grund mangelnder Akzeptanz sowie finanzieller und rechtlicher Beschränkungen) wird praktisch aber auf die Durchsetzung verzichtet.[53] Diese Position der Heuchelei, die zurzeit die praktische Umsetzung der Migrationspolitik in der Europäischen Union und Deutschland dominiert, ist politisch fatal: Mit der politischen Zielsetzung der strikten Migrationskontrolle werden Erwartungen geweckt, an denen Politik gemessen werden kann.[54] Die Wahrnehmung der bestehenden Kluft zwischen dem politischen Ziel der Begrenzung und Kontrolle von Zuwanderung und der Tatsache irregulärer Einwanderung kann das Ver-

---

47 Vgl. Weber (1997) und Griffiths (2003).
48 Vgl. Düvell (2006b), S. 5, Duvell (2006a), Castles (2004).
49 Vgl. Geiger/Pecoud (2010).
50 Vgl. Carens (1987), Bigo (2004).
51 Pro Asyl (2007).
52 Council of Europe (2009).
53 Vgl. Karakayali (2008).
54 Vgl. Cyrus/Vogel (2008).

trauen in Gesetze und den Staat untergraben. In dieser Konstellation können irreguläre Einwanderer zur Zielscheibe xenophober Kampagnen werden, um politische Unzufriedenheit zu kanalisieren.

Eine dritte Option besteht in der *pragmatischen Anpassung an Realitäten.* Diese Option geht von der realistischen Annahme aus, dass es irreguläre Einreisen und Aufenthalte so lange geben wird, wie Mobilität und Migration durch nationalstaatliche Regelungen begrenzt und kontrolliert werden sollen. Die Option zielt ab auf einen Ausgleich zwischen dem nationalstaatlichen Anspruch auf Kontrolle der Einwanderung, dem Schutz der betroffenen Zuwanderer vor menschenunwürdigen Situationen und der Beachtung wirtschaftlicher Interessen. Auf Einwanderungsregelungen und -kontrollen wird nicht pauschal verzichtet. Es wird aber das Bestehen von Rechtsgüterkollisionen anerkannt und die Achtung der Menschenrechte auch irregulärer Zuwanderer Ernst genommen.[55] Als Ziel wird formuliert, aufenthaltsrechtliche Illegalität zu veringern, und gleichzeitig negative Erscheinungsformen aufenthaltsrechtlicher Illegalität (wie die Herausbildung rechtsfreier Räume) und menschenunwürdige Situation durch die Stärkung der Rechtssicherheit und Konfliktfähigkeit der Migrantinnen unabhängig vom Aufenthaltsstatus zu begrenzen und zu vermeiden. Menschen, die Einwanderungsbeschränkungen nicht einhalten, werden nicht lebenslang ausgegrenzt, sondern erhalten nach einer bestimmten Verjährungsfrist und der Erfüllung bestimmter Bedingungen die Möglichkeit, den Aufenthalt zu regularisieren.[56]

Dem Ziel des pragmatischen Ausgleichs kann durch einer intelligenten Kombination kleinteiliger Lösungsansätze näher gekommen werden. Dabei könnte es durchaus rationaler sein, sich auf die selbst regulierenden Mechanismen der Arbeitsmärkte und der ethnischen Communities in Verbindung mit einem selektiven Amnestieprogramm und einer intelligenten Politik der Duldung zu verlassen, als ein massives und kostenintensives Kontrollsystem aufzubauen, das die besonders verletzlichen illegalen Einwanderer erhöhten Risiken aussetzt und damit auch Gefährdungen für die gesamte Gesellschaft erzeugt.[57] Diese pragmatische Politikoption könnte man als vorübergehenden, provisorischen Ansatz im gesellschaftlichen Umgang mit irregulärer Migration bis zu einer ganzheitlichen Klärung auffassen. In der Bundesrepublik Deutschland werden in diesem Sinne verschiedene Initiativen für die Bereiche des Schulbesuchs statusloser Kinder, der Gesundheitsversorgung irregulärer

---

55 Vgl. Bielefeldt (2006), Fisch (2007).
56 Vgl. Cyrus (2008), International Centre for Migration Policy Development (ICMPD) (2009).
57 Vgl. Engbersen (2001).

Migrantinnen und Migrantinnen und des Rechtsschutzes in unangemeldeter Beschäftigung verfolgt.[58]

Eine vierte Option besteht in der Option einer *Politik des generellen Verzichts auf nicht durchsetzbare aufenthaltsrechtliche Vorgaben*. Unter dem Slogan »Offene Grenzen und Bleiberecht für alle«[59] und unter Bezug auf das Konzept der »Autonomie der Migration«[60] wird diese Position in Deutschland von einigen Nichtregierungsorganisationen wie der Initiative »Kein Mensch ist illegal« vertreten. Eine Realisierung dieser Position würde ohne die Formulierung ergänzender qualifizierter Rahmenbedingungen im Kern die Verwirklichung eines ungeregelten globalen Arbeitsmarktes bedeuten und hätte weit reichende Konsequenzen für alle gesellschaftlichen Bereiche. So ließe sich zum Beispiel der »tatsächliche Aufenthalt« als alleiniges Kriterium des Zugangs zu Hilfen in besonderen Lebenslagen (Sozialhilfe) wohl nicht mehr weiter aufrechterhalten. Es ist durchaus nachvollziehbar, dass es bis zur Realisierung eines globalen Systems sozialer Absicherung weiter Regelungen geben muss, die den Aufenthalt und den Zugang zu einem (supra-)staatlichem Territorium zum Schutz nationaler Sozialsysteme beschränken.[61] Allerdings wird in der internationalen politischen Philosophie argumentiert, dass die Einschränkung der individuellen Mobilität nicht auf Dauer ethisch gerechtfertigt werden könne, sondern als Übergangslösung nur solange akzeptabel sei, bis Rahmenbedingungen entwickelt wurden, die Freizügigkeit möglich machen.[62] Inzwischen hat eine zaghafte Debatte über die Anforderungen zur Gestaltung der politischen und institutionellen Rahmenbedingungen für eine »Migration ohne Grenzen« begonnen.[63] Diese Diskussion steckt in den Anfängen und braucht noch viel mehr Beteiligung auf allen wissenschaftlichen Ebenen.

6. Schluss: Neue Leitfrage für die migrationspolitische Debatte

Es gehört zum Selbstverständnis einer aufgeklärten Wissenschaft, die gesellschaftliche Realität zu befragen, ideologiefrei sowie kritisch Antworten zu erarbeiten und in den politischen Entscheidungsprozess einzubringen. Es ist an der Zeit, die politische Leitfrage im Umgang mit irregulärer Migration zu

---

58 Einen Überblick bietet Cyrus (2010).
59 Autorinnenkollektiv (2000).
60 Kritisch dazu Benz/Schwenken (2006).
61 Vgl. Bauböck (2004).
62 Siehe dazu Carens (1987), Barry/Goodin (1992), Kirloskar-Steinbach (2007), Benhabib (2008), Hahn (2009).
63 Vgl. zum Beispiel Pecoud/Guchteneire (2006) und (2007), UNDP (2009), Casey (2010), Bartram (2010).

überdenken. Bisher wird vor allem darüber nachgedacht, wie eine restriktive und umfassende staatliche Migrationssteuerung effektiv erreicht werden kann. Mit Blick auf die Debatten in der politischen Philosophie sollte sich die Diskussion aber eher an der Leitfrage orientieren, wie die (welt)gesellschaftlichen Institutionen ausgestaltet werden können, damit Migration frei und ohne soziale und politische Verwerfungen möglich wird. Der aktuelle Weltentwicklungsbericht der Vereinten Nationen hat diese Perspektive zumindest ansatzsweise aufgegriffen.[64]

Die Idee der »Migration ohne Grenzen« mag heute noch den meisten Leserinnen und Lesern naiv und utopisch erscheinen – sie ist aber keinesfalls naiver und utopischer als seinerzeit die Utopie der Einführung von demokratischen Rechtsstaaten, die Abschaffung von Sklaverei und Leibeigenschaft, die Einführung des allgemeinen und geheimen Wahlrechts, die Verwirklichung des Welthandels ohne Zollschranken oder die Schaffung der Europäischen Union. Auch diese für uns heute selbstverständlichen sozialen Tatsachen waren ursprünglich nichts weiter als eine utopische Idee.

---

64 UNDP (2009).

Literatur

Alt, J. (2003): Leben in der Schattenwelt. Problemkomplex »illegale« Migration, Karlsruhe.

Alt, J. (2009): Globalisierung, Illegale Migration, Armutsbekämpfung, Karlsruhe.

Angenendt, S. (2007): Irreguläre Migration als internationales Problem. Risiken und Optionen, Berlin.

AutorInnenkollektiv (2000): Ohne Papiere in Europa. Illegalisierung der Migration – Selbstorganisation und Unterstützungsprojekte in Europa, Berlin.

Baas, T./Bücker, H. (2010): Wirkungen der Zuwanderungen aus den neuen und mitteleuropäischen EU-Staaten auf Arbeitsmarkt und Gesamtwirtschaft, Friedrich Ebert Stiftung, Berlin.

Barry, B./Goodin, R. E. (Hrsg.) (1992): Free Movement. Ethical Issues in the Transnational Migration of People and of Money, New York.

Bartram, D. (2010): International Migration, Open Borders Debates, Happiness, in: International Studies Review (2010) 12, S. 339–361.

Battistella, G. (2008): Irregular Migration, in: IOM (Hrsg.): World Migration 2008. Managing Labour Mobility in the Evolving Global Economy, Geneva: IOM, S. 201–233.

Bauböck, R. (2004): Migration und innere Sicherheit. Komplexe Zusammenhänge, paradoxe Effekte und politische Simplifizierungen, in: Österreichische Zeitschrift für Politikwissenschaft (ÖZP) 33(1), S. 49–66.

Benhabib, S. (2008): Die Rechte der Anderen. Ausländer, Migranten, Bürger, Frankfurt a. M.

Benz, M./Schwenken, H. (2005): Jenseits von Autonomie und Kontrolle: Migration als eigensinnige Praxis, in: Prokla 140, S. 363–372.

Bielefeldt, H. (2006): Menschenrechte »irregulärer« Migrantinnen und Migranten, in: Alt/Bommes (2006): Illegalität. Grenzen und Möglichkeiten der Migrationspolitik, Wiesbaden, S. 81–94.

Bigo, D. (2004): Criminalisation of »Migrants«: The Side Effect of the Will to Control the Frontiers and the Sovereign Illusion, in: Bogusz et al. (2004), S. 61–92.

Bogusz, B. et al. (Hrsg.) (2004): Irregular Migration and Human Rights: Theoretical, European and International Perspectives, Leiden/Boston.

Brenner, S. (2008): Die strafrechtliche Bekämpfung der Schwarzarbeit unter besonderer Berücksichtigung wirtschaftlicher Aspekte, Berlin.

Bundesministerium des Innern (BMI) (Hrsg.) (2008): Migration und Integration. Aufenthaltsrecht, Migrations- und Integrationspolitik in Deutschland, Berlin.

Bundesrechnungshof (2008): Bericht nach § 99 BHO über die Organisation und Arbeitsweise der Finanzkontrolle Schwarzarbeit (FKS), Bonn.

Carens, J. H. (1987): Aliens and Citizens: The Case for Open Borders, in: Review of Politics, 49 (2), S. 251–273.

Carrera, S./Merlino, M. (2009): Undocumented Immigrants and Rights in the EU. Addressing the Gap between Social Science Research and Policy-Making in the Stockholm Programme? Brüssel.

Casey, J. P. (2010): Open Borders: Absurd Chimera or Inevitable Future Policy? In: International Migration 48 (5), S. 14–62.

Castles, S. (2005): Warum Migrationspolitiken scheitern, in: Peripherie. Zeitschrift für Politik und Ökonomie in der Dritten Welt, 25, 97/98, S. 10 – 34.

Council of Europe (2009): Report to the Italian Government on the visit to Italy carried out by the European Committee for the Prevention of Torture and Inhuman or Degrading Treatment or Punishment (CPT) from 27 to 31 July 2009. CPT/Inf (2010) 14, Strasbourg.

Cyrus, N. (1999): Im menschenrechtlichen Niemandsland. Illegalisierte Zuwanderung in der Bundesrepublik Deutschland, in: Dominik et al. (1999), Angeworben, Eingewandert, Abgeschoben. Ein anderer Blick auf die Einwanderungsgesellschaft Bundesrepublik Deutschland, Münster, S. 205 – 231.

Cyrus, N. (2004): Aufenthaltsrechtliche Illegalität in Deutschland. Sozialstrukturbildung – Wechselwirkung – Politische Optionen. Bericht für den Sachverständigenrat für Zuwanderung und Integration, Nürnberg.

Cyrus, N. (2006a): Menschenhandel und Arbeitsausbeutung in Deutschland, Genf.

Cyrus, N. (2006b): Illegale Ausländerbeschäftigung in Deutschland. Ein Überblick aus menschenrechtlicher Perspektive, in: Loccumer Protokolle11/06, S. 211 – 233.

Cyrus, N. (2008a): Undocumented Migration. Counting the Uncountable. Country-report Germany, Hamburg.

Cyrus, N. (2008b): Being illegal in Europe: Strategies and Policies for Fairer Treatment of Migrant Domestic Workers, in: Lutz (2008), S. 177 – 194.

Cyrus, N. (2010): Irreguläre Migration. Zum Stand der Diskussion menschenrechtlicher Ansätze in der Bundesrepublik Deutschland, in: ZAR 9/2010, S. 317 – 321.

Cyrus, N./Vogel, D. (2008): Irreguläre Migration in Europa – Zweifel an der Wirksamkeit der Bekämpfungsstrategien, in: focus migration – Kurzsdossier Nr. 9, Hamburg.

Cyrus, N./Vogel, D./DeBoer, K. (2010): Menschenhandel zum Zweck der Arbeitsausbeutung. Explorative Untersuchung zu Erscheinungsformen, Ursachen und Umfang in ausgewählten Branchen in Berlin und Brandenburg – im Auftrag des Berliner Bündnis gegen Menschenhandel zum Zweck der Arbeitsausbeutung, Berlin.

DeBoer, K. (2010): Frontex: Der falsche Adressat für ein wichtiges Anliegen, in: Kriminologisches Journal, 3/2010, S. 181 – 195.

Deutsches Institut für Menschenrechte (Hrsg.) (2007): Frauen, Männer und Kinder ohne Papiere in Deutschland – ihr Recht auf Gesundheit. Bericht der Bundesarbeitsgruppe Gesundheit/Illegalität, Berlin.

Diakonie Hamburg/Landesverband der Inneren Mission e.V. (Hrsg.) (2009): Leben ohne Papiere. Eine empirische Studie zur Lebenssituation von Menschen ohne gültige Aufenthaltspapiere in Hamburg: http://www.diakonie-hamburg.de/fix/files/doc/Leben_ohne_PapiereLF.pdf (Stand: 23.07.2010).

Düvell, F. (2006a): Entwicklung der Migration nach der EU-Erweiterung, in Bommes, M./ Schiffauer, W. (Hrsg.): Migrationsreport 2006. Fakten, Analysen, Perspektiven, Frankfurt, S. 63 – 112.

Düvell, F. (Hrsg.) (2006b): Illegal Migration in Europe. Beyond Control? Houndsmills.

Europäische Kommission (2001): Mitteilung der Kommission an den Rat und das Europäische Parlament über eine gemeinsame Politik auf dem Gebiet der illegalen Einwanderung, KOM(2001)672 endgültig, vom 15.11.2001, Brüssel.

European Migration Network (2007): Illegally Resident Third Country Nationals in EU

Member States: state approaches towards them, their profile and social situation, Brüssel.

Faist, T. (2006): Die europäische Migrations- und Entwicklungspolitik – eine Chance für den Süden? Bielefeld.

Fisch, A. (2007): Menschen in aufenthaltsrechtlicher Illegalität. Reformvorschläge und Folgenabwägung aus sozialethischer Perspektive, Münster.

Freeman, G. P. (1994): Can Liberal States Control Unwanted Migration? In: The Annals of the American Academy of Political and Social Science 534, S. 17–30.

Geiger, M./Pecoud, A. (Hrsg.) (2010): The Politics of International Migration Management, Houndmills.

Global Commission on International Migration (GCIM) (Hrsg.) (2005): Migration in einer interdependenten Welt: Neue Handlungsprinzipien. Bericht der Weltkommission für internationale Migration, Berlin.

Gordon, I. et al. (2009): Economic impact on the London and UK economy of an earned regularisation of irregular migrants to UK, published by Greater London Authority, London.

Griffiths, J. (2003): The Social Working of Legal Rules, in: Journal of Legal Pluralism 48, S. 1–84.

Guild, E. (2004): Who is an irregular immigrant? In: Bogusz et al. (2004), S. 3–28.

Hahn, H. (2009): Globale Gerechtigkeit. Eine philosophische Einführung, Frankfurt a. M.

Hanson, G. H. (2005): Why Does Immigration Divide America? Public Finance and Political Opposition to Open Borders, Washington, DC.

Hanson, G. H. (2007): The economic logic of illegal migration, New York.

International Centre for Migration Policy Development (ICMPD) (2009): Regularisations in Europe. Study on practices in the area of regularisation of illegally staying third-country nationals in the Member States of the EU, Vienna.

Johnson, K. R. (2003): Open Borders? In: UCLA Law Review (51) 1, S. 193–265.

Joppke, C. (1998): Why liberal states accept unwanted Migration, in: World Politics, 50, S. 266–93.

Junkert, C./Kreienbrink, A. (2008): Irregular Employment of Migrant Workers in Germany – Legal Situaton and Approaches to Tackling the Phenomenon, in: Kupiszewski et al. (2008), S. 13–88.

Karakayali, S. (2008): Gespenster der Migration. Zur Genealogie illegaler Einwanderung in der Bundesrepublik Deutschland, Bielefeld.

Kirloskar-Steinbach, M. (2007): Gibt es ein Menschenrecht auf Immigration? Politische und philosophische Positionen zur Einwanderungsproblematik, München.

Kondratowitz, H.-J. (2005): Die Beschäftigung von Migrant/innen in der Pflege, in: Zeitschrift für Gerontologie und Geriatrie, 38, S. 417–423.

Koser, K. (2005): Irregular migration, state security and human security. A paper prepared for the Policy Analysis and Research Programme of the Global Commission on International Migration, Geneva.

Kovacheva, V./Vogel, D. (2009): The size of the irregular resident foreign population in the European Union in 2002, 2005 and 2008: a dynamic aggregate country estimate. Database on Irregular Migration, Working Paper No. 4, Hamburg.

Kraler, A./Parnreiter, C. (2006): Migration Theoretisieren, in: Prokla, 140, S. 327–344.

Kraler, A./Vogel, D. (2008): Clandestino Report on Methodological Issues, Vienna.

Kupiszewski, M./Mattila, H. (Hrsg.) (2008): Addressing the Irregular Employment of Immigrants in the European Union: Between Sanctions and Rights, Budapest.

Lutz, H. (2007): Vom Weltmarkt in den Privathaushalt: Die neuen Dienstmädchen im Zeitalter der Globalisierung, Opladen.

Lutz, H. (2008): Migration and Domestic Work. A European Perspective on a Global Theme, Aldershot.

Massey, D. S. et al. (1999): Worlds in Motion – Understanding International Migration at the End of the Millenium, Oxford.

Meyer-Timpe, U. (2007): Eine große deutsche Lüge, in: Die Zeit Nr. 48 vom 22. November 2007.

Neske, M. (2007): Menschenschmuggel. Deutschland als Transit- und Zielland irregulärer Migration, Stuttgart.

Nienhüser, W. (1999): »Legal, illegal, ...« – Die Nutzung und Ausgestaltung von Arbeitskräftestrategien in der Bauwirtschaft, in: Industrielle Beziehungen, 6 (3), S. 292–319.

Pècoud, A./De Guchteneire, P. (2006): International Migration, Border Controls and Human Rights: Assessing the Relevance of a Right to Mobility, in: Journal of Borderland Studies, 21 (1), S. 69–86.

Pècoud, A./De Guchteneire, P. (2007): Migration without borders: Essays on the Free Movement of People, New York/Oxford.

Pècoud, A./Geiger, M. (Hrsg.) (2010): The New Politics of Migration Management, Berlin.

PRO ASYL (Hrsg.) (2007): The Truth is bitter but must be told... Über die Situation von Flüchtlingen in der Ägäis und die Praktiken der griechischen Küstenwache, Frankfurt a. M.

Rerrich, M. S. (2006): Die ganze Welt zu Hause. Cosmobile Putzfrauen in privaten Haushalten, Hamburg.

Richmond, A. (1993): Reactive Migration: Sociological Perspectives On Refugee Movements, in: Journal of Refugee Studies 6 (1), S. 7–24.

Richter, W. (Hrsg.) (2007): »Schwarzarbeit« im deutschen Baugewerbe. Bericht Juni 2006, in: Dortmunder Arbeitshefte Bauforschung 23, S. 7–22.

Sassen, S. (1996): Loosing Control? Sovereignty in an Age of Globalization, New York.

Schäfer, W. et al. (2004): Die Schattenwirtschaft bekämpfen! Von der Schattenwirtschaft lernen? Abschlußbericht der Kommission Schattenwirtschaft des Wirtschaftsrats der CDU Hamburg e.V., 1. Januar 2004, Hamburg.

Schönwälder, K./Vogel, D./Sciortino, G. (2004): Migration und Illegalität in Deutschland. AKI-Forschungsbilanz 1, Berlin.

Sinn, A. et al. (2005): Illegal aufhältige Drittstaatsangehörige in Deutschland. Staatliche Ansätze, Profil und soziale Situation, Nürnberg.

Straubhaar, T./Vadean, F. (2006): International Migrant Remitances and their Role in Development, in: OECD (Hrsg.): Migration Outlook 2006, Paris, S. 139–161.

SVR (Sachverständigenrat deutscher Stiftungen für Integration und Migration) (2010): Der Schulzugang von Kindern irregulärer Zuwanderer, Berlin.

Triandafyllidou, A. (Hrsg.) (2010): Irregular Migration in Europe. Myths and Realities, Farnham.

United Nations Development Programme (UNDP) (Hrsg.) (2009): Human Development Report 2009. Overcoming barriers: Human mobility and development, New York.

United Nations Institute for Training and Research (Hrsg.) (2006): Workshop Report –

UNITAR/UNFPA/IOM/ – Key Migration Issues Worksop Series 1: Irregular Migration, organized jointly with UNHCR, 30 August 2006, United Nations Headquarters, New York.

Van Houtum, H./Boedeltje, F. (2009): Europe's Shame: Death at the Borders of the EU, in: Antipode 41 (2), S. 226–230.

Vogel, D. (2009): How many irregular residents are there in Germany? Estimates on the basis of police criminal statistics. Hamburg Institute of International Economics. Database on Irregular Migration, Working Paper No. 3, Hamburg.

Vogel, D./Assner, M. (2009): Menschen ohne Aufenthaltsstatus in Hamburg – Ergebnisse der Schätzung zu Umfang und Strukturen, Arbeitspapier Nr. 8, Studie »Lebensituation von Menschen ohne gültige Aufenthaltspapiere in Hamburg« im Auftrag der Evangelischen Diakonie, Hamburg.

Weber, M. (1967): Rechtssoziologie, Neuwied/Berlin.

Heinz-Jochen Zenker

Europäische Strukturen der Gesundheitsversorgung von irregulären Migrantinnen und Migranten

1. Gesundheit in Europa – ein Menschenrecht unterschiedlicher Qualität

Zu wichtigen sozialmedizinischen Bedingungen für gute Struktur-, Prozess- und Ergebnisqualitäten im Gesundheitswesen gehören:
– ein nachteils- und barrierefreier Zugang
– ein uneingeschränktes Leistungsspektrum
– der Anspruch auf soziarechtliche Absicherung
– die weitgehende Kostenfreiheit
– die Evidenzbasierung der Leistungen, unter Berücksichtigung sozialer, ethnischer und kultureller Einflüsse
– die Zielgruppenorientierung und Nutzerzufriedenheit.[1]

Als Folge europäischer Abschottungspolitik sind Asylsuchende und irreguläre Migranten im Gesundheitsförderungs- und/oder Krankheitsfall mit Einschränkungen dieser Parameter konfrontiert. Zielrichtung und Umfang dieser Restriktionen sind in den Mitgliedsstaaten sehr unterschiedlich.

Die Europäische Union (EU) wurde 1992 mit dem Vertrag von Maastricht und dem Ziel einer europäischen Verfassung, bei Harmonisierung bestehender Disparitäten in nahezu allen wesentlichen Politikfeldern, gegründet. Dies gelang zwar zügig in der Außen- und Sicherheitspolitik sowie im Feld justizieller Zusammenarbeit und bei der Einführung einer gemeinsamen Währung, es wurde jedoch schnell deutlich, dass ein Abgleich der sehr unterschiedlichen sozialen und gesundheitlichen Sicherungssysteme kurz- und mittelfristig nicht zu erreichen war und ist. Obwohl es seit geraumer Zeit Sozialversicherungsabkommen zwischen den EU-Staaten gibt und seit 2004 eine europäische Versichertenkarte, bestehen in der Realität, auch für EU-Bürger, erhebliche Unterschiede

---

1 Vgl. Schwartz (2003), S. 715 f.

bezüglich des Zugangs zur Gesundheitsversorgung und der jeweiligen Leistungsansprüche in benachbarten Ländern. Die Ursachen liegen in den kaum vergleichbaren Leistungsträger- und Erbringersystemen sowie den zur Verfügung stehenden nationalen Ressourcen der sozialen Sicherung.

Zu einer gemeinsamen Flüchtlings- und Asylpolitik gab es relativ zügig Abstimmungsprozesse. Auf der Konferenz von Tampere 1999 wurde entschieden, den Vorgaben der Genfer Flüchtlingskonvention und dem zentralen humanitären Prinzip des Nonrefoulements[2] besondere Beachtung zu schenken. Hehre Vorgaben, die bisher von den einzelnen Mitgliedern der EU je nach Anzahl der um Aufnahme nachsuchenden Flüchtlinge be- oder missachtet werden. Besonders benachteiligt sind, wie auch in anderen Anspruchsfeldern, irreguläre Migranten, die seitens der Innenpolitik häufig diskriminierend als »illegal Aufhältige« bezeichnet werden. Inzwischen gibt es die am 1. Januar 2006 in Kraft getretene EG-Richtlinie 85 über »Mindestnormen für Verfahren in den Mitgliedstaaten zur Zuerkennung oder Aberkennung der Flüchtlingseigenschaft«.[3] Die Mitgliedsstaaten hatten zwei Jahre Zeit für die Umsetzung in nationales Recht.

Für die Belange sozialer und gesundheitlicher Sicherung von Flüchtlingen gibt es ebenfalls Vorgaben, bereits aus dem Jahre 2003: die Richtlinie 2003/9/EG des Rates.[4] Jahre danach muss die Umsetzung kritisch beurteilt werden:
Diese Richtlinie

> »enthält ein anspruchsvolles Konzept von Mindeststandards bei Sozialleistungen für besonders schutzbedürftige Asylbewerber. Die dort geregelte Verschränkung einer qualifizierenden und leistungskoordinierenden Einzelfallprüfung mit den Sozialleistungsansprüchen zeigt einmal mehr, wie gering der Grundkonsens einer europäischen Verwaltungsrechtsdogmatik ist und welche Brüche gerade zu den deutschen Traditionen bestehen«.[5]

---

2 Non-Refoulement bezeichnet »das Verbot, Personen zwangsweise in einen Staat zu befördern, in welchem sie in flüchtlingsrechtlich relevanter Weise verfolgt oder Folter, unmenschlicher Behandlung oder anderen schwerwiegenden Menschenrechtsverletzungen ausgesetzt sein würden.« Vgl. Kälin (1990), S. 210 und http://asylum-online.at/pages/refoulement.html (Stand: 23.08.2010).

3 Die Richtlinie (2005/85/EG) des Rates über Mindestnormen für Verfahren in den Mitgliedstaaten zur Zuerkennung oder Aberkennung der Flüchtlingseigenschaft: http://eur-lex.europa.eu/LexUriServ/LexUriServ.do?uri=OJ:L:2005:326:0013:01:DE:HTML (Stand: 23.08.2010).

4 Die Richtlinie 2003/9/EG des Rates der Europäischen Union vom 27. Januar 2003 zur Festlegung von Mindestnormen für die Aufnahme von Asylbewerbern in den Mitgliedstaaten: http://eur-lex.europa.eu/LexUriServ/LexUriServ.do?uri=OJ:L:2003:031:0018:0025:DE:PDF (Stand: 23.08.2010).

5 Schreiber (2010), S. 107 ff.

Zu einer ähnlichen Einschätzung kommt das Europäische Parlament 2009, sechs Jahre nach Verabschiedung der Richtlinie. Es wird betont, dass die

> »Grundsätze der Charta der Grundrechte der Europäischen Union und der EMRK, wie etwa das Recht auf ein Leben in Würde, der Schutz des Familienlebens, der Zugang zur Gesundheitsversorgung und das Recht, einen wirksamen Rechtsbehelf gegen eine Ingewahrsamnahme einzulegen, jederzeit und ungeachtet des Status des betreffenden Drittstaatsangehörigen angewandt werden sollten«.

Das EU Parlament akzeptiert deshalb nicht, dass eine Person allein deshalb keine Behandlung in diesem Sinne genießt, weil sie illegal eingewandert ist. Und weiter:

> »Die Mitgliedstaaten werden aufgefordert, den gegenwärtigen Zugang zur medizinischen Versorgung auf Asylbewerber und Migranten zu erweitern, so dass dieser nicht auf die medizinische Notversorgung beschränkt bleibt und auch die psychologische Beratung und Betreuung und psychische Gesundheitsversorgung einschließt«.

Es wird auch daran erinnert, dass das Recht auf Gesundheit und Gesundheitsversorgung zu den individuellen Grundrechten zählt.[6]

Für den Bereich der Gesundheitssicherung gelten eigentlich, auch für Menschen ohne regulären Aufenthaltsstatus, neben den bindenden Menschenrechtskonventionen, die Entscheidungen internationaler und nationaler Fachverbände.[7]

Für ganz Europa lässt sich eine erhebliche Diskrepanz zwischen den traditionellen Asylrechten demokratischer und freiheitlicher Staatsverständnisse und den auf rigorose Abschottung zielenden Realitäten des ausländer- und sozialrechtlichen Umgangs mit Flüchtlingen feststellen.

---

6 Entschließung des Europäischen Parlaments vom 5. Februar 2009 zu der Anwendung der Richtlinie 2003/9/EG des Rates zur Festlegung von Mindestnormen für die Aufnahme von Asylbewerbern in den Mitgliedstaaten: Reisen des Ausschusses für bürgerliche Freiheiten, Justiz und Inneres von 2005 bis 2008 (2008/2235(INI)): http://rechtskataster.de/cgi-bin/parser/Drucksachen/drucknews.cgi?texte=0230_2D09&marker=Asyls (Stand: 23.08.2010).
7 Internationaler Pakt über wirtschaftliche, soziale und kulturelle Rechte vom 19.12.1966, Artikel 12: »Die Vertragsstaaten erkennen das Recht eines jeden auf das für ihn erreichbare Höchstmaß an körperlicher und geistiger Gesundheit an [...] verpflichten sich zur Schaffung [...] der für jedermann im Krankheitsfall [...] notwendigen Einrichtungen [...] mit ärztlicher Betreuung.«
Europäische Sozialcharta vom 18.10.1961, Artikel 11 und 13 (Territorialprinzip): »Jedermann hat das Recht, alle Maßnahmen in Anspruch zu nehmen, die es ihm ermöglichen, sich des besten Gesundheitszustands zu erfreuen, den er erreichen kann.« Artikel 13: »Jedermann hat das Recht auf Fürsorge, wenn er keine ausreichenden Mittel hat.« Universal Declaration of Human Rights 10.12.1948, sowie unzählige Empfehlungen und Beschlüsse der Weltgesundheitsorganisation (WHO), des Weltärztebundes, der nationalen Ärztekammern, der Kirchen und Wohlfahrtsverbände.

2. Methodische Probleme des Vergleichs

Rahmenbedingungen und Realitäten der Gesundheitsversorgung befinden sich ständig im Fluss, da sie von den jeweiligen nationalen und europäischen, ökonomischen, geo- und migrationspolitischen Interessen und Entscheidungen abhängen. Will man sie verstehen, muss man die o. a. Versorgungsparameter zu Grunde legen und konsequent durchdeklinieren. Auch dann ist es noch schwierig, Vergleiche zu ziehen, da – jenseits der speziellen Fragen zur Gesundheitsversorgung irregulärer Migranten – die Systemunterschiede derartig differieren, dass die Gefahr »Äpfel mit Birnen« zu vergleichen, immer gegeben ist. Noch komplizierter wäre es, qualitative Bewertungen zwischen den europäischen Mitgliedsstaaten bezüglich ihrer Praxis der Gesundheitssicherung von Menschen ohne Aufenthaltsstatus vorzunehmen.

So bleibt nur der Versuch, exemplarisch die Informationen aus den einzelnen Mitgliedstaaten, wie sie meist von dortigen engagierten NGOs laufend gesammelt werden, vergleichbar darzustellen. Zu diesem Thema haben bisher am intensivsten die »Platform for international cooperation on undocumented migrants (PICUM)«[8] und das »European network for a non discriminatory access to health care for undocumented migrants and asylum seekers (HUMA/ Médecins du Monde)«[9] gearbeitet.

Verlässliche Informationen liegen für die folgenden Länder vor: Belgien, Deutschland, Frankreich, Italien, Malta, Niederlande, Portugal, Spanien, Schweden und Großbritannien. Die jeweiligen Strukturen und Realitäten der Versorgung irregulärer Migranten können annähernd über die Darstellung
- des ausländerrechtlichen Rahmens (Rechtsansprüche, Zugänge)
- der sozialrechtlichen Stellung kranker irregulärer Migranten
- des Zugangs zur allgemeinärztlichen, zur Notfall- und zur stationären Versorgung
- des Zugangs zu teurer Diagnostik und teuren Medikamenten
- der Versorgung Schwangerer, Säuglinge, Kinder und Jugendliche
- der Behandlung spezifischer (xenophobisch tabuisierter oder auch teurer) Erkrankungen, wie z. B.: HIV/AIDS, Krebserkrankungen
- des Umfangs von Hilfsangeboten humanitärer Organisationen und Privatpersonen

skizziert und bewertet werden. Objektivierende horizontale Ländervergleiche hinsichtlich der Versorgungsrealitäten sind schwierig, da diese zum Teil er-

---

8 www.picum.org, siehe auch die Länderberichte PICUM (2009a) und (2009b).
9 Siehe http://www.medecinsdumonde.org/ sowie die Berichte Médecins du Monde European (2009) und HUMA network (2009).

heblich von den politisch-gesetzlichen Vorgaben abweichen können. Ein gutes Beispiel ist Deutschland, das in den internationalen Vergleichsstudien kritisch bewertet wird, da der ausländer- und sozialrechtliche Rahmen sehr restriktiv ist. Erfahrungen zeigen jedoch, dass der Alltag medizinischer Praxis in der Bundesrepublik häufig deutlich humaner ist als die politischen, juristischen und administrativen Vorgaben erwarten lassen.

Eine weitere einschränkende Vorbemerkung betrifft die Repräsentativität der Untersuchungen: Repräsentative Studien kann es nicht geben, da es die Zielgruppe offiziell politisch nicht gibt und nur diejenigen befragt werden können, die entweder als engagierte Professionelle in den jeweiligen Diensten arbeiten oder die als Migrantinnen und Migranten (häufig nach langer Odyssee) Leistungen der Gesundheitssicherung erhalten haben. Auf deren Aussagen und Bewertungen stützen sich die vorliegenden internationalen Studien.

3. »Das Recht auf medizinische Versorgung – international verbrieft und dennoch missachtet«:[10] der Ländervergleich

Belgien
Allgemeinbevölkerung: Krankenversicherungspflicht mit Selbstbeteiligung, freie Arztwahl, zusätzliche Leistungen wählbar, Mittellose sind im Rahmen der Sozialhilfe versichert.

Asylsuchende haben Anspruch auf alle notwendigen medizinischen Leistungen (nahezu alles, außer aufwändigen kieferorthopädischen, kosmetischen etc. Behandlungen und künstlichen Befruchtungen). Bei nichtakuten Erkrankungen ist eine Kostenübernahmeerklärung der Sozialverwaltung notwendig.

Irreguläre Migranten können ähnlich den Versicherten Leistungen in Anspruch nehmen, wenn sie zu der Gruppe unbegleiteter Kinder und Jugendlicher gehören oder wenn sie trotz aktuell fehlenden Aufenthaltsstatus' jemals Versicherungsbeiträge gezahlt haben, was sehr selten der Fall ist. Alle anderen müssen in einem komplizierten Verfahren akut notwendige medizinische Hilfe »Aide Medicale Urgente (AMU)« bei der Sozialverwaltung beantragen und sich die benötigte Behandlung von einem Arzt attestieren lassen. Nahezu alle verfügbaren Leistungen werden gewährt. Ausnahmen gibt es bei bestimmten Medikamenten und teuren Hilfsmitteln, z.B. Prothetik und Rollstühlen. Bei Schwangerschaft und Geburt ist der Zugang zu allen Vorsorgeprogrammen und Behandlungen kostenfrei, es ist jedoch eine Anmeldung beim Jugendamt notwendig.

---

10 Deutscher Titel der zweiten Untersuchung des «European Observatory on Access to Health Care«, durchgeführt von Médecins du Monde (2009).

Teure Therapien (Krebserkrankungen, AIDS etc.) werden nach Überprüfung der Indikation bezahlt, eine Abschiebung ist dann nicht möglich, wenn die Therapie im Zielland nicht vorgehalten wird. Allerdings wird die Ausländerbehörde in das Genehmigungsverfahren einbezogen.

Das Huma Netzwerk kommt in seiner vergleichenden Studie zu der Bewertung, dass – obwohl durch die Zentralisierung der Verantwortlichkeiten in bestimmten Institutionen mehr Klarheit geschaffen wurde – es noch viele Hürden beim Zugang zum Gesundheitswesen gibt: Das Unwissen und die unterschiedlichen Haltungen der Mitarbeiter sowie die Bürokratie seien kritikwürdig.[11]

MDM, Médecins sans Frontieres (MSF), Medimmigrant und andere Träger bieten Vermittlung und Behandlung außerhalb der Regelversorgung an.

Deutschland

Allgemeinbevölkerung: Es besteht Versicherungspflicht, meist gesetzlich (solidarisch einkommensabhängig), weniger privat (kapitalgedeckt risikoabhängig), mit Selbstbeteiligung. Arbeitsfähige Menschen ohne Einkommen werden vom Staat versichert, Sozialhilfeempfänger haben ebenfalls eine Versicherungskarte, das Sozialamt erstattet den Krankenkassen die entstehenden Kosten.

Asylsuchende haben für 48 Monate nach Einreise Zugang zur Gesundheitsversorgung bei akuter Erkrankung, Schmerzzuständen und bei wichtigen präventiven Maßnahmen (Impfungen, Schwangerenfürsorge, Geburten).[12] Danach sind sie deutschen Versicherten gleichgestellt. Allerdings geben inzwischen einige Kommunen schon früher Krankenversicherungskarten aus. Das Sozialamt kommt dann ebenfalls für die Kosten der erbrachten Leistungen auf.

Irreguläre Migranten haben die gleichen eingeschränkten Rechtansprüche wie Asylsuchende, allerdings haben die Sozialämter die Pflicht, die personenbezogenen Daten an die Ausländerbehörde zu melden, ein Vorgang der mit dem Risiko der Abschiebung verbunden ist. Seit September 2009 gilt für stationäre Akutbehandlungen, d. h. vor Beantragung der Kostenübernahme für die medizinischen Leistungen, der verlängerte Geheimnisschutz: Alle Daten, die primär von Krankenhäusern und ihren Verwaltungen erhoben werden, dürfen nicht an die Ausländerbehörde weitergegeben werden.[13] In wieweit dieser Schutz auch für akute ambulante Behandlungen durch niedergelassene Ärzte gilt ist unklar und bedarf der Klärung im Verwaltungsvollzug.[14]

Obwohl irregulären Migranten nur ein eingeschränktes Leistungsspektrum

---

11 Vgl. Huma Network (2009), S. 37 ff.
12 Asylbewerberleistungsgesetz (AsylbLG) §§ 1–6.
13 Allgemeine Verwaltungsvorschrift zum Aufenthaltsgesetz: Bundesratsdrucksache 669/09 vom 18.09.2009; S. 496 ff.
14 Siehe hierzu auch den Beitrag von Mylius in diesem Band.

zusteht, welches insbesondere zu Problemen bei der Schwangerenfürsorge, bei der Geburt und der adäquaten Betreuung von Säuglingen und Kleinkindern führt, kann – als ultima ratio – bei schwerwiegenden Erkrankungen der Leistungsbezug durch einen Asylantrag gesichert werden, allerdings mit den bekannten ausländerrechtlichen Risiken. Diese Patienten sind vor Abschiebung geschützt, wenn die Behandlung im Zielland nicht möglich ist, d. h. mit unvertretbaren gesundheitlichen Risiken zu rechnen ist.[15]

Für irreguläre Migranten bleiben erhebliche Defizite bezüglich eines ungehinderten Zugangs zur medizinischen Versorgung. Entlastung schaffen Organisationen wie die »Deutsche Assoziation des Malteser Ordens«,[16] »Ärzte der Welt«[17] und die »Medi-Netze«.[18] Sie bieten inzwischen in vielen Regionen Behandlungen oder die Vermittlung zu Diagnostik und Therapie an. Außerdem gibt es Initiativen von Gesundheitsverwaltungen einiger Kommunen (Berlin, Bremen, Frankfurt, Köln etc.), die Ausgabe anonymer Krankenscheine zu erproben bzw. eigene primärärztliche Clearingstellen einzurichten.

Wie in fast allen europäischen Ländern ist der Zugang zur Gesundheitsversorgung von mittellosen EU-Bürgern außerhalb ihres Heimatlandes nicht geklärt. Diese Zielgruppe sucht zunehmend die Einrichtungen (bis zu 40 % der Klientel) der Wohlfahrtsverbände auf.

Frankreich
Allgemeinbevölkerung: Das Nationale Versicherungssystem (Carte vitale) ist durch relativ hohe Selbstbeteiligung (bis 65 % bei Medikamenten) und private Zusatzversicherungen gekennzeichnet. Mittellose (<621 € /Monat) können die Couverture Maladie Universelle (CMU) beantragen. Sie gewährt freien Zugang zum Gesundheitswesen ohne Selbstbeteiligung.

Auch Asylsuchende können die CMU beantragen und sind dann ebenso leistungsberechtigt wie die versicherten Mittellosen.

Mit Einschränkungen gelten diese Bedingungen auch für irreguläre Migranten, allerdings müssen sie mindestens drei Monate in Frankreich leben, um die Aide Médicale État (AME) beantragen zu können. Identitätszertifikate sind vorzulegen und eine Wohnadresse anzugeben. Bei längerem Aufenthalt muss die Mittellosigkeit mindestens zwölf Monate bestehen. Seh- und Hörhilfen gehören

---

15 Siehe auch Aufenthaltsgesetz (AufenthG) § 60 und Art. 3 Europäische Menschenrechtskonvention.
16 *Malteser Migranten Medizin:* http://www.malteser.de/73.malteser_migranten_medizin/default.htm (Stand: 23.08.2010).
17 Ärzte der Welt Deutschland, Jahresbericht »open.med« 2009, vgl. im Internet: www.aerztederwelt.org.
18 Eine Übersicht über die Standorte in Deutschland im Internet unter: www.medibueros.org (Stand: 23.08.2010).

wie Zahnprothetik nicht zum Leistungskatalog von AME. Die Behandlung von
Notfällen kann von Ärzten auch ohne bestehenden AME-Status beantragt werden, darüber hinaus finden meist Schwangeren- und Säuglingsmedizin, die
Testung und Behandlung Infektionskranker (HIV/AIDS, Tuberkulose, STD[19])
sowie die Komplettierung des Impfstatus in den Notfallambulanzen der Krankenhäuser statt, die eine Refinanzierung der Leistungen über ihren Sozialdienst
sicherstellen. Kinder und unbegleitete Jugendliche haben freien Zugang zu allen
Leistungen. Eine Datenübermittlung von Einrichtungen des Gesundheitswesens
an die Ausländerämter findet nicht statt. Darüber hinaus besteht ein Abschie-
beverbot für schwer Erkrankte.

Wiederholt hat die französische Regierung versucht, das Leistungsniveau für
irreguläre Migranten abzusenken, bisher ohne Erfolg. Der formalrechtliche
Rahmen beschreibt ein rationales medizinisches Sicherungssystem. Dennoch
gibt es in Frankreich viele komplementär von *non-governmental organisations*
(NGOs)[20] betriebene Gesundheitszentren für Asylsuchende und irreguläre Migranten. Médecins du Monde ist in diesem Sektor besonders aktiv und kommt
zusammenfassend zu der Beurteilung, dass das System nicht niedrigschwellig
sei, die Sprachvermittlung nicht stattfinde, das Beantragungsverfahren für die
AME zu lange dauere und zu kompliziert sei und dass ein bedeutender Anteil der
Anspruchsberechtigten (bis zu 20 %) nicht die ihnen zustehenden Leistungen
erhalte.[21]

Italien
Allgemeinbevölkerung: Das Gesundheitswesen ist steuerfinanziert und hat den
Anspruch, im ganzen Land auf gleichem Niveau umfassende gesundheitliche
Versorgung zu garantieren. Der Leistungsumfang wird von der Regierung
festgelegt. Durchführungsverantwortung tragen die regionalen Gesundheitsverwaltungen. Mit einer Gesundheitskarte (»tessaria sanitaria«) haben Beschäftigte, Arbeitslose, anerkannte Flüchtlinge und Asylsuchende freien Zugang
zum System. Bei einigen Leistungen sind Zuzahlungen notwendig, so z. B. bei
ausgewählten Medikamenten, bei Physiotherapie, speziellen Konsultationen
und ambulanter Rehabilitation. Die Zuzahlungen differieren in ihrer Höhe
prozentual, und in den Provinzen wird das Co-Payment unterschiedlich ge-
handhabt. Wegen der z. T. eingeschränkten Qualität der staatlichen Leistungen,
schließen viele Italiener zusätzliche private Versicherungen ab – eine Parallel-
versorgung wie sie in allen südeuropäischen Ländern existiert.

Irreguläre Migranten können seit 1998 bei nachgewiesener Mittellosigkeit

---

19 STD: sexually transmitted diseases/sexuell übertragbare Erkrankungen.
20 NGO: Nichtregierungsorganisationen.
21 Vgl. Huma Network (2009), S. 55 ff.

einen »Stranieri Temporaneamente Presenti« (STP-Code) beantragen, der bisher eine Übermittlungspflicht der personenbezogenen Daten an die Ausländerbehörden ausschloss. Allerdings versucht die italienische Regierung seit Kurzem diesen wichtigen Schutz aufzuheben. Der STP-Code wird für sechs Monate ausgegeben, kann verlängert werden und berechtigt, alle Notfallmaßnahmen und das gesamte primärärztliche Leistungsspektrum (Vorsorge, Schwangeren- und Säuglingsmedizin, Impfen etc.) wahrzunehmen. In der Realität spielt die formale Einschränkung auf Notfallmaßnahmen keine Rolle, da sich das Medizinsystem eher an Indikationen zur Therapie als an triageähnlichen Vorgaben orientiert. Für Kinder aus Familien irregulärer Migranten gibt es keinerlei Einschränkungen. Bezogen auf schwerkranke Migranten, ob mit oder ohne Aufenthaltsstatus, ist die italienische Rechtsprechung eindeutig:

> »Migranten, die in Italien leben, haben nicht nur das Recht auf einen abgesicherten Aufenthaltsstatus, sondern auch auf eine umfassende Behandlung, wenn diese im Herkunftsland nicht möglich ist.«[22]

In Italien gibt es dennoch viele kirchliche und Nichtregierungsorganisationen, die sich für eine bessere Versorgung, insbesondere der Menschen ohne Papiere, einsetzen. Sprachliche und kulturelle Barrieren, der Mangel an Informationsübermittlung, die Sorge, die Leistungen bezahlen zu müssen und die Angst vor der Polizei halten viele Berechtigte davon ab den STP-Code zu beantragen. Ein besonderes Problem stellen die Wanderarbeiter aus Nordafrika dar, die meist unter menschenunwürdigen Bedingungen untergebracht sind sowie keinerlei Gesundheitsschutz und Hilfe erfahren.[23]

Malta
Allgemeinbevölkerung: Neben der einkommensabhängigen Krankenversicherung gibt es ein identisches System für Arbeitslose und Rentner, mit freiem Zugang zur Gesundheitsversorgung, allerdings sind Selbstbehalte bei Medikamenten eingeführt worden. Mittellose (<450 €/Monat Einkommen) können die sogenannte »rosa Karte« beantragen, wodurch sie von Zuzahlungen befreit sind. Eine ähnliche Regelung besteht für chronisch Kranke, sie erhalten die »gelbe Karte« mit spezifischen Vergünstigungen.

Malta ist vor dem Hintergrund seiner geographischen Lage erheblichen Flüchtlingsströmen aus Afrika ausgesetzt. Die Regierung versucht durch restriktive Aufnahmeverfahren eine Abschottung zu betreiben.

Asylsuchende, inklusive ihrer Kinder, bekommen nach Einreise eine Regis-

---

22 Verwaltungsgericht Ligurien 218/15.03.2006.
23 Siehe zum Beispiel unter: www.tagesanzeiger.ch/mobile/ausland/europa/Eine-haessliche-Seite-im-Geschichtsbuch-Italiens/s/21186742/index.html (Stand: 17.09.2010).

trierungsnummer und werden mindestens 1,5 Jahre in geschlossenen Einrichtungen untergebracht. Danach werden sie in offene Zentren verlegt und erhalten eine Art Ausweis. Obwohl der freie Zugang zum Gesundheitswesen gesetzlich garantiert ist, gibt es faktisch deutliche Einschränkungen der gesundheitlichen Leistungen, besonders in den Massenunterkünften.

Für irreguläre Migranten sind in einer Verwaltungsanweisung des Justiz- und Innenministeriums ähnliche Leistungen vorgesehen. Da jedoch kein klarer gesetzlicher Rahmen existiert, ist die Praxis personen- und institutionsabhängig, auch hinsichtlich der Übermittlung sensibler Daten an die Ausländerbehörden.

Von den in Malta tätigen medizinischen Hilfsorganisationen werden am meisten die krank machenden Unterbringungsverhältnisse kritisiert. Médecins du Monde kommt 2007 zu der Feststellung, dass das Spektrum der in eigenen Ambulanzen behandelten Erkrankungen irregulärer Migranten maßgeblich durch die prekären Lebensbedingungen und psychosozialen Stressoren verursacht wird.[24]

Niederlande
Allgemeinbevölkerung: Es besteht Versicherungspflicht, für die eine politisch festgelegte Kopfpauschale (Krankenversicherungskarte, 90 bis 100 € pro Monat, Kinder sind frei) erhoben wird. Für Mittellose bezahlt die Sozialverwaltung die Prämie. Für die Krankenkassen besteht Kontrahierungszwang. Die Hausärzte haben als »Gatekeeper« eine starke Stellung.

Für Asylsuchende sind die Leistungen in der Vorschrift »Regeling verstrekkingen asielzoekers« festgelegt. Die nationale Behörde für die Aufnahme von Flüchtlingen hat einen Vertrag mit einer gemeinnützigen Versicherungsgesellschaft abgeschlossen, deren Leistungsumfang mit geringen Ausnahmen (z. B. in-vitro-Fertilisation) dem der einheimischen Bevölkerung ähnlich ist.

Für irreguläre Migranten wurde seit 1998 der Zugang zur Gesundheitsversorgung erschwert. Sollten zunächst nur noch medizinisch unbedingt notwendige Maßnahmen bezahlt werden, wurde nach langer Auseinandersetzung zwischen Politik und Versorgern festgelegt, dass alle angemessenen, effektiven und auf den Patienten genau abgestimmten Leistungen zum Rechtsanspruch von Menschen ohne Papiere gehören sollten. Eine endgültige Klarheit konnte mit dieser Vorgabe jedoch nicht erzielt werden, die Diskussion hält an.

Im Prinzip haben irreguläre Migranten Zugang zum gesamten niederländischen Leistungsspektrum, eine Hürde besteht allerdings in der primären Zahlungspflicht. Bis hin zu der Beauftragung von Inkassobüros, müssen die Leistungserbringer versuchen, das Geld einzutreiben. Erst wenn substanziell die Mittellosigkeit nachgewiesen werden kann, werden die Kosten (80 – 100 %) er-

---

24 Vgl. Médecins du Monde (2007).

stattet. Diese Prozedur kann im Einzelfall eine erhebliche Barriere des Zugangs darstellen, auch wenn keinerlei Übermittlungspflichten an die Ausländerämter bestehen. Das Bleiberecht für schwer Kranke ist gesichert.[25]

Portugal

Allgemeinbevölkerung: Es bestehen drei Sparten der Gesundheitssicherung. 1. das steuerfianzierte nationale Gesundheitswesen, 2. öffentliche und private Versicherungen für bestimmte Berufsgruppen und 3. private Zusatzversicherungen. Nutzergebühren und Selbstbeteiligungen (Medikamente) fallen an, außer bei Schwangeren bis zu acht Wochen nach der Geburt, bei Kindern unter zwölf Jahren, bei unbegleiteten ausländischen Jugendlichen, bei schwer chronisch Kranken und generell bei Mittellosen. Allerdings ist die zahnärztliche Behandlung vom Leistungskatalog ausgeschlossen. Diese Regelungen gelten auch für Asylsuchende.

Irreguläre Migranten können sich nach drei Monaten Aufenthalt bei der Kommunalverwaltung (mit Zeugen) registrieren lassen (»inscripção esporádica«). Daraufhin können sie einmalig Gesundheitsleistungen in Anspruch nehmen, bei fortgesetzten Terminen sind weitere Anträge zu stellen, wofür zumutbare Gebühren erhoben werden. Bei fehlender Registrierung haben Menschen ohne Papiere Anspruch auf Notfallbehandlungen und alle indizierten Therapien bei ansteckenden Erkrankungen (Tuberkulose, HIV/AIDS und andere STDs).

Wohlfahrtsverbände und Menschenrechtler kritisieren das komplizierte Antragsverfahren, die fehlende Sprachvermittlung und die unzureichende Information der Betroffenen. Obwohl keine Datenübermittlungspflicht an Ausländerbehörden besteht, stellt die Furcht davor eine Barriere des Zugangs dar. Außerdem sei das staatliche Gesundheitswesen erheblich überlastet, so dass wenig Zeit und Raum für die Gesundheitssicherung von Migranten zur Verfügung stehe.[26]

Spanien

Allgemeinbevölkerung: Nach dem Gesundheitsgesetz von 1986 haben alle Spanierinnen und Spanier sowie in Spanien lebende Ausländer freien Zugang zum Nationalen Gesundheitssystem.[27] Mit der Gesundheitskarte (»tarjeta individual sanitaria«) können außer Sehhilfen und in-vitro-Fertilisationen alle staatlich festgelegten Leistungen in Anspruch genommen werden. Bei Medika-

---

25 Vgl. PICUM (2009a).
26 Vgl. Huma Network (2009), S.133.
27 Ley General de Sanidad, Art. 43 14/1986.

menten müssen Zuzahlungen von bis zu 40 % geleistet werden, allerdings können Mittellose befreit werden.

Asylsuchende und irreguläre Migranten können, nach Vorlage eines gültigen Passes und bei Nachweis eines Wohnsitzes, die Gesundheitskarte erhalten. Wenn sie diese Voraussetzungen nicht erfüllen, können sie ein Gesundheitsversorgungsdokument (»Documento de asistencia sanitaria« –DAS) beantragen, welches ihnen zumindest Leistungen bei schweren Erkrankungen garantiert (HIV/AIDS; Diabetes etc.). Für diese unzureichend versorgten Menschen haben Kirchen und Wohlfahrtsverbände Beratungs- und Behandlungsstätten eingerichtet.

Da in Spanien den Kommunen erhebliche Gestaltungsautonomien eingeräumt werden, gibt es in der administrativen Praxis deutliche Unterschiede. So verfahren manche Regionen sehr restriktiv bei der Ausstellung der Gesundheitskarten, andere wiederum verzichten auf jegliche Verwaltungshürden. Es gibt keine Datenübermittlungen an die Ausländerpolizei, und man kann konstatieren, dass schwer Erkrankte nicht abgeschoben werden. Sie erhalten, genau wie andere vulnerable Gruppen (Schwangere, Familien mit Kleinkindern), adäquate Leistungen, die dem Landesniveau entsprechen. Es bleiben allerdings die Probleme der admistrativen, kulturellen und sprachlichen Barrieren bei der Beantragung der Gesundheitskarte. Der spanische Ombudsmann (Comisión Española de Ayuda al Refugiado; CEAR) beklagt auch die zum Teil inakzeptable Gesundheitsversorgung im Abschiebegewahrsam.[28]

Schweden
Allgemeinbevölkerung: Das primär steuerfinanzierte System garantiert jedem schwedischen Bürger und Personen mit einer dauerhaften Aufenthaltsbefugnis, bei Vorlage der Sozialversicherungskarte (mit Personennummer), eine niedrigschwellige, umfassende und hochwertige Gesundheitsversorgung. Private Versicherungen sind immer noch eine randständige Erscheinung, gewinnen aber an Bedeutung. Die Hauptverantwortung bei der Gestaltung der Strukturen liegt bei den Kommunen, der Rahmen wird allerdings von den Provinzen und der Nationalregierung vorgegeben.

Asylsuchende und Menschen im Abschiebegewahrsam sowie Menschen mit befristetem Flüchtlingsstatus haben seit 2008, wenn sie über 18 Jahre alt sind, nur Zugang zur Schwangerenfürsorge und »nicht aufschiebbaren« therapeutischen Maßnahmen, für die geringe Gebühren erhoben werden. Kindern wird der freie Zugang zum System gewährt.

Nicht anerkannte Asylsuchende und irreguläre Migranten haben in Schweden keinerlei Rechtsansprüche auf Gesundheitsleistungen. Nur mit öffentlichem Druck konnte ein geplantes Gesetz über das Verbot medizinischer Behandlung

---

28 Vgl. Huma Network (2009), S 146 ff.

von Menschen ohne Papiere verhindert werden. In einigen Kommunen, wie in Stockholm oder Göteborg, gibt es Ansätze, irregulären Migranten ähnliche Versorgungsrechte wie abgelehnten Asylsuchenden einzuräumen. Dabei beziehen sich die beiden Städte auf das allgemeine Gesundheitsversorgungsgesetz und auch Infektionsschutzgesetz, welche alle Gemeinden verpflichten, medizinische Notversorgung unabhängig vom Aufenthaltsstatus zu gewähren. Es gibt keine Hinweise, dass schwer Kranke abgeschoben werden, was darauf hindeutet, dass vor Ort nach humanen Lösungen gesucht wird.

Bisherige Initiativen von Menschenrechtsgruppen und einzelnen NGOs über ein entsprechendes Gesetz die Situation zu verbessern, waren erfolglos. Auch der UN- Berichterstatter für Fragen des Rechtes auf Gesundheitssicherung, Paul Hunt, konnte die schwedische Regierung nicht zum Einlenken bewegen.[29]

So bleiben mitunter nur die zahlreichen Vereine und einzelne Kommunen, die diese eklatante Versorgungslücke zu schließen versuchen.

Großbritannien
Allgemeinbevölkerung: Das noch weitgehend steuerfinanzierte nationale Gesundheitswesen (»National Health Service« – NHS) garantiert für alle Menschen in Großbritannien ambulante Notfallversorgung, Familienplanung, Leistungen des Öffentlichen Gesundheitsdienstes in den Kommunen, Behandlung bestimmter Infektionserkrankungen (z. B. STD, Tuberkulose, nicht aber AIDS!) und die Bezahlung der Unterbringung in einer geschlossenen Psychiatrie. Die Bürger müssen sich bei Hausärzten einschreiben, die auch für stationäre Maßnahmen als Gatekeeper fungieren. Nahezu bei allen Leistungen werden Zuzahlungen gefordert. Bei Mittellosigkeit gibt es eingeschränkte Befreiungen.

Anerkannte Asylsuchende werden als »ordinary residents« eingestuft und haben somit die gleichen Rechte wie die indigene Bevölkerung. 2008 wurde versucht, diese Rechte auch für abgelehnte Asylbewerber durchzusetzen, was am Appellationsgericht scheiterte, nachdem die nationale Gesundheitsverwaltung Einspruch erhoben hatte.

Auch irreguläre Migranten können sich bei einem Hausarzt einschreiben, haben aber nur Zugang zu o. a. Basisleistungen. Alle Leistungen müssen bezahlt werden, es sei denn, sie sind dringend.

Aus Großbritannien gab es in den letzten Jahren Berichte über schwerkranke Flüchtlinge, die nach ihrer Abschiebung im Zielland nicht adäquat behandelt werden konnten. Dies steht der *Asylum Policy Unit (APU) Notice (Verordnung 1/ 2003 GB)*[30] des britischen Innenministeriums entgegen, die sich explzit auf den

---

29 Vgl. Human Rights Council (2007).
30 Siehe unter: www.bia.homeoffice.gov.uk/sitecontent/documents/policyandlaw/asylumpolicyinstructions/apunotices/hpanddl.pdf?view=Binary (Stand: 25.08.2010).

Artikel 3 der EU-Menschenrechtskonvention bezieht. Aus ihm lässt sich die Verpflichtung ableiten, das Bleiberecht aus wichtigen gesundheitlichen und sonstigen humanitären Gründen zu gewähren. (Grundsatzentscheidung des Europäischen Gerichtshofes für Menschenrechte, Straßburg, 2004).

Britische NGOs, wie *Doctors of the World*[31] und andere, versuchen Versorgungslücken zu schließen und den Klienten den Zugang zur Behandlung zu ermöglichen. Die Organisation *Medical Justice*[32] versucht Ähnliches in den Abschiebegewahrsamen zu erreichen, in denen insbesondere traumatisierte Flüchtlinge völlig unzureichend versorgt werden. Alle Beteiligten beklagen, dass in Großbritannien die gesundheitliche Versorgung von der Haltung der Hausärzte und Krankenhäuser abhänge. Manche versuchten die ausländerrechtlichen Vorgaben exakt einzuhalten, während andere sich in ihrer berufsethischen Verantwortung über die Restriktionen einer auf Abschottung gerichteten Innenpolitik hinwegsetzten.

4.   Diskussion und Zusammenfassung

Versuche, die Strukturen der gesundheitlichen Versorgung von irregulären Migranten in Europa systematisch oder synoptisch darzustellen, sind nur begrenzt möglich. Unterschiedliche Informationstiefen bezüglich der zu Grunde liegenden Migrationspolitiken und die Komplexität der jeweiligen Gesundheitswesen erschweren den Zugang zu einer objektiven Betrachtung und Bewertung.

Dennoch lassen sich für Europa sowohl einige länderübergreifende Aussagen machen, als auch nationale Besonderheiten beschreiben. Überall stehen Menschen ohne Papiere am unteren Ende des Zugangs zu einer bedarfsgerechten Medizin, was Menschenrechtskonventionen und der Europäischen Sozialcharta[33] widerspricht. Alle Länder haben Sonderregelungen für Asylsuchende und besonders irreguläre Migranten, die, mit der Zielsetzung der Abschottung, das Gesundheitswesen instrumentalisieren.

Das deutsche Asylbewerberleistungsgesetz legt die materiellen und die Gesundheit sichernden Rechtsansprüche deutlich unter die Norm sozialstaatlicher Garantien des Sozialgesetzbuches XII. Schweden negiert komplett die gesundheitlichen Rechtsansprüche von Menschen ohne ausländerrechtlichen Status.

---

31 Siehe unter: http://www.doctorsoftheworld.org.uk/ (Stand: 25.08.2010).
32 Siehe auch: www.medicaljustice.org.uk (Stand: 25.08.2010).
33 Europäische Sozialcharta vom 18.10.1961, Artikel 11 und 13 (Territorialprinzip), Art 11: »Jedermann hat das Recht, alle Maßnahmen in Anspruch zu nehmen, die es ihm ermöglichen, sich des besten Gesundheitszustands zu erfreuen, den er erreichen kann.« Artikel 13: »Jedermann hat das Recht auf Fürsorge, wenn er keine ausreichenden Mittel hat.«

In Großbritannien wird die Behandlung von AIDS-Erkrankten abgelehnt.

Auffallend ist, dass in den meisten Ländern die Gesundheit von Schwangeren und Kindern sowie das Bleiberecht Schwerstkranker zum großen Teil aus den restriktiven Rahmensetzungen herausgenommen sind. Hier scheut die Politik offensichtlich den Bruch ethischer Tabus, da es sich um besonders »schuldlose« vulnerable Gruppen handelt.

In den meisten Ländern gibt es erhebliche administrative Hürden und ungenügende Trennungslinien zwischen der Leistungsverwaltung und den ausländerrechtlich agierenden Eingriffsbehörden. Auch Länder wie Italien, die bisher den Zugang zum Gesundheitssystem relativ barrierefrei gestalteten, gehen langsam dazu über, den Druck auf die Flüchtlinge zu erhöhen, z. B. durch den Versuch der Einführung von Übermittlungspflichten, was einer eklatanten Verletzung der (verlängerten) Schweigepflicht gleich käme. So nimmt es nicht Wunder, dass bei einer aktuellen europaweiten, 1.200 irreguläre Migrantinnen und Migranten umfassenden, Befragung in medizinischen Einrichtungen von Médecins du Monde, 80 % angaben, aufgrund von Informationsmangel, administrativen Zwängen oder aufgrund diskriminierender Praktiken im Gesundheitssystem während ihrer letzten Erkrankung keinerlei Absicherung ihrer medizinischen Versorgung erhalten zu haben.[34] Auch wenn derartige Ergebnisse nur bedingt repräsentativ sind, so werfen sie doch ein Licht auf die offensichtliche Kluft zwischen den – bereits abgesenkten – Rechtsansprüchen und den Realitäten der Versorgung. Die große Anzahl kirchlicher und freigemeinnütziger Einrichtungen verdeutlicht die Defizite.

Es bleibt die Quintessenz: Eine auf strikte Abschottung ausgerichtete Migrationspolitik ist aus humanitärer Sicht und vor dem Hintergrund der demographischen Entwicklung mit Nachdruck abzulehnen. Ebenso verbieten sich Instrumentalisierungen des Sozial-, Bildungs- und Gesundheitswesens als Mittel der menschenrechteverletzenden Exklusion.

---

34 Vgl. Medecins du monde (2009), S. 68 ff.

Literatur

Allgemeine Verwaltungsvorschrift zum Aufenthaltsgesetz der Bundesregierung vom 27.07.2009, Drucksache 669/09: http://www.bundesrat.de/cln_090/nn_8694/Shared-Docs/Drucksachen/2009/0601 – 700/669 – 09,templateId=raw,property=publication-File.pdf/669 – 09.pdf (Stand: 01.06.2010).

Ärzte der Welt e.V. (2009): Open.med 2009. Zugang zur medizinischen Versorgung für Menschen ohne Versicherungsschutz: http://www.aerztederwelt.org/fileadmin/pdf/open_med_2009.pdf (Stand: 31.03.2011).

Bundeszentrale für politische Bildung (Hrsg.) (2004): Menschenrechte. Dokumente und Deklarationen, Bonn.

Entschließung des Europäischen Parlaments vom 5. Februar 2009 zu der Anwendung der Richtlinie 2003/9/EG des Rates zur Festlegung von Mindestnormen für die Aufnahme von Asylbewerbern in den Mitgliedstaaten: Reisen des Ausschusses für bürgerliche Freiheiten, Justiz und Inneres von 2005 bis 2008 (2008/2235(INI)): http://eur-lex.europa.eu/Result.do?direct=yes&lang=de&where=EUROVOC:000552&whereihm=EUROVOC:Ausl%C3%A4nderrecht (Stand: 25.08.2010).

Europäische Sozialcharta vom 18.10.1961: http://conventions.coe.int/Treaty/ger/Treaties/Html/035.htm (Stand: 31.03.2011).

HUMA network (Hrsg.) (2009): Access to Health Care for undocumented Migrants and Asylum Seekers in 10 EU Countries – Law and Practice: http://www.huma-network.org/averroes_de/Publications-Resources/Our-publications/Law-and-practice.-Access-to-health-care-for-undocumented-migrants-and-asylum-seekers-in-10-EU-countries (Stand: 31.03.2011).

Human Rights Council (2007): Implementation of General Assembly Resolution 60/251 of 15 March 2006 entitled »Human Rights Council«. Report of the Special Rapporteur on the right to everyone to the enjoyment of the highest attainable standard of physical and mental health, Paul Hunt, Addendum: Mission to Sweden, points 67 – 85; A/HRC4/28/: http://www.humanrights.se/upload/files/2/Rapporter%20och%20seminariedok/Hunt%20report%202007.pdf (Stand: 25.08.2010).

Kälin, W. (1990): Grundriss des Asylverfahrens, Basel.

Ley General de Sanidad, Art. 43 14/1986.

Médecins du Monde (Hrsg.) (2009): Access to Health Care for undocumented Migrants in 11 European Countries. 2nd observatory on Access to Health Care (2009): http://www.doctorsoftheworld.org.uk/lib/docs/121111-europeanobservatoryfullreportseptember2009.pdf (Stand: 31.03.2011).

Médecins du Monde (Hrsg.) (2007): »Everybody tries to get rid of us«. Access to health care and human rights of asylum seekers in Malta, Experiences, results and recommendations: http://www.medecinsdumonde.org/gb/Publications/Publications/Reports/A-l-international/Access-to-health-care-and-human-rights-of-asylum-seekers-in-Malta (Stand: 25.08.2010).

PICUM (Hrsg.) (2009a): Undocumented and seriously ill: Residence Permits for medical reasons in Europe, Brüssel.

PICUM (Hrsg.) (2009b): Main Concerns about the Fundamental Rights of Undocumented Migrants in Europe, Brüssel.

Schreiber, F. (2010): Gesundheitsleistungen im europäischen Flüchtlingssozialrecht – Die mangelhafte Umsetzung der Aufnahme-Richtlinie 2003/9/EG in den §§ 4, 6 AsylbLG, in: ZESAR 03/2010, S. 107 – 112.

Schwartz, F. W. (Hrsg.) (2003): Das Public-Health-Buch. Gesundheit und Gesundheitswesen, München.

II. Zugang zur Gesundheitsversorgung – Ausgewählte Problembereiche

Maren Mylius

Selektives Recht auf Gesundheit?
Gesundheitliche Ungleichheit am Beispiel spezifischer
Infektionskrankheiten

1. Einleitung

Der Beitrag setzt sich mit der Determinante Zugang zum Gesundheitssystem für MigrantInnen ohne Aufenthaltserlaubnis[1] in Deutschland auseinander und rückt dabei spezifische Infektionskrankheiten in den Fokus. Die Gefahr der Stigmatisierung durch selektive Gruppenbetrachtung in Zusammenhang mit spezifischen Krankheitsentitäten ist unzweifelhaft gegeben. Dieser soll allerdings durch die Einbettung in den Gesamtkontext besonderer Herausforderungen in Diagnostik und Therapie von Infektionskrankheiten in Zusammenschau mit der rechtlichen Problematik für diesen Bevölkerungsteil begegnet werden. Mit der Darstellung der konfligierenden Intentionen von Infektionsschutzgesetz und Ausländergesetzgebung wird der gesundheitspolitische Handlungsbedarf evident. Die Ausführungen mit dem Verweis auf die Notwendigkeit realpolitischer Veränderungen auf kommunaler und Länderebene, um den Gesundheitsämtern eine Auseinandersetzung mit der Problematik nahezulegen, aber auch entsprechende Handlungsspielräume zu erschließen, sollen nicht über den Umstand hinwegtäuschen, dass die Grundlage der entstandenen Problemfelder die konzeptionelle Gestaltung des Ausländerrechts mit mangelndem menschenrechtlichem Normativ bildet.[2] Bei

---

1 Zur Begriffsbestimmung siehe Tolsdorf (2008), S. 39–43. In diesem Beitrag werden MigrantInnen ohne legalen Aufenthaltsstatus und ohne Registrierung (Menschen, die also auch keine Duldung besitzen) als MigrantInnen ohne Aufenthaltserlaubnis oder mit dem angloamerikanischen Begriff der »Undocumented Migrants« bezeichnet.

2 Die paradoxe Gesetzgebung wird unter anderem in der Betrachtung internationaler Vereinbarungen deutlich, die von Deutschland ratifiziert worden sind und beispielsweise in Konflikt mit dem Leistungskatalog des AsylbLG stehen: So heißt es im UN Sozialpakt von 1973: »Die von den Vertragsstaaten zu unternehmenden Schritte [...] umfassen die erforderlichen Maßnahmen, [...] für jedermann im Krankheitsfall den Genuß medizinischer Einrichtungen und ärztlicher Betreuung sicher[zu]stellen.« Vgl. Bundeszentrale für politische Bildung (2004), S. 64.
In ähnlichem Wortlaut findet sich dieser Antidiskriminierungsgrundsatz in der Charta der Grundrechte der Europäischen Union und seinem Vorbild, der Europäischen Menschen-

diesen Sekundärfolgen tritt das staatsrechtliche Paradox auf, dass entgegen den ordnungsrechtlichen Vorgaben, quasi erst im zweiten Schritt nachholend, den menschenrechtlichen Vorstellungen entsprechend, jedem Menschen unabhängig von seinem Aufenthaltsstatus, das »Recht auf Gesundheit« zuerkannt, gewährleistet und geachtet wird. Die einzig folgerichtige und kongruente Handlung des Gesetzgebers würde in der Änderung des restriktiven Zuwanderungsgesetzes bestehen.

Nichtsdestotrotz können kommunale Ansätze realpolitische Optionen darstellen, den Anspruch auf Prävention, Gesundheitsförderung und Verringerung der gesundheitlichen Ungleichheit faktisch umzusetzen, solange die Asylpolitik als ideologisierendes Konfliktfeld nicht neu gestaltet werden kann.[3]

2001 trat in Deutschland das Infektionsschutzgesetz (IfSG) in Kraft und löste das bis dahin geltende Bundesseuchengesetz (BSG) ab. Das Gesetz soll effizientere und schnellere Prävention und Krankheitskontrolle übertragbarer Erkrankungen ermöglichen.[4] Um diesen Anspruch in der Praxis umzusetzen und »die Gesundheit des Einzelnen« zu schützen, wurde den Gesundheitsämtern mit § 19 IfSG die Möglichkeit eingeräumt, in Ausnahmefällen Diagnostik wie auch Behandlung anonym und kostenlos durch den Amtsarzt anzubieten. Dadurch soll es den Ämtern ermöglicht werden, auch vulnerable Gruppen erreichen zu können, die ambulante Versorgungsstrukturen nicht wahrnehmen können oder wollen. Marginalisierte, sehr heterogene Gruppen der Gesellschaft wie Obdachlose, AsylbewerberInnen, MigrantInnen ohne legalen Aufenthaltsstatus oder SexarbeiterInnen sollen mit diesem Angebot erreicht und der Gesundheitsschutz aller explizit durch ein niedrigschwelliges Angebot gewährleistet werden.

Deutschland hat sich mit der Ratifizierung des UN-Sozialpaktes 1973 dazu verpflichtet, durch die Ausschöpfung vor allem gesetzgeberischer Maßnahmen, die Verwirklichung der in diesem Pakt genannten Rechte zu erreichen. Zu diesen Rechten gehört, dass jedem Menschen – unabhängig von seinem Aufenthaltsstatus – der Zugang zur ärztlichen Betreuung gewährt bzw. ermöglicht wird.[5] Doch die laut Aufenthaltsgesetz (AufenthG) für öffentliche Stellen bestehende Übermittlungspflicht blockiert den Zugang zur Gesundheitsversorgung für Menschen, die keinen legalen Aufenthaltsstatus in Deutschland besitzen, denn in diesem Fall muss mit der Weitergabe der Daten an die zuständigen Ausländerbehörden und in der Folge mit der Abschiebung gerechnet werden. Da Betroffene bekanntermaßen diesen Weg im Normalfall wegen der bedrohlichen

---

rechtskonvention wieder (Rat der Europäischen Union (2007), S. 21). Ausführlicher dazu siehe z. B. Bielefeldt/Aichele (2007) sowie Fisch in diesem Band.

3 Ausführlicher zur politischen Auseinandersetzung zur Asylpolitik siehe Herbert (2003).

4 Vgl. IfSG vom 20. 07. 2000, 1. Abschnitt § 1 und Gerst (2000).

5 Bundeszentrale für politische Bildung (2004), S. 60 und Art. 12, S. 63 ff.

Auswirkungen, die eine Abschiebung auf ihr Leben haben kann, nicht gehen werden, ist diese gesetzliche Option nur ein theoretisches Konstrukt.

Um den Aufgaben von Prävention und Gesundheitsschutz gerecht zu werden, ermöglicht das IfSG daher zumindest bei spezifischen ansteckenden Infektionskrankheiten die anonyme und kostenlose medizinische Versorgung. Allerdings gibt es bisher noch keine Untersuchungen, ob diese Möglichkeit von MigrantInnen ohne Aufenthaltserlaubnis genutzt wird bzw. überhaupt ausreichend bekannt ist. Einzelne Studien beschäftigen sich mit der Wahrnehmung der anonymen HIV/AIDS und STD[6]-Beratungsstellen, allerdings ohne die Gruppe der Menschen ohne legalen Aufenthaltsstatus separat zu beleuchten.[7]

Im Folgenden soll der Frage nachgegangen werden, ob das Konzept der Krankheitskontrolle und -prävention des IfSG in der Praxis der Gesundheitsämter durch die gegenwärtige gesetzliche Regelung ihren Ansprüchen gerecht wird. Im Mittelpunkt stehen dabei folgende Fragen:

1. Welche gesetzlichen Rahmenbedingungen bestehen hinsichtlich der gesundheitlichen Versorgung und welche Aufgaben hat der ÖGD?
2. Wie sind der Gesundheitszustand und die Krankheitsverteilung bei MigrantInnen ohne Aufenthaltserlaubnis? Welche Rolle spielen die Infektionskrankheiten HIV/AIDS und Tuberkulose und was sind ihre besonderen Herausforderungen?
3. Wie gehen die Gesundheitsämter dabei mit MigrantInnen ohne Aufenthaltserlaubnis um?
4. Welcher Konflikt besteht zwischen Ausländerrecht und IfSG, welche Konsequenzen ergeben sich aus den Überlegungen?

Im Mittelpunkt des vorliegenden Beitrags stehen die Infektionskrankheiten HIV/AIDS und Tuberkulose. Die Auswahl ist begründet durch die quantitative Relevanz unter den gemeldeten Infektionskrankheiten. Nach den viralen bzw. bakteriellen Darmerkrankungen stellen sie die größte Gruppe der meldepflichtigen Erkrankungen in der Gesamtbevölkerung Deutschlands dar. Durch die Therapielänge und die Kostenintensität der Behandlung sowie bezüglich der Ansprüche an Lebensbedingungen und Zugang zur medizinischen Regelversorgung stellen sie eine besondere Herausforderung unter den Infektionskrankheiten dar.

Die Analyse beruht auf der Auswertung wissenschaftlicher Studien, öffentlicher Berichte und der schriftlichen Befragung von Hilfsorganisationen zur medizini-

---

6 STD = sexually transmitted diseases/sexuell übertragbare Erkrankungen.
7 Vgl. Steffan (2005), Wienold (2007).

schen Versorgung für MigrantInnen ohne legalen Aufenthaltsstatus sowie der
Gesundheitsämter in deutschen Großstädten mit über 300.000 Einwohnern.[8]

2. Rechtliche Rahmenbedingungen

Mit dem Inkrafttreten der neuen Einwanderungsgesetzgebung 2005 finden sich
die relevanten Bestimmungen zur Gesundheitsversorgung von Undocumented
Migrants im Asylbewerberleistungsgesetz (AsylbLG) und dem neuen Aufenthaltsgesetz (AufenthG). Im Zentrum der Aufmerksamkeit und der Kritik steht
dabei insbesondere der § 87 AufenthG. Das AsylbLG regelt den Umfang der zu
erbringenden Leistungen, die nicht nur dem Namen nach für AsylbewerberInnen, sondern auch für AusländerInnen mit einer Duldung[9] und nicht registrierte
AusländerInnen ohne Aufenthaltsstatus gelten (§ 1 AsylbLG). Der Anspruch auf
eine medizinische Versorgung umfasst akute Krankheits- und Schmerzzustände, Schwangerschaft, Geburt und weitere Vorsorgemaßnahmen wie Schutzimpfungen (§ 4 und § 6 AsylbLG).[10] Ob eine Kostenübernahme von Behandlungen chronischer Erkrankungen nach dem AsylbLG vorgesehen ist, bleibt
umstritten. So ist die HIV-Infektion zum Beispiel eine chronische Erkrankung,
die nicht mit akuten Schmerzen einhergehen muss, doch kann fehlende recht-
zeitige Medikation zu akuten Erkrankungen wie Pilzbefall des Nasen-Rachen-
Raums, Befall der Lunge oder des Gehirns mit fatalen Folgen für die Betroffenen
führen. Georg Classen, der sich langjährig mit Aufenthaltsrecht und Sozialleistungen beschäftigt hat,[11] kommt zu dem Schluss, dass nach § 6 AsylbLG dies in
jedem Fall zum Tragen kommt, wenn die Behandlung zur Sicherung der Gesundheit unerlässlich ist.[12] Allerdings weist er auch darauf hin, dass die zu-

---

8 Der explorativen Befragung der Gesundheitsämter in 20 Großstädten folgt in diesem Jahr
   eine bundesweite quantitative Untersuchung zum Thema.
9 Eine Duldung entspricht allerdings nicht einem legalen Aufenthaltsstatus; Personen mit
   einer Duldung sind weiterhin ausreisepflichtig.
10 AsylbLG, § 4: »(1) Zur Behandlung akuter Erkrankungen und Schmerzzustände sind die
   erforderliche ärztliche und zahnärztliche Behandlung einschließlich der Versorgung mit
   Arznei- und Verbandmitteln sowie sonstiger zur Genesung, zur Besserung oder zur Linderung von Krankheiten oder Krankheitsfolgen erforderlichen Leistungen zu gewähren. Eine
   Versorgung mit Zahnersatz erfolgt nur, soweit dies im Einzelfall aus medizinischen Gründen
   unaufschiebbar ist.
   (2) Werdenden Müttern und Wöchnerinnen sind ärztliche und pflegerische Hilfe und Betreuung, Hebammenhilfe, Arznei-, Verband- und Heilmittel zu gewähren.
   (3) Die zuständige Behörde stellt die ärztliche und zahnärztliche Versorgung einschließlich
   der amtlich empfohlenen Schutzimpfungen und medizinisch gebotenen Vorsorgeuntersuchungen sicher.«
11 Siehe z. B. Classen (2000), (2008) und (2010).
12 Vgl. Classen (2010), S. 8.

ständigen Entscheidungsträger oft nicht über ausreichende Kenntnisse zur Rechtslage verfügen.[13] So gilt zu beachten, dass die Ablehnung der Ausgabe eines Krankenscheins durch medizinisch nicht qualifiziertes Personal rechtswidrig ist. Als problematisch erwies sich in der Vergangenheit auch die Beurteilung durch Amtsärzte, da aufgrund möglicher Interessenkollisionen wie dem Wunsch nach restriktiver Auslegung und Budgetierung medizinische Untersuchungen interessengeleitet erfolgten.

Doch auch diese eingeschränkten Möglichkeiten des AsylbLG können faktisch nicht von MigrantInnen ohne Aufenthaltserlaubnis genutzt werden. Die laut Aufenthaltsgesetz für öffentliche Stellen bestehende Übermittlungspflicht blockiert die Wahrnehmung auch der reduzierten Leistungen, denn in diesem Fall muss mit der Weitergabe der Daten an die zuständige Ausländerbehörde und in der Folge mit einer Abschiebung (§ 87 AufenthG) gerechnet werden. Praktisch bedeutet dies im Krankheitsfall, dass bei elektiven Untersuchungen im Falle der Unmöglichkeit der Selbstzahlung ein Krankenschein beim zuständigen (örtlichen) Sozialamt beantragt werden muss. Die zuständigen BearbeiterInnen erhalten im Zuge dessen Kenntnis von der fehlenden behördlichen Meldung, also des fehlenden Aufenthaltsstatus. Durch die bestehende Übermittlungspflicht müssen die Daten umgehend ohne Aufforderung an die Ausländerbehörde (oder an eine polizeiliche Stelle) weitergegeben werden.

Mit der vom Bundesrat im September 2009 erlassenen Allgemeinen Verwaltungsvorschrift (AVV) zum Aufenthaltsgesetz steht nun zumindest bei Notfallbehandlungen die gesetzliche Möglichkeit offen, dass die entstehenden Kosten vom Sozialamt getragen, ohne dass die Daten weitergegeben und die Betroffenen von der Abschiebung bedroht werden. Doch es ist noch unklar, wie die Sozialämter mit der neuen Regelung umgehen werden. Auf Anfrage nahm ein Leiter eines Sozialamts einer deutschen Großstadt wie folgt Stellung:

»Persönliche Daten, die ein Ausländer anlässlich seiner Behandlung einem Arzt (ambulant oder im Krankenhaus) oder seinen Helfern (Verwaltung, Abrechnungsstellen…) offenbart hat und durch diese an den SHTr. [Sozialhilfeträger] zwecks Bezahlung weitergeleitet werden, darf der SHTr. nicht mehr (wie bisher) an die Ausländerbehörden im Rahmen von § 87 Abs. 2 AufenthG weitergeben. Denn diese Daten sind im Rahmen von § 203 Abs. 1 Nr. 1 StGB besonders geschützt und dürfen, wenn sie dem SHTr. zur Prüfung des Sozialhilfeanspruches zugänglich gemacht werden, nicht weitergegeben werden (88.2.1, 88.2.3, 88.2.4.3 AVV).
Die Frage, ob wir gegenüber dem Krankenhaus Kosten übernehmen müssen, wird davon nicht berührt. Das Krankenhaus wird nach wie vor den Nachweis führen müssen, dass in der konkreten Person Hilfebedürftigkeit vorgelegen hat. Insoweit sind uns also konkrete Daten zu übermitteln […].«[14]

---

13 Ebd., S. 6.
14 Mitteilung an die Verfasserin vom 10. Juni 2010.

In welcher Form diese Prüfung nach Bedürftigkeit im Einzelfall stattfindet und wie restriktiv die Behörden mit den gesetzlichen Möglichkeiten umgehen werden, wird sich erst noch zeigen.[15] Auf Anfrage gaben Sachbearbeiter einzelner Sozialämter an, bisher – ein Jahr nach Inkrafttreten der AVV zum AufenthG – mit keinerlei Fällen in Berührung gekommen zu sein.

Ein weiteres Problem ist sicher noch die mangelnde Informiertheit der Krankenhausverwaltungen und der behandelnden ÄrztInnen über die Möglichkeiten der Kostenübernahme und der Gültigkeit des »verlängerten Geheimnisschutzes«.[16] So berichtet zum Beispiel eine Vertreterin einer Hilfsorganisation in einem Telefongespräch von einem bekannt gewordenen Fall, in dem sich die Krankenhausverwaltung direkt an die Ausländerbehörde gewandt hat.

Eine Sonderstellung besteht hinsichtlich eingereister Menschen aus den osteuropäischen EU-Beitrittsstaaten, für die zum Teil bis 2014 eine Übergangsregelung gilt. Zwar besteht ein »visumfreies Reiserecht«, allerdings ist eine abhängige Beschäftigung nur mit Arbeitserlaubnis möglich. Tatsächlich bedeutet die Arbeitstätigkeit bei fehlender Genehmigung ein »illegales Verhalten«. Hinsichtlich der medizinischen Versorgung besteht zwar eine wechselseitige Anerkennung von Versicherungsverhältnissen in der EU, doch durch fehlende staatliche Krankenversicherungssysteme z. B. in Bulgarien, Lettland oder Rumänien besteht kein Anspruch auf Behandlung zu Lasten der deutschen gesetzlichen Krankenversicherungen. Die Behandlung muss dann privat bezahlt werden.[17]

Darüber hinaus ist wie oben bereits ausgeführt das Infektionsschutzgesetz von Relevanz für die Versorgungsstrukturen im Gesundheitswesen. Es greift dann, wenn es sich um spezifische Infektionskrankheiten wie sexuell übertragbare Erkrankungen und Tuberkulose handelt. § 19 IfSG bietet bei diesen Erkrankungen die Möglichkeit, dass »im Einzelfall die ambulante Behandlung

---

15 Auf weitere Nachfrage zum konkreten Nachweis der Bedürftigkeit lautete die Antwort: »Eine ›pauschale‹ Beantwortung zu Ihrer Frage, wie der Nachweis der Bedürftigkeit konkret zu erbringen ist, lässt sich vor dem Hintergrund der zu prüfenden individuellen Umstände des Einzelfalles nicht treffen. In jedem Fall bedarf es seitens des Migranten bzw. des Krankenhauses einer plausiblen Darlegung zur Hilfebedürftigkeit (Identität, Staatsangehörigkeit, wovon gelebt, aktueller und vorheriger Aufenthalt, Angehörige, etc.). Es ist jedenfalls keineswegs so, dass die Information ›ich lebe hier illegal‹ allein ausreicht, um mit Sozialhilfe/ AsylbLG einzutreten. Die ärztliche (und moralische) Pflicht zur Hilfe trifft hier den Arzt/das Krankenhaus; der Träger der Sozialhilfe bzw. AsylbLG-Träger wird dadurch aber nicht automatisch zum Ausfallbürgen unabhängig davon, ob die Voraussetzungen für die Hilfe nach dem SGB XII/AsylbLG vorliegen. Es kann also durchaus häufig so sein, dass die Kosten des Nothelfers mangels Feststellung einer Hilfebedürftigkeit letztlich nicht vom Sozialhilfeträger übernommen werden und dieser quasi auf seinen Kosten ›sitzenbleibt‹.«

16 AVV zum AufenthG Ver § 88.

17 Vgl. Hoffmann (2009), S. 19 und das Internetportal EURES (Stand: 01.04.2011) sowie den Beitrag Groß/Bieniok in diesem Band.

durch einen Arzt des Gesundheitsamtes« durchgeführt werden kann, »soweit dies zur Verhinderung der Weiterverbreitung der sexuell übertragbaren Krankheiten und der Tuberkulose erforderlich ist.« Die Kosten werden bei offensichtlicher Bedürftigkeit aus öffentlichen Mitteln getragen.

Für PatientInnen, bei denen eine behandlungsbedürftige Tuberkulose oder eine HIV-Infektion diagnostiziert worden ist, besteht die Möglichkeit, aus humanitären Gründen ein Abschiebungsverbot zu erwirken:[18]

> »Durch die Abschiebung muss sich eine erhebliche und konkrete, bei Annahme einer allgemeinen Gefahr sogar extreme Gefahr für Leib und Leben im Falle der Rückkehr verwirklichen. Problematisch ist dies für den Personenkreis, bei dem eine HIV-Infektion diagnostiziert, eine medikamentöse Behandlung jedoch noch nicht eingeleitet wurde, da die Viruslast noch zu niedrig ist.«[19]

Voraussetzung für die Erteilung einer Duldung ist weiterhin, dass dem Betroffenen im Zielland kein Zugang zur Therapie möglich ist. Defizitäre Lebensbedingungen wie mangelnder Zugang zu sauberem Trinkwasser und ausreichender Ernährung können als Gründe herangezogen werden. Allerdings regelt auch bei erteilter Duldung das AsylbLG die zu beziehenden Leistungen. Hier gilt also eine gegenüber dem Sozialgesetzbuch deutlich eingeschränkte medizinische Versorgung.

3. Aufgaben des Öffentlichen Gesundheitsdienstes und Konfliktkonstellationen

Die Bundesärztekammer skizziert die Aufgaben des Öffentlichen Gesundheitsdienstes wie folgt:

> »Neben der ambulanten und stationären Versorgung kommt somit dem Öffentlichen Gesundheitsdienst als ›dritter Säule‹ des Gesundheitswesens mit seinen vorrangigen Aufgaben im Bereich der Bevölkerungsmedizin, der Prävention und der Gesundheitsförderung ein besonderer Stellenwert zu. Die ›subsidiären‹ bzw. ›komplementären‹ Leistungsangebote der Gesundheitsämter - insbesondere in ihren sozialkompensatorischen Funktionen - ergänzen den ambulanten und stationären Bereich zu einem in allen Zweigen zusammenwirkenden Gesundheitswesen.«[20]

Durch das föderale System der Bundesrepublik Deutschland sind die Bundes-, Landes- und Kommunalebene an der Gestaltung des Öffentlichen Gesundheitsdienstes beteiligt. Auf der kommunalen Ebene sind es insbesondere die

---

18 Nach § 60 Abs. 7, Satz 1 AufenthG, siehe dazu Müller (2008).
19 Müller (2008), S. 11.
20 Bundesärztekammer (2010).

Gesundheitsämter, welche die Aufgaben des Gesundheitsschutzes und der -förderung wahrnehmen sollen. Das Infektionsschutzgesetz soll eine effiziente Prävention und Gesundheitsförderung ermöglichen.

Im IfSG werden die meldepflichtigen Erkrankungen und Erreger genannt sowie in welcher Form die Meldung durchzuführen ist. Vorgegebene Falldefinitionen schreiben Kriterien zur Meldung fest.[21] Mit § 19 IfSG soll ein Aufgabenschwerpunkt des Öffentlichen Gesundheitsdienstes, die Durchführung vorbeugender Schutzmaßnahmen und frühzeitige Entdeckung erkrankter und infektiöser Personen, sozial benachteiligten Bevölkerungsschichten zugänglich gemacht werden. Die Anonymität kann bei sexuell übertragbaren Erkrankungen gewahrt werden. Bei Tuberkulose erfolgt allerdings eine namentliche Meldung. Die Meldepflicht soll der Überwachung von Infektionskrankheiten dienen, Gefahren erkennen lassen und mithilfe geeigneter Maßnahmen ihre Ausbreitung eindämmen.[22] Tuberkulose ist bereits bei Verdacht mit Personenangaben an das Gesundheitsamt zu melden, also auch wenn noch keine labordiagnostische Bestätigung vorliegt. Meldepflichtig sind nicht nur ÄrztInnen, sondern auch LeiterInnen von sonstigen Untersuchungsstellen; gleichfalls also das Labor beim Erregernachweis (§ 8 IfSG). Die namentliche Meldung erfolgt mit Adresse des derzeitigen Aufenthaltsorts. Die Labormeldung erfolgt unabhängig davon und zusätzlich zur ärztlichen Meldung.

In verschiedenen Erklärungen und Aktionsplänen von Bundesregierung und internationalen Organisationen sind immer wieder auch für low-prevalence-countries Maßnahmen benannt worden, um die Sekundärprävention zu stärken. Die WHO hat 2006 in »The Stop TB Strategy« formuliert:

> »Both low- and high-prevalence countries must first define the special situations and vulnerable groups that need attention. Identification of risk groups and their locations, assessing the problems they face in accessing care and of the services currently available to them, and defining strategies to ensure access to high-quality TB care will be the logical next steps.«[23]

Das Europäische Regionalbüro der WHO ist in seinem Bericht zu Tuberkulose in Großstädten von 2007 zum gleichen Schluss gekommen:

> »Die Tb-Diagnose und -Therapie sollte für legal wie illegal im Land ansässige Immigranten gleichermaßen sichergestellt werden, ebenso für sämtliche in den Großstädten üblicherweise vorhandenen sozial benachteiligten Gruppen.«[24]

---

21 Siehe dazu die Internet-Seite des Robert-Koch-Instituts: http://www.rki.de/cln_151/ nn_196012/DE/Content/Infekt/IfSG/Falldefinition/falldefinition__node.html?__nnn=true (Stand 28.05.2010).
22 Vgl. Krause (2007), S. A 2811.
23 WHO (2006), S. 13.
24 Weltgesundheitsorganisation – Regionalbüro für Europa (2007b), S. 2.

Gleichlautende Erklärungen existieren auf den verschiedenen politischen Ebenen zu HIV/AIDS. Noch unter der Großen Koalition wurde von drei Bundesministerien gemeinschaftlich ein Aktionsplan zur Umsetzung der HIV/AIDS-Bekämpfungsstrategie der Bundesregierung verfasst, mit der Zielsetzung

> »alle Menschen mit HIV/AIDS in Deutschland haben Zugang zu einer bedarfsgerechten medizinischen Versorgung«.[25]

Dies soll »Richtschnur der Politik der Bundesregierung« sein.

In Zusammenschau mit den gesetzlichen Rahmenbedingungen für MigrantInnen ohne Aufenthaltsstatus wird der Unterschied von theoretischer und faktischer Option evident. Die Übermittlungspflicht nach dem Aufenthaltsgesetz setzt hohe Barrieren für die Betroffenen, die erkrankt sind und medizinische Hilfe benötigen. Bleibt die Überlegung, dass aufgrund der Intention des Gesetzgebers, den rechtlichen Rahmen in sich konfliktfrei zu belassen, durch eine Vorrangstellung einheimischer Bevölkerung nicht gewollten MigrantInnen nicht im Nachhinein Rechte eingeräumt werden sollen. Will man nun den Rang von Menschenrechten als unveräußerlichen, allen Personen gleich zustehenden Rechte heranziehen, bedeutet dies, dass bereits die rechtlichen Grundlagen fehlerhaft sein müssen, die diese paradoxe Situation schaffen und der Gesetzgeber im Nachhinein durch die Bildung von Insellösungen wie dem IfSG oder der AVV Rechte gewährleisten will. Darüber hinaus bleiben die formulierten Ansprüche zur Infektionsbekämpfung. Selbstverständlich weiß nicht jeder Mensch und erst recht nicht Menschen, die von Präventionsprogrammen nicht erreicht werden, ob es sich bei einem chronischen Husten, bei grippalen Symptomen oder Kopfschmerzen um eine hartnäckige, aber ungefährliche Infektion oder um dringend behandlungsbedürftige Symptome einer schwerwiegenden Erkrankung handelt. So kann auch § 19 IfSG nicht als Ausfallsbürge für die strukturellen Defizite bei der Gesundheitsversorgung herhalten. Die Meldepflicht für ÄrztInnen bei entsprechenden Krankheiten zur Krankheitskontrolle macht natürlich nur dann umfassend Sinn, wenn der Gang in die Praxis für alle Menschen barrierefrei möglich ist. Das Robert-Koch-Institut schreibt dazu:

> »der eingeschränkte Zugang zum deutschen Gesundheitswesen vor allem bei illegalen Migranten aus diesen Regionen[26] und die schlechtere Erreichbarkeit für die üblichen Präventionsbotschaften begünstigen auch die Infektion in Deutschland und machen spezielle Präventionsstrategien erforderlich.«[27]

---

25 Bundesministerium für Gesundheit/Bundesministerium für wirtschaftliche Zusammenarbeit und Entwicklung/Bundesministerium für Bildung und Forschung (2007), S. 24.
26 Gemeint sind Hochprävalenzländer, definitionsgemäß Länder, in denen mehr als 1 % der erwachsenen Bevölkerung zwischen 14 und 49 Jahren an HIV/AIDS erkrankt sind.
27 Robert Koch-Institut/Statistisches Bundesamt (2006a), S. 15.

4. Gesundheitszustand und Krankheitsverteilung bei MigrantInnen ohne Aufenthaltserlaubnis unter besonderer Berücksichtigung von HIV/AIDS und Tuberkulose

»Der Gesundheitszustand der in Deutschland lebenden Bevölkerung mit Migrationshintergrund ist nicht grundsätzlich besser oder schlechter als derjenige der Bevölkerung ohne Migrationshintergrund.«[28]

Zu diesem Schluss kommt die Studie »Migration und Gesundheit« bei der Auswertung aktueller wissenschaftlicher Untersuchungen. In unterschiedlichen Analysen wird darüber hinaus die Morbidität und Mortalität von MigrantInnen sogar als geringer im Vergleich zur einheimischen Bevölkerung beschrieben.[29] Der Begriff der MigrantInnen bezieht sich dabei auf eine sehr heterogene Gruppe. Sie umfasst sowohl Personen, in deren Biografie sich die Migration vollzogen hat, sowohl auf aufenthaltsrechtlichem legalem als auch illegalem Weg, sowie Menschen, die hier bereits in der 2. oder späteren Generation leben, also selber Migration nicht erlebt haben. Die verschiedenen Faktoren, die als Erklärungsansätze für einen »Healthy-Migrant-Effect« herangezogen werden, können ebenfalls allein auf die Gruppe der MigrantInnen ohne Aufenthaltserlaubnis bezogen werden: Gesundheit als Prämisse, um die Ressourcen-intensive Aufgabe der Emigration auf sich nehmen zu können. Ein weiterer Faktor ist der demographische Aufbau der Gruppe, die sich vor allem aus den 20–40 Jährigen zusammensetzt, deren Morbidität in den Industrieländern geringer als die des höheren Alters ist.[30] Mit zunehmender Aufenthaltsdauer verwischt sich das Erkrankungsrisiko.[31] Hinsichtlich des Krankheitsspektrums von MigrantInnen ohne Aufenthaltserlaubnis ist laut den Daten des Bremer Gesundheitsamtes rückschließend aus den Daten der Erstaufnahmeuntersuchungen von AsylbewerberInnen kein Unterschied zur übrigen Bevölkerung festzustellen.[32] Inwieweit andere Faktoren wie der belastende Umstand des fehlenden Aufenthaltsstatus und der damit meist einhergehenden schlechteren Wohn- und Arbeitsbedingungen sich negativ auf die Gesundheit auswirkt ist – bedingt durch die Zurückgezogenheit der Gruppe – nicht ausreichend untersucht. Allerdings werden schlechtere Lebensbedingungen, mangelnder Zugang zur Gesundheitsversorgung, fehlende Erreichbarkeit durch Präventionsmaßnahmen und daraus resultierende fehlende Informiertheit als Schlüsselfaktoren für einen

---

28 Knipper/Bilgin (2009), S. 34.
29 Ebd., S. 34.
30 Vgl. Bundesamt für Migration und Flüchtlinge (2005), S. 114–117.
31 Vgl. Knipper/Bilgin (2005), S. 35.
32 Vgl. Schmidt (2009), S. 68 ff.

erhöhten Krankheitsstand betrachtet.[33] So sind laut Statistik des Robert-Koch-Instituts MigrantInnen überproportional von den Infektionskrankheiten Tuberkulose, einer klassischen »Armutskrankheit«, und HIV/AIDS betroffen. Das Robert Koch-Institut hat in seiner Gesundheitsberichterstattung des Bundes für das Jahr 2007 festgestellt, dass 34 % von insgesamt über 5.000 diagnostizierten Tuberkuloseerkrankten eine ausländische Staatsangehörigkeit besitzen. Die Zahl der Neuerkrankungen (Inzidenz) ist in dieser Gruppe damit 5,4-mal so hoch wie die Inzidenz der deutschen Bevölkerung. In der Statistik wird nach Geburtsland und Staatsangehörigkeit unterschieden, der Aufenthaltsstatus ist jedoch nicht mit erfasst.[34] Das Maximum der Neuerkrankten findet sich bei den 20 bis 29-Jährigen mit ausländischer Staatsangehörigkeit, also einer Altersgruppe, die vermutlich besonders stark bei MigrantInnen ohne legalen Aufenthaltsstatus in Deutschland vertreten ist.[35] Tuberkulose gehört zu den meldepflichtigen Erkrankungen. Bei Verdacht oder Nachweis des Erregers erfolgt die Meldung durch den behandelnden Arzt, das mikrobiologische Laboratorium oder einen Pathologen an das zuständige Gesundheitsamt. Diese übermitteln die Daten anonymisiert an die jeweilige Landesgesundheitsbehörde; von dort wird die Information an das Robert Koch-Institut weitergeleitet, wo die Daten zentral dokumentiert werden.[36]

Die HIV-Infektion ist ebenfalls meldepflichtig, allerdings nicht namentlich. Der Übergang in die AIDS-Erkrankung unterliegt nicht der Meldepflicht und ist daher freiwillig.[37] Es werden jährlich etwa 1.000 AIDS-Erkrankungen in Deutschland gemeldet, über 2.800 HIV-Infektionen neu diagnostiziert. Für den Zeitraum 2001 – 2007 wird von 55 % der neu diagnostizierten HIV-Infizierten als Herkunftsland Deutschland angegeben.[38] Im Umkehrschluss bedeutet dies, dass – gemessen an der prozentualen Verteilung der Bevölkerung – HIV-Infektionen bei MigrantInnen mit oder ohne legalen Aufenthalt überproportional häufig vorkommen. Allerdings wird bei der Datenerhebung weder das Geburtsland noch die Staatsangehörigkeit erfasst. Als Herkunftsland wird dabei dasjenige

---

33 Vgl. WHO – Europäische Region der WHO (2007a), RKI/Statistisches Bundesamt (2006b), S. 19 – 20, Klemperer (2010), S. 200 f. Zur Krankheitsverteilung bei MigrantInnen ohne Aufenthaltserlaubnis in Deutschland existieren verschiedene Studien: Tolsdorf (2008), siehe auch die jährlichen öffentlichen Berichte der *Malteser Migranten Medizin* verschiedener Großstädte in Deutschland, z.B.: http://www.malteser-migranten-medizin.de/uploads/media/JB-MMM-Muenchen-09.pdf (Stand: 15.07.2010). Es findet allerdings keine Aufschlüsselung der Krankheitsverteilung nach Aufenthaltsstatus statt.

34 Vgl. Robert Koch-Institut (2009a), S. 19 f.

35 Vgl. Cyrus (2004), S. 27 und Bundesministerium des Innern (2007), Anlage 1, S. 30.

36 Vgl. Internetseite des Robert Koch-Instituts: http://www.rki.de/cln_006/nn_338860/DE/Content/Infekt/IfSG/ifsg__node.html__nnn=true (Stand: 02.08.2009).

37 Vgl. Krause (2007), S. A2811-A2818.

38 Vgl. Robert Koch-Institut (2009b), S. 204 – 206.

Land angegeben, in dem die meiste Zeit des Lebens verbracht worden ist. Es ist
also keine direkte Aussage zur Krankheitshäufigkeit der HIV-Infektionen bei
MigrantInnen ohne Aufenthaltsstatus möglich. Hinzu kommt die Schwierigkeit
der Bestimmung der HIV-Inzidenz. HIV-Infektion und HIV-Test können zeitlich weit auseinander liegen, außerdem kann die Inanspruchnahme des HIV-
Tests abhängig von vielen Faktoren unterschiedlich sein. Trotz dieser Einschränkungen ist davon auszugehen, dass HIV/AIDS auch bei Undocumented
Migrants anzutreffen ist.[39]

5. Therapeutische Herausforderungen der Infektionskrankheiten HIV/AIDS und Tuberkulose

Was bedeutet die HIV-Infektion für MigrantInnen ohne Aufenthaltserlaubnis?
Welche besonderen Herausforderungen gehen mit der Diagnose einer Tuberkulose für diese Patientengruppe einher? Um die Problemlage und Anforderungen an die Therapie besser verstehen zu können, sollen die beiden Krankheitsentitäten im Folgenden kurz dargestellt werden.

Das HI-Virus wird über Geschlechtsverkehr und Blutprodukte wie z.B.
Bluttransfusionen übertragen. Andere Übertragungswege sind Raritäten. Nach
2 – 4 Wochen können unspezifische Symptome wie Fieber, Nachtschweiß und
eine Schwelllung der Lymphknoten auftreten. Diese Symptome können allerdings auch ausbleiben, und die Infektion verläuft dann asymptomatisch. Andere
Beschwerden wie chronischer Durchfall oder ein Pilzbefall des Mund- und Ra-
chenraums können im weiteren Verlauf auftreten. Abhängig von vielen Faktoren
verläuft die Infektion mitunter sehr unterschiedlich. Im Schnitt tritt unbehan-
delt bei einem Infizierten in Deutschland nach fünf Jahren AIDS auf. AIDS ist
definiert durch bestimmte Erkrankungen wie Tumorleiden oder Nervener-
krankungen, die im Zusammenhang mit dem Virus auftreten. Außerdem ist die
Anzahl einer Untergruppe von Zellen der Immunabwehr, der so genannten CD4-
Zellen für die Diagnose entscheidend. Durch Entwicklung einer medikamentösen Therapie in den 90er Jahren und durch weitere Verbesserungen in den
letzten zehn Jahren konnten entscheidende Fortschritte hinsichtlich der Morbidität und Mortalität erzielt werden. Das bedeutet auch, dass Patienten mit
einer HIV-Infektion wesentlich später an AIDS erkranken und eine wesentlich
längere Lebenserwartung haben. Voraussetzung ist die frühzeitige Therapie,
eine regelmäßige Kontrolle der Laborwerte sowie ärztliche Betreuung und
kontinuierliche, jahrzehntelange medikamentöse Versorgung. Für die Immun-

---

39 Siehe auch die Fallbeispiele bei Groß/Bieniok und Penteker in diesem Band.

lage ist eine »gesunde Lebensführung« mit ausgewogener Ernährung unabdingbar. Dies offenbart die besondere Problematik für Menschen ohne gesicherten Aufenthalt in Deutschland. Durch die medikamentöse Kombinationstherapie aus meist drei Einzelpräparaten werden die Virusanzahl im Blut gering gehalten und damit nicht nur Symptome beziehungsweise auftretende Krankheiten minimiert, sondern auch die Gefahr der Resistenzentwicklung deutlich verringert.

Die Ansteckungsgefahr ist in den ersten Wochen nach Infektion besonders hoch, da sich körpereigene Abwehrzellen noch nicht hinreichend ausgebildet haben und die Virusanzahl so noch sehr hoch ist.[40] HIV-infizierte Schwangere können das Virus auf das Kind übertragen. Das Übertragungsrisiko beträgt während der Schwangerschaft und der Geburt 15 – 20 %. Die Chemoprophylaxe und weitere Maßnahmen können das Risiko auf unter 2 % senken. Das setzt allerdings Test- und Beratungsmöglichkeiten sowie den Zugang zur medizinischen Betreuung voraus.

Die enormen Kosten der medikamentösen Kombinationstherapie machen es extrem unwahrscheinlich, dass MigrantInnen ohne Aufenthaltserlaubnis die Kosten als Selbstzahler tragen.[41] Auch ist daher nicht davon auszugehen, dass ärztliche Praxen diese Kosten »still« tragen. Daraus folgt, dass HIV-Infizierte und an AIDS Erkrankte entweder über entsprechende Hilfseinrichtungen wie Straßenambulanzen, medizinische Hilfseinrichtungen für Menschen ohne Krankenversicherung bzw. durch Gesundheitsämter beraten und behandelt werden oder keine Diagnose und Behandlung erhalten. Eine weitere Option besteht in dem Instrument der Duldung und damit eine den Betroffen offen stehende – wenn auch eingeschränkte – medizinische Behandlung nach dem AsylbLG.

Tuberkulose ist eine bakterielle Infektionskrankheit, die vorwiegend über kleinste Tröpfchen aerogen durch Sprechen, Husten etc. von Infizierten mit einer offenen Lungentuberkulose übertragen wird. Ein geringer Teil der infizierten Erwachsenen erkrankt dann auch an der Tuberkulose, insbesondere Personen mit geschwächter Immunabwehr wie HIV-Infizierte und aus sozial benachteiligten Bevölkerungsgruppen. Durch die Heterogenität der Krankheitsymptome wird die Diagnose erschwert. Unterschieden werden die primäre und die sekundäre Tuberkulose. Bei der primären Form, die nach erstmaligem Kontakt mit dem Tuberkel-Erreger auftreten kann, können – ähnlich einem grippalen Infekt – nach einer Inkubationszeit von Wochen bis Monaten Sym-

---

40 Vgl. Herold (2009), S. 838 f.
41 Die Kosten für eine monatliche medikamentöse Behandlung der Infektion mit dem HI-Virus betragen etwa 1.300 €, hinzu kommen Kosten für Labor und ärztliche Behandlung, vgl. Buhk (2007), S. 6.

ptome auftreten. Zumeist tritt die primäre Form als Lungentuberkulose auf, die sich dann häufig durch lang anhaltenden Husten, Atembeschwerden und Atemnot bemerkbar machen kann. Bei der sekundären Form werden die Erreger, die über Jahre im Infizierten überleben können, durch eine geschwächte Abwehrlage reaktiviert. Am häufigsten ist auch hier die Lunge betroffen, es können aber durch Streuung über das Lymphsystem oder die Blutgefäße alle Organe im Körper betroffen sein. Bei Kindern, insbesondere unter zwei Jahren, tritt die Erkrankung nach Infizierung wesentlich häufiger und meist schwerer auf, da sich hier die notwendige zelluläre Abwehr noch nicht voll ausgebildet hat. Entscheidend für die Erfolge in der Tuberkulosetherapie sind die Verbesserung der Lebensbedingungen und die Entwicklung der kombinierten Chemotherapie.[42]

Ein großes Problem stellt die zunehmende Resistenzentwicklung von Tuberkuloseerregern dar. Sie bildet sich vor allem aus, wenn Medikamente über einen zu kurzen Zeitraum oder zu gering dosiert eingenommen werden. Das zeigt noch einmal deutlich, wie wichtig die enge medizinische Betreuung, der ununterbrochene Zugang zur Medikation und die ausreichende Beratung für die Betroffenen ist, um eine kontinuierliche Therapie und Compliance zu gewährleisten. Die höchsten Resistenzraten finden sich laut einer Untersuchung der WHO aus den Jahren 1999–2002 in Litauen, Usbekistan und Kasachstan.[43] Die enorme Bedeutung der frühen Diagnose und anschließenden kontinuierlichen medizinischen Betreuung für die Gesundheit des Einzelnen und die Prävention der Krankheitsausbreitung dürfen nicht unterschätzt werden.

6. Wie gehen die Gesundheitsämter mit MigrantInnen ohne Aufenthaltserlaubnis um?

Bei der Untersuchung der Versorgungsstruktur für MigrantInnen ohne Aufenthaltserlaubnis bei Gesundheitsämtern der so genannten »Großen Großstädte« Deutschlands (Städte mit über 300.000 Einwohnern[44]) zeichnet sich ein sehr unterschiedliches Bild ab.[45] Aufgrund der Begrenztheit der Befragung gibt

---

42 Vgl. Herold (2010), S. 393 f.
43 Vgl. RKI/Statistisches Bundesamt (2006b), S. 15.
44 Dies sind zum Zeitpunkt der Befragung folgende Städte: Berlin, Hamburg, München, Köln, Frankfurt am Main, Stuttgart, Dortmund, Düsseldorf, Essen, Bremen, Hannover, Leipzig, Dresden, Nürnberg, Duisburg, Bochum, Wuppertal, Bielefeld, Bonn und Mannheim.
45 Die Auswahl beruht auf der Einschätzung verschiedener Studien zur räumlichen Verteilung von MigrantInnen ohne Aufenthaltserlaubnis. Demnach lebt die Mehrheit in den Großstädten um unentdeckt Anschluss an Wohnungs- und Arbeitsmarkt sowie an die Community zu bekommen. Vgl. Cyrus (2004), S. 25, Bundesamt für Migration und Flüchtlinge

sie nur eine grobe Orientierung zur aktuellen Situation. Eine ausführliche Untersuchung der Strukturen in allen 425 Gesundheitsämtern in Deutschland steht
noch aus. Allerdings ist davon auszugehen, dass in den kleineren Gemeinden
aufgrund niedriger Fallzahlen wenig Berührung mit MigrantInnen ohne Aufenthaltserlaubnis stattgefunden hat. Hier werden wahrscheinlich niedergelassene Praxen eine größere Rolle durch Hinweise von Bekannten oder Arbeitgebern spielen.[46]

Die explorative Untersuchung mittels schriftlicher Befragung beinhaltete
folgende Leitfragen:

– Nehmen MigrantInnen ohne Aufenthaltserlaubnis mit Tuberkulose oder
  sexuell übertragbaren Erkrankungen das Angebot zur Diagnostik wahr? In
  welchem Stadium der Erkrankung suchen die PatientInnen das Gesundheitsamt auf?
– Werden MigrantInnen nach § 19 IfSG behandelt?
– Wird das Angebot gezielt diesem Bevölkerungsteil bekannt gemacht, besteht
  eine Zusammenarbeit mit Hilfsorganisationen?
– Wie wird mit der Übermittlungspflicht des AufenthG umgegangen?
– Wird weitere Beratung, z. B. rechtliche, angeboten?

Die Hälfte der befragten Ämter und Fachgebiete aus 20 Städten beantwortete die
Fragen zur Vorgehensweise im Umgang mit Undocumented Migrants.

Ein deutlicher Unterschied bei den Gesundheitsämtern besteht in den spe-
ziellen Angeboten für MigrantInnen ohne Aufenthaltserlaubnis. In den Städten
Frankfurt am Main und Bremen wurde eine »Humanitäre Sprechstunde« eingerichtet. Nicht sehr überraschend ist es, dass diese Städte es sind, die die
ausführlichsten und vollständigen Antworten zu den gestellten Fragen erstellten.
Es gibt eine Bekanntmachung des Angebots in Form von mehrsprachigen
Flyern, Veranstaltungen und Kontakten zu anderen Hilfseinrichtungen. Das
Angebot ist umfassend und schließt eine rechtliche Beratung ein. Es gibt Ab-
sprachen mit niedergelassenen ÄrztInnen und Krankenhäusern, auch in Bezug
auf die Übernahme der Behandlungskosten. Auf ein gewisses Budget der Gesundheitsämter kann bei Bedürftigkeit zurückgegriffen werden. Bis auf die
eingerichteten »Humanitären Sprechstunden« für MigrantInnen ohne Krankenversicherung sind es überwiegend die HIV/AIDS- und STD-Beratungsstel-

---

(2005), S. 63. Auf dem Land sind vor allem SaisonarbeiterInnen anzutreffen, die für einen
begrenzten Zeitraum in der Landwirtschaft illegal beschäftigt werden (hierzu siehe den
Artikel von Penteker in diesem Band).

46 Siehe hierzu eine Studie des *MediNetzes* Bremen zur Situation in den Arztpraxen im Land
Bremen. Demnach hatten bereits über 50 % der Praxen, die auf die Befragung antworteten,
Kontakt mit explizit papierlosen MigrantInnen: Wiesner et al. (2008), S. 15. Siehe auch den
Beitrag von Penteker in diesem Band.

len, die durch zum Beispiel mehrsprachige Flyer auf sich aufmerksam machen und explizit diesen Personenkreis miterreichen wollen.[47]

Die Übermittlungspflicht spielt für alle Gesundheitsämter, die auf die Befragung antworteten, zumindest initial keine Rolle. Sie verweisen auf die ärztliche Schweigepflicht, die der Übermittlungspflicht übergeordnet ist. Allerdings zeigt sich weiter, dass es bei der Kostenfrage dann zu Unsicherheiten kommt und die Frage der Kostendeckung, insbesondere bei notwendigen stationären Behandlungen oder bei Dauerbehandlung von HIV-Infizierten in der überwiegenden Mehrzahl keine Antwort auf das Problem der Kostenträgerschaft gibt. Bei notwendiger Krankenhausbehandlung wurde in einem Fall allerdings angegeben, dass dann das Sozialamt die Kosten tragen müsste, also scheinbar die Offenlegung des Status' in Kauf genommen wird. In diesem Fall einer notwendigen stationären Aufnahme würde aber zumindest nicht direkt eine Abschiebung die Folge sein, da ein Abschiebungshindernis vorliegt.

Insgesamt sind PatientInnen mit HIV/AIDS oder Tuberkulose, die keine Aufenthaltserlaubnis haben, bei den Gesundheitsämtern, die antworteten, sehr selten, soweit sich der Aufenthaltsstatus erschließt oder dokumentiert wird. Fünf der 13 antwortenden Fachbereiche der Gesundheitsämter hatten bereits Kontakt mit MigrantInnen ohne Aufenthaltserlaubnis, die an Tuberkulose erkrankt oder mit HIV infiziert waren. Zwei Referate konnten keine Antwort darauf geben, da der Aufenthaltsstatus nicht erfasst und dokumentiert wurde. Die Kosten der sechs- bis zwölfmonatigen Behandlung bei Neuerkrankung an Tuberkulose werden in den Einzelfällen bei ambulanter Versorgung aus öffentlichen Mitteln des Gesundheitsamtes oder einem speziell geschaffenen Topf, finanziert durch kommunale Mittel, getragen. Die bisher aufgetretenen Fälle von Tuberkulose sind von allen betroffenen Ämtern als »oft weit fortgeschritten« bezeichnet worden, ohne nähere Spezifizierung. Bei PatientInnen mit HIV-Infektion ist die Vorgehensweise noch vielgestaltiger. Dem IfSG entsprechend wird überall Test und Beratung anonym und kostenlos angeboten. Allerdings ist mitunter nicht deutlich, was MigrantInnen ohne Aufenthaltserlaubnis zur Behandlung geraten wird, da ein Großteil der befragten Gesundheitsämter nur konstatiert, dass es keine Behandlung durchführt. In zwei Ämtern wird eine Soforttherapie eingeleitet oder mit niedergelassenen ÄrztInnen zusammengearbeitet, wobei allerdings nicht deutlich wird, wer in diesem Fall die Kosten für Medikamente und Labor trägt. Wie von Eckhard Lotze, Leiter des Referats Gesundheit und Migration des Gesundheitsamts Bremen, beschrieben, können sehr kostenintensive Therapien nicht vom Gesundheitsamt getragen werden.[48]

In fünf Städten werden Duldungen oder andere Wege aus der aufenthalts-

---

47 Vgl. auch Nitschke (2005), S. 141 ff.
48 Vgl. Lotze (2009), S. 91–92.

rechtlichen Illegalität gesucht. In anderen wiederum scheint in der Hinsicht keinerlei Beratung statt zu finden. Drei der 13 antwortenden Fachreferate gaben an, dass es zu keiner Zusammenarbeit mit Hilfsorganisationen kommt. In anderen Fällen gibt es eine Zusammenarbeit mit den lokalen Hilfsorganisationen oder AIDS-Hilfen respektive Straßenambulanzen.

Bei den Hilfsorganisationen zur medizinischen Versorgung für Menschen ohne Krankenversicherung gaben nur sieben der 14 Organisationen, die den Fragebogen beantworteten, an, mit dem lokalen Gesundheitsamt zusammenzuarbeiten.[49] Die Therapie der HIV-Infektion wurde durchgehend als sehr problematisch beschrieben. Die Hilfsorganisationen, die bereits Kontakt mit betroffenen PatientInnen hatten, betonen die Schwierigkeit im Zusammenhang mit der Therapie von HIV-Infizierten bzw. an AIDS Erkrankten.

In einer 2005 durchgeführten Befragung von MigrantInnen in Brandenburg und Berlin zur Nutzung von HIV-Tests waren nur etwa 25 % aller Befragten über das Angebot der kostenlosen und anonymen Testmöglichkeit auf HIV informiert.[50] Nicht überraschend ist der Befund, je kürzer die Aufenthaltsdauer, eine desto größere Rolle spielt die eigene Community in der Informationserlangung.[51] Die Rolle der sozialen Netzwerke wird auch in einer Studie des Bremer *MediNetzes* betont.[52] Weniger als die Hälfte der »illegalen« MigrantInnen gab an, den Gesundheitseinrichtungen zu vertrauen, allerdings fast drei Viertel der MigrantInnen mit Aufenthaltstiteln.[53] Befragte MigrantInnen ohne Aufenthaltstitel haben sich dennoch häufiger testen lassen als MigrantInnen mit Aufenthaltstiteln (53 % bzw. 27,2 %).[54]

Insgesamt lassen sich aus der aktuellen Pilot-Befragung nur ein erster Überblick zur Situation der Gesundheitsämter in Deutschland gewinnen und allenfalls orientierend Problemlagen erkennen. Es zeichnet sich in Zusammenschau mit der Lage bei den Hilfsorganisationen, den *Medinetzen* und der *Malteser Migranten Medizin*, allerdings ab, dass viele an den entsprechenden Infektionskrankheiten Erkrankte nicht die Gesundheitsämter, sondern die einschlägigen Hilfsorganisationen aufsuchen. Zwar konstatiert die BZgA:

»Die gesundheitliche Versorgung von Menschen in unsicheren Lebenslagen durch Gesundheitsämter beinhaltet entgegen vielfach verbreiteten Erwartungen keinen be-

---

49 Dies sind v. a. die *MediNetze* und die *Malteser Migranten Medizin* (siehe den Beitrag von Fisch in diesem Band). Die Städte decken sich überwiegend nicht mit den Städten der Gesundheitsämter, die eine Rückmeldung gaben.
50 Vgl. Steffan (2005), S. 71.
51 Ebd., S. 62.
52 Vgl. Schmidt (2009), S. 75.
53 Vgl. Steffan (2005), S. 73.
54 Ebd., S. 74.

sonderen rechtlichen Klärungsbedarf. Die ärztliche Schweigepflicht und der sozial-kompensatorische Auftrag der Gesundheitsämter sind in Deutschland unbestritten.«

Doch scheint sich der »sozialkompensatorische Auftrag der Gesundheitsämter« häufig nicht in entsprechender Öffentlichkeitsarbeit und adäquaten Angeboten niederzuschlagen bzw. durch die bereitgestellten personellen und finanziellen Ressourcen niederschlagen zu können. Ausnahmen bilden zum Beispiel die Einrichtungen in Frankfurt a. M. und Bremen. In Wiesbaden soll im Jahr 2011 ebenfalls eine »Humanitäre Sprechstunde« eingerichtet werden.[55] In weiteren Großstädten gibt es vereinzelt sehr engagierte MitarbeiterInnen verschiedener Fachreferate im Bereich Gesundheit, die Diagnostik und Therapie unter-schiedlicher Erkrankungen MigrantInnen ohne Aufenthaltserlaubnis zugäng-lich machen.

7. Zusammenfassung

Die gesetzlichen Rahmenbedingungen in Deutschland verhindern für Menschen ohne legalen Aufenthaltsstatus den Zugang zur medizinischen Regelversorgung. In einzelnen Großstädten gibt es durch ehrenamtliches Engagement Hilfsorga-nisationen, die versuchen einen Teil dieser Lücke zu schließen, um zumindest eine Grundversorgung sicherzustellen. In vielen anderen Städten und in den ländlichen Gebieten gibt es entweder nicht einmal diese Form der Versorgung oder ärztliche Praxen sind Anlaufstellen in der Akutversorgung. Bei sexuell übertragbaren Erkrankungen oder Tuberkulose bietet zwar das Infektions-schutzgesetz die Möglichkeit der kostenlosen und anonymen Behandlung im Einzelfall, doch weisen die Ergebnisse der Ämterbefragung darauf hin, dass die entstehenden Kosten von den Gesundheitsämtern meist nicht getragen werden können. Viele Gesundheitsämter hatten bisher keinerlei Kontakt mit Migrant-Innen ohne Aufenthaltserlaubnis und machen nicht auf ihre Angebote durch Öffentlichkeitsarbeit aufmerksam. Die Zielsetzung des Öffentlichen Gesund-heitsdienstes und des IfSG als gesetzlicher Rahmen ist zwar die Prävention und Gesundheitsförderung auch in sozial benachteiligten Bevölkerungsteilen, doch gibt es in bisher nur zwei Großstädten eine Anlaufstelle in Form der »Huma-

---

55 In Frankfurt a. M. wurden die schon länger bestehende »Rumänischsprachige Sprechstun-de« und die »Afrika-Sprechstunde« 2009 zur »Internationalen Sprechstunde«, offen für alle MigrantInnen, zusammengelegt. In Bremen entstand im 2. Quartal 2009 die »Humanitäre Sprechstunde« als zunächst auf 3 Jahre angelegtes Projekt. Zu den Plänen in Wiesbaden zur Schaffung eines ähnlichen Modells: Bündis 90/Die Grünen – Rathausfraktion Wiesbaden: Humanitäre Sprechstunde in Wiesbaden, vom 23. Juni 2010: http://www.gruene-fraktion-wiesbaden.de/cms/default/dok/17/17472.humanitaere_sprechstunde_in_wiesbaden.html (Stand: 13. 07. 2010).

nitären Sprechstunde«, die sich dezidiert an MigrantInnen ohne Aufenthaltserlaubnis in Deutschland richtet. Aktionspläne der Bundesregierung und internationale Erklärungen zu HIV/AIDS und Tuberkulose-Bekämpfungsstrategien erkennen zwar stets das Problem der Zugangsbarrieren zum Gesundheitssystem für vulnerable Gruppen, doch findet diese Erkenntnis keinen Niederschlag in den gesetzlichen Grundlagen. Das restriktive Zuwanderungsgesetz steht den Krankheits-Bekämpfungsstrategien und der Aufgabe der sekundären Prävention, also der frühzeitigen Krankheitsdiagnose entgegen. Die Einrichtungen der »Humanitären Sprechstunde« und Konzepte eines anonymen Krankenscheins[56] sind als Lösungsansätze begrüßenswert, doch sie bleiben in der bisherigen Form Insellösungen mit für schwer Erkrankte ungeklärter Finanzierungsgrundlage.

PatientInnen mit Tuberkulose oder einer HIV-Infektion erkennen diese oft im Anfangsstadium ihrer Erkrankung nicht. Die Barrieren zur medizinischen Regelversorgung sowie mangelnde Erreichbarkeit durch Präventionsbotschaften kann die Diagnose verzögern und zu schwer wiegenden Folgen für ihre und die Gesundheit der Menschen in ihrer Umgebung führen. Folgerichtige Konsequenz sollte daher eine Änderung des Aufenthaltsgesetzes sein, das einen ungehinderten Zugang zum Gesundheitssystem bisher vereitelt.

---

56 Siehe dazu den Beitrag von Groß/Bieniok in diesem Band.

Literatur

Bielefeldt, H./Aichele, V. (2007): Stellungnahme zur Anhörung im Ausschuss für Menschenrechte und humanitäre Hilfe des Deutschen Bundestages. Die faktische Gewährleistung des Rechts auf Gesundheit für irreguläre Migrantinnen und Migranten: http://www.institut-fuer-menschenrechte.de/fileadmin/user_upload/PDF-Dateien/Stellungnahmen/2007_03_07_stellungnahme_dimr_z_anhoerung_i_ausschuss_f_mr_u_humanitaere_hilfe_d_dt_bundestages_die_fakt_gewaehrleistung_d_rechts_auf_gesundheit_f_irregulaere_migrant.pdf (Stand: 01.04.2011).

Buhk, T. (2007): HIV und illegal – in Deutschland eine tödliche Kombination? In: HIV & more, Sonderausgabe 2007, S. 4 – 7: http://www.hivandmore.de/archiv /2007-sonder/HIVandMORE_07_sonder__Buhk.pdf (Stand: 14.07.2010).

Bundesamt für Migration und Flüchtlinge (Hrsg.) (2005): Illegal aufhältige Drittstaatsangehörige in Deutschland. Staatliche Ansätze, Profil und soziale Situation. Forschungsstudie 2005 im Rahmen des Europäischen Migrationsnetzwerks, Nürnberg.

Bundesärztekammer (2010): Ärzte im öffentlichen Dienst – Öffentlicher Gesundheitsdienst: http://www.bundesaerztekammer.de/page.asp?his=1.117.1507&all =true (Stand: 15.07.2010).

Bundesministerium für Gesundheit/Bundesministerium für wirtschaftliche Zusammenarbeit und Entwicklung/Bundesministerium für Bildung und Forschung (Hrsg.) (2007): Aktionsplan zur Umsetzung der HIV/AIDS-Bekämpfungsstrategie der Bundesregierung, Berlin: https://www.bundesgesundheitsministerium.de/uploads/publications/BMG-V-07005-HIV-Aids-Bekaempfungsstrategie_200703.pdf (Stand: 01.04.2011).

Bundeszentrale für politische Bildung (Hrsg.) (2004): Menschenrechte. Dokumente und Deklarationen, Bonn.

Classen, G. (2010): Krankenhilfe nach dem Asylbewerberleistungsgesetz, aktualisierte Version, Stand Mai 2010, Flüchtlingsrat Berlin: http://www.fluechtlingsinfo-berlin.de/fr/arbeitshilfen/krankenhilfe_asylblg.doc (Stand: 15.07.2010).

Classen, G. (2008): Sozialleistungen für MigrantInnen und Flüchtlinge: Handbuch für die Praxis, Karlsruhe.

Classen, G. (2000): Menschenwürde mit Rabatt: Leitfaden und Dokumentation zum Asylbewerberleistungsgesetz, Frankfurt a. M.

Cyrus, N. (2004): Aufenthaltsrechtliche Illegalität in Deutschland. Sozialstrukturbildung – Wechselwirkungen – Politische Optionen. Bericht für den Sachverständigenrat für Zuwanderung und Integration, Nürnberg: http://www.forum-illegalitaet.de/04_Expertise_Sachverst_ndigenrat_Cyrus.pdf (Stand: 15.05.2009).

EURES – Das europäische Portal zur beruflichen Mobilität: http://ec.europa.eu/eures/main.jsp?acro=free&lang=de&countryId=DE&fromCountryId=BG&accessing=0&content=1&restrictions=1&step=2 (Stand: 15.07.2010).

Falge, C./Fischer-Lescano, A./Sieveking, K. (Hrsg.) (2009): Gesundheit in der Illegalität. Rechte von Menschen ohne Aufenthaltsstatus, Baden-Baden.

Gerst, T. (2000): Infektionsschutzgesetz: Schnelle Reaktionen auf Verbreitung gefährlicher Infektionen, in: Deutsches Ärzteblatt 97, Heft 48 (01.12.2000), S. A 3226 – A 3228: http://www.bundesaerztekammer.de/page.asp?his=1.117.1505.1588.1593 (Stand: 01.04.2011).

Herbert, U. (2003): Geschichte der Ausländerpolitik in Deutschland, Bonn.

Herold, G. (Hrsg.) (2010): Innere Medizin, Köln.

Hoffmann, H. (2009): Leben in der Illegalität – Exklusion durch Aufenthaltsrecht, in: Falge et al. (2009), S. 13–22.

Jünschke, K./Paul, B. (Hrsg.) (2005): Wer bestimmt denn unser Leben? Beiträge zur Entkriminalisierung von Menschen ohne Aufenthaltsstatus, Karlsruhe.

Klemperer, D. (2010): Sozialmedizin – Public Health. Lehrbuch für Gesundheits- und Sozialberufe, Bern.

Knipper, M./Bilgin, Y. (2009): Migration und Gesundheit, Sankt Augustin/Berlin.

Krause, G. (2007): Meldepflicht für Infektionskrankheiten, in: Deutsches Ärzteblatt 104, Heft 41 (12.10.2007), S. A 2811–A 2819.

Lotze, E. (2009): Die Humanitäre Sprechstunde des Gesundheitsamts Bremen – Kommunale Verantwortung für die Gesundheit aller Menschen, in: Falge et al. (2009), S. 89–95.

Müller, K. (2008): HIV und Aufenthalt, in: Asylmagazin 12/2008, Aus der Beratungspraxis, S. 8–13.

Nitschke, H. (2005): Gesundheitsversorgung von Menschen ohne Papiere als Aufgabe des Öffentlichen Gesundheitsdienstes – Erfahrungen und Perspektiven, in: Jünschke/Paul (2005), S. 133–148.

Rat der Europäischen Union (2007): Charta der Grundrechte der Europäischen Union, Brüssel.

Robert Koch-Institut/Statistisches Bundesamt (Hrsg.) (2006a): Gesundheitsberichterstattung des Bundes. Heft 31, HIV und AIDS, Berlin.

Robert Koch-Institut/Statistisches Bundesamt (Hrsg.) (2006b): Gesundheitsberichterstattung des Bundes. Heft 35, Tuberkulose, Berlin.

Robert Koch-Institut/Statistisches Bundesamt (Hrsg.) (2008): Schwerpunktbericht der Gesundheitsberichterstattung des Bundes: Migration und Gesundheit, Berlin.

Robert Koch-Institut (Hrsg.) (2009a): Bericht zur Epidemiologie der Tuberkulose in Deutschland für 2007, Berlin: http://www.rki.de/cln_153/nn_274324/DE/Content/InfAZ/ T/Tuberkulose/Download/TB2007,templateId=raw,property=publicationFile.pdf/ TB2007.pdf (Stand: 15.07.2009).

Robert Koch-Institut (Hrsg.) (2009b): Epidemiologisches Bulletin Nr. 21. HIV-Infektionen und AIDS-Erkrankungen in Deutschland. Jahresbericht zur Entwicklung im Jahr 2008 aus dem Robert Koch-Institut, Berlin: http://www.rki.de/cln_153/nn_196014/DE/Content/ Infekt/EpidBull/Archiv/2009/21__09,ttemplateI=raw,property=publicationFile.pdf/ 21_09.pdf (Stand: 21.08.2009).

Robert Koch-Institut (Hrsg.) (2010): Epidemiologisches Bulletin Nr. 5. HIV bei Migranten in Deutschland, Berlin: http://www.rki.de/cln_151/nn_196014/DE/Content/Infekt/EpidBull/ Archiv/2010/05__10,templateId=rra,property= publication File.pdf/05_10.pdf (Stand: 14.07.2010).

Schmidt, S. (2009): Gesundheitliche Versorgung von Papierlosen in Deutschland aus Sicht der Medizinischen Flüchtlingshilfen, in: Falge et al. (2009), S. 63–80.

Steffan, E. et al. (2005): HIV/AIDS und Migranten/innen. Gesundheitsrisiken, soziale Lage und Angebote einschlägiger Dienste. Nationale Auswertung für Deutschland, Berlin.

Tolsdorf, M. (2008): Verborgen. Gesundheitssituation und -versorgung versteckt lebender MigrantInnen in Deutschland und in der Schweiz, Bern.

Wienold, M. et al. (2007): Arbeitspapier Länderbericht Deutschland. Beitrag zum EU-Partnerschaftsprojekt: HIV/AIDS – Vulnerabilität von Migrantenpopulationen und öffentliche

Bekämpfungsstrategien, Hannover: http://www.aids-migration.de/fileadmin/download/ IOM_Bericht_editiert_080610.pdf (Stand: 14.07.2010).

Wiesner, A. et al. (2008): Gesundheitsversorgung von papierlosen Menschen in Bremen. Ergebnisse einer Umfrage bei Arztpraxen im Land Bremen, Bremen.

Weltgesundheitsorganisation – Regionalbüro für Europa (2007a): Alle gegen Tuberkulose. Europäisches Ministerforum der WHO: Die Erklärung von Berlin zur Tuberkulose vom 22. Oktober 2007, Berlin, EUR/07/5061622/5: http://www.euro.who.int/__data/assets/ pdf_file/0011/68186/E90833G.pdf (Stand: 14.07.2010).

Weltgesundheitsorganisation – Regionalbüro für Europa (2007b): Alle gegen Tuberkulose. Europäisches Ministerforum der WHO: Tuberkulose in Großstädten, EUR/TB/FS09 vom 3. September 2007: http://www.euro.who.int/__data/assets/pdf_file/0020/69032/fs09G_ TBcities.pdf (Stand: 15.07.2010).

World Health Organization (Hrsg.) (2006): The Stop TB Strategy, WHO/HTM/TB /2006.368: http://www.stoptb.org/resource_center/assets/documents/The_Stop_TB_Strategy_Fi-nal.pdf (Stand: 15.07.2009).

Mareike Tolsdorf

Die Rolle der Pflege in der gesundheitlichen Versorgung von Menschen ohne legalen Aufenthaltsstatus

»Du hast auch kein Recht gepflegt zu werden, wenn Du krank bist.«[1]

1.   Einleitung

Dieses Zitat besitzt Seltenheitswert. Es ist eine der ganz wenigen Aussagen, welche die Pflege in einen konkreten Kontext zur Versorgung von Menschen ohne legalen Aufenthaltsstatus setzt. Sichtet man die bis dato vorhandene Literatur, erscheint Pflege, wenn sie denn genannt wird, in einem ganz anderem Zusammenhang: Menschen ohne legalen Aufenthaltsstatus werden nicht gepflegt, sondern pflegen ihrerseits legale Bundesbürger – und dies meist gegen ein geringes Entgelt. Berichte reichen gar bis zu »Pflegesklaven«, d.h. versteckte MigrantInnen betreuen rund um die Uhr einen Pflegebedürftigen oder mehrere (z.B. ein Ehepaar), erhalten dafür Kost und Logis, können das Haus bzw. die Wohnung jedoch nicht verlassen, da sie dort eingeschlossen werden.[2] Doch wo ist die Pflege als Teil der Gesundheitsversorgung versteckter MigrantInnen zu finden?

2.   Pflege?!

Als ich 2007 erstmals versuchte, die Rolle der Pflege in der Versorgung versteckter MigrantInnen zu eruieren, stellte ich schnell fest: Es scheint sie nicht zu geben. Pflegerischer Bedarf und überhaupt Beispiele pflegerischer Situationen sind schlichtweg nicht erkennbar – was jedoch nicht heißt, dass es sie nicht gibt. Diese Erkenntnis wurde von der Frage begleitet: Ist es in solchen Zusammen-

---

1 Madjiguéne Cissé, eine Sprecherin der Bewegung der »Sans Papiers« in Frankreich, vor der Katholischen Studierendengemeinde in Berlin. Vgl. Erzbischöfliches Ordinariat Berlin (EOB) (1999), S. 119.
2 Vgl. z.B. EOB (1999).

hängen, wo zumeist von vordringlichen, teilweise lebensbedrohlichen, scheinbar genuin medizinischen Themen die Rede ist, überhaupt nötig auch nur ein
Wort über die Pflege zu verlieren? Ja, das ist es. Denn dass solche Themen nicht
erkennbar sind, heißt natürlich nicht, dass es sie nicht gibt. In der gesundheitlichen Versorgung von Menschen, die sich rechtlich illegal in Deutschland aufhalten, sind zunächst Unfälle und Erkrankungen, die medikamentöse oder
chirurgische Therapien benötigen, auffällig. Doch was ist mit versteckten MigrantInnen, die einen Arbeits- oder anderweitigen Unfall erleiden und bleibende
Schäden behalten? Was ist mit solchen, die einen Apoplex[3] erleiden, der eine
Hemiparese, also Halbseitenlähmung, Sprachstörungen oder anderweitige, zumindest zeitweise Behinderungen nach sich zieht? Was ist mit Menschen, die
einen Diabetes mellitus[4] oder andere chronische Erkrankungen entwickeln, die
nicht nur einer medikamentösen Behandlung bedürfen, sondern ganz konkrete
Auswirkungen auf den Lebensalltag haben, mit denen umgegangen werden
muss? Ebenso sind Krebserkrankungen zu nennen, die mannigfaltige Interventionen erfordern, um mit dieser Erkrankung leben zu können (und sie im
besten Fall zu »besiegen«). Ein weiteres Problem, welches bisher völlig uner-
wähnt bleibt, ist das Altwerden in einem rechtlich illegalen Status. Gerade vor
dem Hintergrund, dass MigrantInnen durch die hiesigen Lebensumstände
vergleichsweise schneller altern, eine multimorbide Anamnese aufweisen und
dadurch pflegebedürftig werden können, sollte dieses Problem vermehrt in den
Fokus rücken.[5] Auch wenn ein »Healthy Migrant Effect«[6] zu diskutieren ist, muss
ebenso bedacht werden, dass Menschen, die versteckt leben, auch weitaus höheren, gesundheitsbelastenden bzw. krank machenden Faktoren ausgesetzt
sind.[7] Dass der Lebensalltag vieler Menschen ohne legalen Aufenthaltsstatus
oftmals nicht einfach zu arrangieren ist, ist unbestritten, doch gerade wenn
pflegerische Interventionen, besonders auf Dauer, nötig sind, scheint dies eine
kaum zu bewältigende Aufgabe zu sein. Wer pflegt, vor allem wenn Menschen
alleine nach Deutschland gekommen sind, wenn kein soziales Netzwerk vor-
handen ist, wenn keine Kontakte zu Unterstützerorganisationen, wie kirchlichen
Einrichtungen oder Nichtregierungsorganisationen (NGOs), bestehen?
    Wie ersichtlich wurde, existiert für Menschen in der aufenthaltsrechtlichen

---

3 Schlaganfall.
4 »Zuckerkrankheit«.
5 Vgl. u. a. Kaewnetara/Uske (2001), Kaewnetara (2002), Zeman (2005), Gesundheitsamt Bre-
    men (2007).
6 Der »Healthy Migrant Effect« bezeichnet das Phänomen, dass vor allem gesunde Menschen
    migrieren. Allerdings muss einschränkend gesagt werden, dass dies sicherlich nur für Mi-
    granten gilt, die aus sozioökonomischen Gründen ihr Herkunftsland verlassen und nicht für
    Flüchtlinge.
7 Vgl. Tolsdorf (2008) und (2009).

Illegalität, genauso wie für die übrige Bevölkerung, pflegerischer Bedarf – auch wenn er zumeist nicht sichtbar wird. Ebenso verhält es sich mit Pflegenden: Sie sind vielerorts in der Behandlung versteckter MigrantInnen zu finden – auch wenn dies in den allermeisten Fällen nicht explizit ersichtlich wird.

3. Beispiele aus dem Kontext der Pflege

Die folgenden drei Beispiele sind sehr unterschiedlich und stammen alle aus pflegerischen Zusammenhängen.[8] Sie zeigen wie Pflegende – auch neben ihrer Rolle als Ansprechpartner in Gesundheitsämtern oder Anlaufstellen der NGOs, wie im Folgenden noch deutlich wird – mit versteckten MigrantInnen in Kontakt kommen.

Beispiel 1
Eine schwangere, versteckt lebende Migrantin erhält über eine Anlaufstelle, sei es nun eine Einrichtung des *MediNetzes, Büros für medizinische Flüchtlingshilfe, Malteser Migranten Medizin* (MMM) oder eines städtischen Gesundheitsamtes, welches in diesem Bereich Engagement zeigt, die Möglichkeit, vergünstigt oder evtl. sogar kostenlos in einem kooperierenden Krankenhaus zu entbinden. Der Arzt/die Ärztin wird die Voruntersuchung vornehmen, in der Endphase der Geburt[9] sowie kurz danach anwesend sein und die Nachuntersuchung vornehmen. Die Aufnahme, die (langandauernde) Begleitung der Wehen, die Pflege und das »Kümmern« um den Menschen auf der Station wird jedoch von Pflegenden, also Hebammen, Kranken- bzw. GesundheitspflegerInnen und Kinderkrankenschwestern/-pflegern übernommen werden. Sie stehen somit nicht nur zeitlich in einer viel längeren Beziehung, sondern sind auch wesentlich näher an dem Alltag und dem Erleben dieser Frauen. Dies geht weit über medizinische Belange hinaus. Es geht um Fragen wie zum Beispiel: wie halte ich schmerzhafte Wehen aus, wie atme ich richtig, um dem Baby genug Sauerstoff zukommen zu lassen?[10] Wie gehe ich mit einem Säugling um (unter den Rahmenbedingungen der Illegalität)? Was kann ich bei Stillproblemen tun? Wie kann ich die Ernährung so sichern, dass überhaupt »gesundes Stillen« möglich ist? Wie gehe ich bei der Nabelpflege vor, was tue ich, wenn der Nabel abgefallen ist usw. Mögliche

---

8 Alle Beispiele sind so oder ähnlich in der Realität der Autorin begegnet.
9 Dies bedeutet die Anwesenheit in der Austreibungsphase bis hin zum ggf. Setzen der Naht bei einem Dammschnitt oder Vaginalriss; der Zeitraum beträgt somit insgesamt ca. eine Stunde.
10 Hier muss zusätzlich die Belastung der Frau und der Hebamme gesehen werden, dieses Wissen während der Ausnahmesituation Geburt zu vermitteln, während eine »legale« Frau einen 14-stündigen Geburtsvorbereitungskurs erhält.

Fragestellungen allein in diesem Kontext könnten ein ganzes Kapitel füllen. Bereits während der Schwangerschaft und ebenso nach der Entbindung stehen zumeist alltagsrelevante, pflegerische und weniger medizinische Fragestellungen im Vordergrund.

Dies zeigt ganz konkret vor allem die wichtige Rolle der Hebammen. Sie sind als eine der wenigen pflegerischen Berufsgruppen auch als Kooperationspartner verschiedener Anlaufstellen benannt. So sucht beispielsweise das *MediNetz* Bonn Hebammen für eine Zusammenarbeit. In den Anlaufstellen selbst, in denen es um die Feststellung des Bedarfs und Vermittlung an HeilberuflerInnen geht, arbeiten ebenfalls Pflegende.[11] Gleiches gilt für die Gesundheitsämter, in denen zwar Ärzte erste Ansprechpartner sind, die Mitversorgung aber auch durch Kranken- und GesundheitspflegerInnen geleistet wird. Im Rahmen dieses Beispieles wird jedoch ebenso deutlich, wie weitreichend die benötigten Hilfen sind und wie weit sich Pflegende in die Lebenswirklichkeit versteckt lebender Migrantinnen begeben müssen, um sie wirksam unterstützen zu können.

Beispiel 2
Ein 42-jähriger, in der aufenthaltsrechtlichen Illegalität lebender Iraner (Herr I.), stellt bei sich schon länger, für ihn nicht einordbare Symptome fest. Je nach Nahrungsaufnahme fühlt er sich müde oder ihm wird schwindelig, ständig hat er Durst, manchmal schwitzt er stark. Als seine Arbeit in einer Restaurantküche darunter zu leiden beginnt, wendet er sich an eine Krankenschwester aus seinem Heimatland, die sich legal in Deutschland aufhält und in einem ambulanten Pflegedienst tätig ist. Sie vermutet einen Diabetes mellitus und führt bei ihm mehrfach einen Blutzuckertest durch, die notwendigen Utensilien stehen ihr durch ihre tägliche Arbeit zur Verfügung. Der Verdacht bestätigt sich. Sie vermittelt Herrn I. an einen niedergelassenen Arzt, der ebenfalls der gleichen ethnischen Community entstammt. Dieser nimmt eine medikamentöse Einstellung mit Tabletten vor, die Medikamente erhält Herr I. aus dem Pharmavertreterfundus des Arztes. Gleichzeitig empfiehlt der Arzt, die Ernährungsgewohnheiten anzupassen. Herr I. bittet die Krankenschwester, ihm dabei zu helfen, da er nicht weiß, wie er die Ernährung umstellen soll. Zudem befürchtet er, dies finanziell nicht bewältigen zu können. Die Krankenschwester geht mit Herrn I. in ein nahegelegenes Patienten-Informations-Zentrum (PIZ), dort sucht sie für ihn passende Broschüren aus, und sie sehen sich zum Thema gemeinsam einen Film an. Herr I. muss hier weder Namen noch Kontaktdaten

---

11 Ausgenommen sind hier die Anlaufstellen der *MMM* und das *Cafe 104* in München, da dort, anders als in den *Büros für medizinische Flüchtlingshilfe/MediNetze*, ÄrztInnen die PatientInnen vor Ort behandeln. Aktuell ist in der Sprechstunde der *Med. Flüchtlingshilfe Bochum* beispielsweise eine Kinderkrankenschwester hauptverantwortlich tätig.

oder ähnliches angeben. Bei sprachlichen Problemen übersetzt sie die für ihn relevanten Passagen. Gemeinsam besprechen sie einen Ernährungsplan, der sowohl auf den Alltag, als auch auf die finanziellen Möglichkeiten und die ernährungsspezifischen kulturellen Gewohnheiten von Herrn I. abgestimmt ist. Die im PIZ tätige Pflegerin unterstützt sie dabei mit weiteren Materialien und bietet Herrn I. darüber hinaus Hilfe bei weiteren Fragestellungen an. Ebenso teilt sie ihm die Möglichkeit einer kostenlosen Mikroschulung[12] zum Thema Ernährung bei Diabetes mit. Falls es einmal notwendig sei, dass er sich Insulin injizieren müsste, könne er auch in diesem Bereich eine Mikroschulung in Anspruch nehmen.

In diesem Beispiel wird vor allem der Zusammenhang zwischen Pflegenden und versteckten MigrantInnen der gleichen ethnischen Community deutlich. Gerade vor dem Hintergrund, dass in vielen Ländern Pflegende ein weitaus höheres Ansehen als hierzulande besitzen (vergleichbar mit dem der Ärzte) und über weitreichendere Kompetenzen verfügen, ist es nicht verwunderlich, dass sich versteckte MigrantInnen im Bedarfsfall mit ihrem Anliegen an Pflegende richten.[13] Meiner Erfahrung nach kommt es sogar recht häufig vor, dass versteckt lebende MigrantInnen sich bei medizinischen (und pflegerischen) Belangen zunächst an Pflegende aus der eigenen Community wenden, oder ggf. sich auch Rat bei Pflegenden holen, die in ihrem Heimatland tätig sind.

Darüber hinaus zeigt dieses Beispiel, welche Rolle Patienteninformationszentren spielen können. Diese sind ausschließlich von Pflegenden besetzt und finden deutschlandweit eine immer weitere Verbreitung. Sie sind an Krankenhäuser oder andere Institutionen angebunden oder auch eigenständig. Die im »Netzwerk Patienten- und Familienedukation in der Pflege e.V.«[14] befindlichen Einrichtungen diskutieren momentan, inwieweit die Gruppe versteckter MigrantInnen konkret dort unterstützt werden kann. Eine anonyme Beratung und Information ist heute schon möglich, vielen versteckten MigrantInnen (und auch vielen »legalen« Personen) sind diese Einrichtungen jedoch oftmals noch nicht bekannt. Kooperationen mit gängigen Erstanlaufstellen bei medizinischen und pflegerischen Problematiken werden durch die Mitglieder angestrebt.[15]

---

12 Mikroschulungen sind kleinschrittige, evidenzbasierte, kurze Lerneinheiten zu speziellen Themen, die sich an ein bis zwei Adressaten richten.

13 Dies ist nicht zuletzt durch eine weitreichendere Ausbildung bedingt, da die hierzulande bekannten pflegerischen Handlungen nach Anleitung häufig von Angehörigen übernommen werden und Pflegende sich auch auf medizinische Aufgaben konzentrieren. In Kamerun beispielsweise sind Pflegende selbständig als Fieldworker unterwegs, besetzen dort eigene kleine Krankenstationen in abgelegenen Gebieten und dürfen Praxen, ähnlich wie deutsche Arztpraxen, eröffnen, wo sie z. B. auch Medikamente verschreiben.

14 Vgl. http://www.patientenedukation.de/ (Stand: 15.07.2010).

15 Standorte von Patienteninformationszentren: http://www.patientenedukation.de/ links.php (Stand: 15.07.2010).

Beispiel 3

Frau P. ist in der aufenthaltsrechtlichen Illegalität alt geworden. Vor rund 30 Jahren holte ihre rechtlich hier legal lebende Tochter sie nach, damit sie sich um die Betreuung der Kinder kümmern kann. Die Kinder sind inzwischen groß und leben in England und Frankreich, die Tochter wird in wenigen Jahren selbst das Rentenalter erreichen. Der Ehemann, Frau P.s Schwiegersohn, verstarb vor einigen Jahren nach einem Herzinfarkt. In den letzten zwei Jahren entwickelte sich eine Pflegesituation, Frau P. ist multimorbide, wie es für eine über 80-Jährige nicht unüblich ist: Sie entwickelte einen »Altersdiabetes«, hatte einen kleinen Schlaganfall (der gegen private, »vergünstigte«, Bezahlung behandelt wurde und fast die gesamten finanziellen Reserven aufbrauchte), ist gehunfähig und zeigt erste Symptome einer Demenz. Inzwischen benötigt Frau P. mehrmals am Tag Hilfe, die Zeiträume, in denen sie alleine, also unbeaufsichtigt, in der Wohnung verbleiben kann, werden zusehends kürzer. Die Pflege gestaltet sich sowohl physisch als auch psychisch für die Tochter immer schwieriger. Diese verfügt lediglich über eine kleine Witwenrente, ihr eigenes Einkommen und die Rente, die demnächst hinzukommen wird, ist ebenfalls gering, da sie seit Jahren im Niedriglohnsektor tätig ist. Eine zusätzliche Betreuungsperson kann somit nicht finanziert werden. Gleichzeitig kann sie kaum noch acht Stunden arbeiten, da die Mutter nicht alleine bleiben kann. Es gibt Anlaufstellen für medizinische Problemlagen, aber wohin soll sich die Tochter in einer solchen Pflegesituation wenden? An einen Pflegestützpunkt sicher nicht. Und was ist, wenn eine palliativ pflegerische Situation eintritt oder die Mutter am Ende verstirbt (was irgendwann unausweichlich ist)?[16]

Dieses Beispiel ist mir tatsächlich genau so bekannt. Die Situation hat sich dahingehend entwickelt, dass die dementielle Störung vorangeschritten ist, Frau P. ihre Mutter tagsüber einschließt, damit diese nicht auf die Straße läuft und der »Worst-Case« eintritt: nämlich dass sie von der Polizei als hilflose Person aufgegriffen wird. Eine Nachbarin, der die Situation der Familie bekannt ist, besitzt einen Wohnungsschlüssel und schaut hin und wieder nach der Mutter, sagt jedoch gleichzeitig, dass sie nicht weiß, wie lange sie dies noch unterstützen kann, da eben nicht nur Aufsicht, sondern auch Pflege benötigt wird. An dieser Stelle wird deutlich, wie wenig die Praxisdisziplin Pflege sich als helfender Akteur ihrer Aufgaben bewusst ist. Anders als bei niedergelassenen Ärzten, die Kooperationspartner verschiedener Anlaufstellen der NGOs sind oder die auch von sich aus versteckte MigrantInnen behandeln, gibt es eben keine ambulanten Pflege- oder Hospizdienste, die sich dieser vulnerablen Gruppe annehmen. Wie sich das Schicksal von Frau P. und ihrer Mutter entwickeln wird, ist daher un-

---

16 Dies war im Übrigen die größte Sorge der Mutter: Was ist, wenn ich sterbe? Werde ich in Deutschland ein Begräbnis bekommen?

gewiss. Eine Lösung dieser Problematik oder auch nur Linderung der Situation ist nicht in Sicht.[17]

4.   Pflegerische Aufgaben

In den drei beschriebenen Beispielen wird bereits in Teilen deutlich, in welchen Bereichen die Pflege und Pflegende versteckte MigrantInnen berühren. Zudem wird sichtbar, dass es um alltagsnahe und -relevante Dinge geht, die weit über medizinische Belange hinausgehen. Diese Konstellation birgt jedoch die Gefahr, sich durch sein Handeln, im Gegensatz zu Hilfen bei genuin medizinischen Aspekten, strafbar zu machen. Zwar sind medizinische Hilfen in Notlagen inzwischen explizit aus der strafrechtlichen Verfolgung herausgenommen worden,[18] jedoch bergen darüber hinausgehende Hilfen weiterhin das Risiko einer strafrechtlichen Verfolgung. Sie müssen zumindest in einer rechtlichen Grauzone gesehen werden. In der Allgemeinen Verwaltungsvorschrift zum Aufenthaltsgesetz von 2009 (AVV) heißt es:

> »Handlungen von Personen, die im Rahmen ihres Berufes oder ihres sozial anerkannten Ehrenamtes tätig werden (insbesondere Apotheker, Ärzte, Hebammen, Angehörige von Pflegeberufen, Psychiater, Seelsorger, Lehrer, Sozialarbeiter, Richter oder Rechtsanwälte), werden regelmäßig keine Beteiligung leisten, soweit die Handlungen sich objektiv auf die Erfüllung ihrer rechtlich festgelegten bzw. anerkannten berufs-/ ehrenamtsspezifischen Pflichten beschränken. Zum Rahmen dieser Aufgaben kann auch die soziale Betreuung und Beratung aus humanitären Gründen gehören, mit dem Ziel, Hilfen zu einem menschenwürdigen Leben und somit zur Milderung von Not und Hilflosigkeit der betroffenen Ausländer zu leisten.«[19]

Doch unklar bleibt, ob dies Hilfen umfasst, die in alltagsnahen Bezügen auftreten. Inwieweit macht sich zum Beispiel eine Pflegende strafbar, die einem insulinpflichtigen, versteckten Migranten behilflich ist, einen Kühlschrank zu besorgen, um eine adäquate Aufbewahrung des Medikamentes zu gewährleisten? Betrachtet man die AVV, bleibt die Frage, ob es zum abgesteckten Berufsrahmen einer Pflegenden auch gehört, einen Kühlschrank zu besorgen – dies ist zumindest kein Curriculumsinhalt. Und schließt die Handlung, einen Kühl-

---

17 Grundsätzlich sollten in einer solchen Situation auch immer aufenthaltsrechtliche Legalisierungsmöglichkeiten geklärt werden. Inzwischen lässt sich Frau P. von einer Stelle der Diakonie hinsichtlich eines möglichen Aufenthaltstitels für ihre Mutter beraten.

18 Allgemeine Verwaltungsvorschrift zum Aufenthaltsgesetz der Bundesregierung vom 27. 07. 2009, Drucksache 669/09: http://www.bundesrat.de/cln_090/nn_8694/SharedDocs/Drucksachen/2009/0601 – 700/66909,templateId=raw,property=publicationFile.pdf/669 – 09.pdf (Stand: 21. 07. 2010).

19 Ebd., siehe Vor 95.1.4.

schrank zu besorgen (und nicht zu beraten, wo ein solches Gerät günstig beschafft werden kann), die Straffreiheit zur Milderung von Not aus? Gleiches gilt für eine Hebamme, die beispielsweise Babykleidung oder andere Dinge im Zusammenhang mit einer Säuglingserstausstattung besorgt oder eine Wohnung vermittelt. Daher besteht weiterhin die Sorge, dass in bestimmten Hilfskonstellationen die Unterstützung als strafrechtlich relevante Beihilfe (§ 27 StGB) gesehen werden könnte.[20] Letztendlich ist jedoch sicherlich – mit oder ohne Verwaltungsvorschrift – eine Strafverfolgung eher unwahrscheinlich, da ein humanitäres Problem inoffiziell und kostenlos gelöst wird, und eine solche Maßgaben wie der § 27 StGB wohl eher der Befriedigung ordnungspolitischer Gesichtspunkte dient.

Ein weiteres Problem ist, wie sich in vielen Gesprächen zudem herausstellte, dass Helfende bezweifeln, dass die neue Verwaltungsvorschrift überhaupt bei Krankenhausverwaltungen, Sozialämtern, Ausländerbehörden und der Polizei bekannt ist, und ebenso, ob die direkt Handelnden, wie Ärzte, Pflegende, aber auch versteckte MigrantInnen selbst, Kenntnis über die Existenz der AVV besitzen.

Im ersten Beispiel wurde bereits der stationäre Bereich in Zusammenhang mit einer Entbindung angesprochen. Nicht nur bei Geburten, sondern auch bei Erkrankungen, die einen Krankenhausaufenthalt erfordern, ist davon auszugehen, dass Pflegende als Bindeglied zwischen Krankheit und Aufrechterhaltung bzw. Neueinrichtung des Lebensalltages genutzt werden. Es finden »Ad-hoc-Beratungen« statt, d. h. fast nebenbei.[21] Dies ermöglicht versteckten MigrantInnen, ohne zusätzliche zeitliche Ressourcen einzufordern,[22] Fragen zu stellen, Bedarf zu klären und Hilfen anzufragen. Ebenso finden andere Elemente der Edukation, wie Schulung und Information, nebenbei statt, beispielsweise wie eine subkutane Injektion durchgeführt wird mit den entsprechenden Hinweisen, dass die Einstichstellen gewechselt werden müssen, welche Stellen sich eignen usw.

In diesem Zusammenhang sind nicht nur edukative Aufgaben als pflegerische Handlungsfelder relevant. Weitere Bereiche, die eine Rolle spielen, sind prä-

---

20 Beispielsweise konstatiert das katholische Forum Illegalität in seiner Erläuterung zur AVV: »Die Strafbarkeit einer Beihilfehandlung nach § 95 Abs. 1 Nr. 2 AufenthG i. V. m. § 27 StGB (Beihilfe zum unerlaubten Aufenthalt) solle aber bestehen bleiben. Hier sei auf die wertende Betrachtung im Einzelfall abzustellen.« Explizit sei nur genuin medizinische Hilfe herausgenommen worden. Vgl.: http://www.forum-illegalitaet.de/Kath_Forum_Erl_uterung_AVV_Aufenthaltsgesetz.pdf (Stand: 20. 11. 2010). Siehe auch den Anhang dieses Bandes.

21 Vgl. Tolsdorf et al. (2009).

22 Dies bezieht sich auf den Umstand, dass Menschen ohne legalen Aufenthaltsstatus häufig keine zusätzlichen »Dienste« einfordern wollen, also eher verhalten mit ihren Fragen und eigenen Belangen umgehen. Gleiches ist übrigens generell bei PatientInnen zu beobachten.

ventive Aspekte, wie Verhaltensanleitungen zum Schutz vor Geschlechtskrankheiten oder dem Hinweis zum Erhalt von Impfungen. Oftmals besteht auch der Wunsch, die Menschen weiter begleiten zu können, ähnlich den FamiliengesundheitspflegerInnen, um auch nach dem Erstkontakt eine umfassende Hilfe leisten zu können. Gerade Pflege, die Erkrankungen und damit verbundene Lebenssituationen als ganzheitlich[23] betrachtet, ist hier prädestiniert, um Unterstützung zu leisten. Im Gespräch mit verschiedenen Anlaufstellen für versteckte MigrantInnen, aber auch in der Literatur wird deutlich, dass diese Menschen eigentlich nie mit einem rein medizinischen Problem kommen, sondern ein Konglomerat an Problemen vorliegt. So spielen beispielsweise soziale Komponenten eine häufige Rolle,[24] die Ernährungs- Wohn- und/oder Arbeitssituation können problematisch sein, sowohl hinsichtlich der allgemeinen Lebenssituation, als auch bezüglich gesundheitsgefährdender, krank machender und/oder genesungshinderlicher Faktoren.[25] Gerade Pflege denkt aber umfassend in Alltagsbezügen, auch dort geht es immer über medizinische und/oder pflegerische Fragestellungen hinaus. Dies zeigt sich zum Beispiel in den allgegenwärtigen AEDL[26]/ATL[27]-Konzepten nach Monika Krohwinkel und Juliane Juchli,[28] die die Aktivitäten des täglichen Lebens umfassen und auch Bereiche beinhalten, wie mit »existentiellen Erfahrungen des Lebens umgehen«, »für Sicherheit sorgen« (auch psychisch) oder »soziale Bereiche des Lebens« zu sichern[29] – alles Bereiche die im Kontext von illegalem Aufenthalt und Krankheit eine Rolle spielen.

Im letzten Beispiel wird dagegen deutlich, dass die praktische Pflege noch viel zu wenig in der Unterstützung von Menschen ohne legalen Aufenthaltsstatus zu finden ist und dass diese Menschen, und vor allem auch ihre Angehörigen, in

---

23 Auch wenn der Begriff »Ganzheitlichkeit« in der Pflegewissenschaft inzwischen nicht mehr verwendet wird, da er einen nicht zu erfüllenden Anspruch verkörpert, wird er an dieser Stelle gebraucht, um den Facettenreichtum der Problemlagen, die es zu bewältigen gilt, am besten zu verdeutlichen.

24 Beispielsweise waren 2002 fast 3/4 aller Hilfesuchenden der Afrikasprechstunde am Gesundheitsamt in Frankfurt am Main auch von sozialen Problemen betroffen. Vgl. Beauftragte der Bundesregierung für Migration, Flüchtlinge und Integration (2003). In aktuellen Gesprächen/Interviews (2010) mit verschiedenen Anlaufstellen in unterschiedlichen Bundesländern wurde wieder einmal bestätigt, dass fast niemand mehr »nur« mit medizinischen Problemen vorstellig wird.

25 Vgl. Tolsdorf (2008), S. 53–83 und S. 106–107.

26 AEDL:»Aktivitäten und existentielle Erfahrungen des Lebens«, inzwischen ABEDL: »Aktivitäten, Beziehungen und existentielle Erfahrungen des Lebens«.

27 ATL: »Aktivitäten des täglichen Lebens«.

28 Siehe Roper et al. (1983), Juchli (1994) und Krohwinkel (2007). Die Vorläufer von Virginia Henderson (die 14 Grundbedürfnisse des Menschen) und Nancy Roper (die 12 Lebensaktivitäten) stammen bereits aus den Jahren 1966 und 1976.

29 Budnik (2005), S. 41.

genuinen pflegerischen Situationen meist alleine und hilflos dastehen. Die Pflege als Praxisdisziplin darf daher nicht weiter »im Verborgenen« agieren. Pflege muss sichtbar werden, vor allem an den Stellen, an denen sie bereits tätig ist: in den Krankenhäusern, den Anlaufstellen der *Büros für medizinische Flücht-lingshilfe/Medibüros*, in den Gesundheitsämtern usw. Sie muss sich aber ebenso als selbstständiger Akteur, z. B. im Rahmen von ambulanten Pflegediensten, diesen Menschen zur Verfügung stellen. Um dies zu ermöglichen, ist es zunächst wichtig, sich Erstanlaufstellen als Kooperationspartner anzubieten.

Im Rahmen der Entgegennahme des Agnes-Karll-Preises im September 2009, den ich für eben die Arbeit zur Gesundheitssituation und -versorgung versteckt lebender MigrantInnen erhielt, sprach ich zum ersten Mal zu einem fast genuin »pflegerischen Publikum«. Anhand des Feedbacks wurde mir klar, wie dringlich das Problem der gesundheitlichen Versorgung (medizinisch wie eben auch pflegerisch) von dieser Berufsgruppe gesehen wird – und darüber hinaus wie alleingelassen und unbeachtet sie sich dabei fühlt.

5.   Die Rolle der Pflegewissenschaft

»Eine Aufgabe der Pflegewissenschaft sollte darin bestehen, verdeckte und vernach-lässigte Problembereiche der gesundheitlichen und pflegerischen Versorgung aufzu-zeigen und den davon betroffenen Menschen eine Stimme zu geben«.[30]

Generell steht das Thema gesundheitliche Versorgung versteckt lebender Mi-grantInnen noch im Hintergrund und wird von Ethnologie, Sozialwissen-schaften und anderen Disziplinen wenn überhaupt nur am Rande bearbeitet. Dabei zeigt das Zitat von Andreas Büscher sehr deutlich, dass sich auch die Pflegewissenschaft dieser Problematik annehmen sollte. Im Austausch mit Forschern aus anderen Feldern zeigte sich, dass die Pflegewissenschaft als weitere Disziplin nicht nur anerkannt, sondern gewünscht wird.

Bezüglich der Rolle der Pflegewissenschaft kann nach bisherigem Erkennt-nisstand zusammengefasst und gefordert werden:

1. Die Pflegewissenschaft muss sich, ebenso wie die professionelle Pflege, ihrer Verantwortung im Feld der versteckten Migration bewusst werden.
2. Aufgabenfelder müssen von ihr klar definiert werden.
3. Themen wie Schwangerschaft, aber auch Leben mit Behinderung, Pflegebe-dürftigkeit und chronische Erkrankungen, Altern und Sterben, in Zusam-menhang mit einem rechtlich illegalen Aufenthalt, müssen bearbeitet und

---

30 Büscher (2009), S. 86 f.

angesprochen werden – und dies kann nur Aufgabe der Pflegewissenschaft sein.

4. Die Pflegewissenschaft muss endlich ihren Teil zur Wissensgenerierung beitragen. Politischen Akteuren muss mit Forschungsanstrengungen begegnet und es muss eine Diskussionsgrundlage geschaffen werden, auch in pflegerischen Belangen, die die Verantwortlichen zum Handeln anregt, wenn nicht sogar zwingt.

6. Fazit und Ausblick

Zusammengefasst kann konstatiert werden: Versteckte MigrantInnen haben in vielen Bereichen ein zumindest größeres Potenzial physisch oder psychisch zu erkranken. Zudem sind Probleme in diesem Bereich häufig umfassend und beinhalten darüber hinaus soziale und alltagsrelevante Komponenten. Sie gehören somit zu einer vulnerablen Gruppe, die nicht nur der besonderen medizinischen, sondern auch pflegerischen Fürsorge bedürfen. Pflegerische Settings und Bedarfe werden deutlich. Krankenschwestern bzw. Kranken- und GesundheitspflegerInnen sowie Hebammen als Berufsgruppe sind somit durchaus relevant in der Gesundheitsversorgung versteckter MigrantInnen. Allerdings agieren sie – bis heute – kaum sichtbar und bleiben dadurch verborgen wie die versteckten MigrantInnen selbst. Diesem Umstand gilt es Rechnung zu tragen und den Belangen von Menschen ohne legalen Aufenthaltsstatus in pflegerischer Hinsicht Beachtung zu schenken.

Literatur

Beauftragte der Bundesregierung für Migration, Flüchtlinge und Integration (Hrsg.) (2003): Gesunde Integration. Dokumentation der Fachtagung des Bundesweiten Arbeitskreises Migration und öffentliche Gesundheit, Berlin/Bonn.

Borde, T./David, M./Papies-Winkler, I. (Hrsg.) (2009): Gesundheitliche Versorgung von Menschen ohne Papiere, Frankfurt a. M.

Budnik, B. (2005): Pflegeplanung leicht gemacht. Für die Gesundheits- und Krankenpflege, München.

Büscher, A. (2009): Rezension zum Buch »Tolsdorf, M. (2008), Verborgen. Gesundheitssituation und -versorgung versteckt lebeneder MigrantInnen in Deutschland und in der Schweiz, Bern«, in: Pflege & Gesellschaft, 14. Jahrgang, Februar 2009, S. 138 – 154.

Erzbischöfliches Ordinariat Berlin (EOB) (Hrsg.) (1999): Illegal in Berlin. Momentaufnahmen aus der Bundeshauptstadt, Betrifft: Migration, Nr. 4, Dezember 1999, Berlin: http://www.erzbistumberlin.de/fileadmin/user_mount/PDF-Dateien/Rundfunk/Migration_4.pdf (Stand: 05.04.2011).

Gesundheitsamt Bremen (Hrsg.) (2007): Pflegegutachten bei Migrantinnen und Migranten. Ein Bericht zu Daten des Gesundheitsamtes Bremen, Bremen: http://www.gesundheitsamt.bremen.de/sixcms/media.php/13/2_nb_Migration_pflegegutachten_bei_%20migranten_30_05_2007.pdf (Stand: 21.07.2010).

Juchli, L. (1994): Pflege. Praxis und Theorie der Gesundheits- und Krankenpflege, Stuttgart.

Kaewnetara, E./Uske, H. (2001): Migration und Alter – Auf dem Weg zu einer kulturkompetenten Altenarbeit. Konzepte, Methoden, Erfahrungen, Duisburg.

Kaewnetara, E. (2002): Kulturkompetente Pflege. Ein Leitfaden zur interkulturellen Öffnung Ambulanter Pflegediensteinrichtungen, Duisburg/Wuppertal: http://prolog.uniduisburg.de/Pflege1.pdf (Stand: 21.07.2010).

Krohwinkel, M. (2007): Rehabilitierende Prozesspflege am Beispiel von Apoplexiekranken, Bern.

Roper, N. et al. (1983): Die Elemente der Krankenpflege. Ein Pflegemodell, das auf einem Lebensmodell beruht, Basel.

Tolsdorf, M. (2008): Verborgen. Gesundheitssituation und -versorgung versteckt lebender MigrantInnen in Deutschland und in der Schweiz, Bern.

Tolsdorf, M. (2009): Gesundheit und Krankheit im Kontext rechtlicher Illegalität: Das Paradox von vermehrter Bedürftigkeit und Ausschluss aus der Regelversorgung. Situation – Konsequenzen – Entwicklungen, in: Borde et al. (2009), S. 77 – 92.

Tolsdorf, M./Bamberger, G. G./Abt-Zegelin, A. (2009): Beratungsgespräche in der Pflege »Bitte bleiben Sie hier …« 1. Teil, in: Die Schwester/Der Pfleger 07/2009 (48), S. 652 – 655.

Zeman, P. (2005): Ältere Migranten in Deutschland. Expertise des Zentrums für Altersfragen im Auftrag des Bundesamtes für Flüchtlinge und Migration, Berlin.

Wiebke Bornschlegl

»Kinder gibt es nicht.«
Das Recht auf Gesundheit von Kindern in
aufenthaltsrechtlicher Illegalität

>>Kinder erleben nichts so scharf und bitter wie die Ungerechtigkeit.«[1]
Charles Dickens, 1860: Great Expectations, Kap. 8

1. Einleitung

»Kinder sind ein besonders vulnerabler Teil einer Bevölkerung, und daher gilt die
Gesundheit von Kindern weltweit als sensibler Indikator für die allgemeine Gesundheitssituation innerhalb eines Landes oder einer sozialen Gruppe sowie für deren
soziale und ökonomische Lage.«[2]

Der folgende Beitrag überprüft den Umgang mit der Gesundheit von Kindern in
der aufenthaltsrechtlichen Illegalität in der Bundesrepublik Deutschland.

Laut Mitteilung des Bundesministeriums der Justiz hat das Bundeskabinett
am 3. Mai 2010 die Rücknahme der Vorbehaltserklärung zur UN-Kinderrechtskonvention beschlossen.[3] Mit dieser Rücknahme achtet und schützt die
Bundesrepublik Deutschland Kinderrechte ab sofort rein juristisch betrachtet
ohne Vorbehalt. Der Rücknahmebeschluss signalisiert für die Rechtsanwendung
deutlich den Vorrang des Kindeswohls – die Qualität der Umsetzung in der
Praxis ist jedoch noch nicht zu beurteilen und bedarf einer Überprüfung zu
einem späteren Zeitpunkt. Trotz dieses ersten positiven Signals bleibt eine
bislang große Lücke und daraus resultierende Ungewissheit bezüglich der Si-

---

1 Zitat im Original: »In the little world in which children have their existence [...], there is
   nothing so finely perceived and so finely felt, as injustice.«
2 Knipper/Bilgin (2009), S. 36 f.
3 Die UN-Kinderrechtskonvention wurde am 5. April 1992 durch die Bundesrepublik
   Deutschland nur unter Vorbehalt ratifiziert. Die Kinderrechte nach der UN-Konvention
   kamen demnach in asyl- und ausländerrechtlichen Verfahren nicht zur Anwendung. Die Folge
   dieser Ungleichbehandlung ist unter anderem, dass Minderjährige in asyl- und ausländerrechtlichen Verfahren bereits ab 16 Jahren wie Erwachsene behandelt werden und z. B. in
   Abschiebungshaft genommen werden können. Die Kinderrechtskonvention sieht den Vorrang des Kindeswohls bei allen staatlichen Maßnahmen vor. Die Vorbehaltserklärung im
   Wortlaut kann abgerufen werden unter: http://www.tdh.de/content/themen/schwerpunkte/
   kinderrechte/vorbehaltserklaerung.htm (Stand: 18.04.2011).

tuation von Kindern in der aufenthaltsrechtlichen Illegalität und ihrer medizinischen Versorgung.

Der folgende Beitrag offenbart eine spezielle Relevanz, welcher bislang weder in der öffentlichen noch in der wissenschaftlichen Diskussion Rechnung getragen wurde:[4] Aktuell existieren umfangreiche Studien zur Situation illegal anwesender MigrantInnen in Deutschland, durchgeführt in Großstädten wie beispielsweise Berlin,[5] München,[6] Leipzig,[7] Frankfurt[8] und Köln[9] sowie deutschlandweite Untersuchungen.[10] Studien bezüglich der besonderen Situation von Kindern gibt es bislang jedoch nicht (abgesehen von einem ersten Einblick in die Thematik bei Pollmann (1995) sowie Stark (2009) und Knipper/ Bilgin (2009)), obwohl der Anteil der Kinder an der Gesamtzahl von Menschen ohne gültige Aufenthaltserlaubnis von Experten aktuell deutlich höher geschätzt wird als ursprünglich angenommen: Cyrus stellt eine »alarmierend hohe Zahl« von Kindern fest, die außerdem zunehme.[11] Auch Alt konstatiert:»Bezüglich Kindern scheint der Anteil höher zu sein als ursprünglich angenommen.«[12] So sind beispielsweise laut einer Befragung des Diakonischen Werkes Rheinland unter den betreffenden Beratungsstellen 21 % der Migranten ohne gültigen Aufenthaltsstatus zwischen 0 und 16 Jahre alt, 17 % der Befragten hatten Kinder bei sich.[13]

Um ein Stück der aufgezeigten Lücke zu schließen setze ich mich im vorliegenden Beitrag mit folgenden Fragen auseinander:

1. Was sind die bisherigen rechtlichen Rahmenbedingungen zur medizinischen Versorgung von Kindern und Jugendlichen ohne Aufenthaltsstatus in Deutschland und welche ethische und moralische Beurteilung der Situation impliziert dieser Status quo?

2. Wie gestaltet sich die Situation in der Realität – wie beurteilen ExpertInnen den tatsächlichen Zugang zu medizinischer Versorgung für Kinder in aufenthaltsrechtlicher Illegalität?

3. Welche speziellen Schwerpunkte und daraus folgenden Bedürfnisse (Krankheitsbilder und zugehörige notwendige Behandlungen) gibt es bei der

---

4 »Besonders schwierig ist die gesundheitliche Situation von Kindern in der Illegalität. Sie sind in der Regel medizinisch nicht oder nur unzureichend versorgt.« (Krieger et al. (2006), S. 20).
5 Alscher et al. (2001), Franz (2003).
6 Anderson (2003), Alt (2003).
7 Alt (1999).
8 Krieger et al. (2006).
9 Bommes/Wilmes (2007).
10 Tolsdorf (2008), Schönwälder et al. (2004).
11 Cyrus (2004), S. 4.
12 Alt (1999), S. 12.
13 Sextro et al. (2003).

medizinischen Versorgung von Kindern in der aufenthaltsrechtlichen Illegalität?

4. Welche Problembereiche identifizieren ExpertInnen in der medizinischen Versorgung von Kindern ohne gültigen Aufenthaltsstatus?

5. Wie kann die medizinische Versorgung von Kindern ohne Aufenthaltsstatus verbessert werden? Wie kann den speziellen (medizinischen) Bedürfnissen von Kindern Rechnung getragen werden?

2. Rechtliche und soziale Rahmenbedingungen

Menschenrechte bedeuten nach der Hierarchie der Rechtsnormen unveräußerliche Rechte, welche grundsätzlich statusunabhängig sind und daher uneingeschränkt für alle Frauen, Männer und Kinder gelten, die in Deutschland leben.[14] Der Gesundheitszustand eines Menschen ist von elementarer Bedeutung für ein Leben in Würde, weshalb das Menschenrecht auf Gesundheit in den letzten Jahrzehnten auch international Anerkennung gefunden hat und zum Beispiel Bestandteil des Internationalen Paktes über wirtschaftliche, soziale und kulturelle Rechte (UN-Sozialpakt) von 1966 ist.[15] Auch Deutschland ist seit 1976 an diesen gebunden.[16] Menschenrechte bedeuten jedoch nicht ausschließlich moralische Werte, sondern formulieren gleichzeitig Rechtsansprüche, die durch Institutionen durchgesetzt werden sollen (staatliche Gerichte, Beratungsstellen etc.). Die Aufgaben des Staates gliedern sich somit in drei Schwerpunkte:

1. Achtung der Menschenrechte in staatlichen Tätigkeiten.
2. Schutz der Menschenrechte gegen die Beeinträchtigung durch Dritte.
3. Gewährleistung der Inanspruchnahme der Menschenrechte durch die Bereitstellung eines geeigneten institutionellen Rahmens.[17]

Durch die Existenz von MigrantInnen in aufenthaltsrechtlicher Illegalität[18] entsteht eine besondere Situation, denn sie können nach aktueller Gesetzgebung ihr Menschenrecht auf Gesundheit faktisch oftmals nicht wahrnehmen.

Krankheit bedeutet für Menschen, die sich illegal in Deutschland aufhalten,

---

14 Vgl. Bielefeldt (2007), Stark (2009).

15 Vgl. u. a. van Krieken (2003), Marks (2006).

16 Das Recht auf Gesundheit ist in Artikel 12 des Dokumentes niedergelegt: »(1) The States Parties to the present Covenant recognize the right of everyone to the enjoyment of the highest attainable standard of physical and mental health.« Vgl. United Nations (1966), Artikel 12, Absatz 1.

17 Weitere Ausführungen zur Pflichtentrias des Staates finden sich bei Bielefeldt in diesem Band.

18 Der Begriff aufenthaltsrechtlicher Illegalität ist im deutschen Recht nicht positiv definiert. Seine Definition ergibt sich vielmehr aus den Regelungen zur Einreise und Aufenthalt im

ein schweres, wenn nicht unlösbares Problem, da sie de facto von der deutschen Gesundheitsversorgung ausgeschlossen sind:[19] Die Inanspruchnahme von Leistungen[20] kann aufgrund der in Deutschland im europaweiten Vergleich einmaligen bestehenden Übermittlungspflicht öffentlicher Stellen an die Ausländerbehörden (§ 87 AufenthG) zu einem Aufdecken des illegalen Aufenthaltsstatus' führen und eine Abschiebung nach sich ziehen[21] – auf die Therapie folgt die Ausweisung. Wie die Bayerische Landesärztekammer in einem Informationsflyer zur »Behandlung von Patientinnen und Patienten ohne gesicherten Aufenthaltsstatus« zusammenfasst, unterstehen Ärztinnen und Ärzte, Arztpraxen sowie medizinische Einrichtungen in privater Trägerschaft nicht der Meldepflicht – zur Datenübermittlung sind ausschließlich öffentliche Stellen verpflichtet.[22] Obwohl die Landesärztekammer in dem betreffenden Flyer ausdrücklich die Pflicht der Ärztinnen und Ärzte zu medizinischer Hilfeleistung betont, besteht dennoch weiterhin vielerorts Unsicherheit bezüglich Rechtslage und Kostenabrechnung sowie auf Seiten der Illegalisierten große Angst bezüglich der geltenden gesetzlichen Regelungen.

Dieses Dilemma führt dazu, dass Krankheiten verschleppt werden, Leiden sich chronifizieren und Infektionskrankheiten sich verbreiten, was sich in einer überproportionalen Inanspruchnahme von Notfallambulanzen, Schwangerschaftskonfliktberatungsstellen, sozial-medizinischen Diensten sowie Akutversorgungsangeboten psychiatrischer Institutionen durch MigrantInnen in aufenthaltsrechtlicher Illegalität manifestiert.[23] Menschen ohne regulären Aufenthaltstitel können ihre in der Theorie bestehenden Rechte demzufolge in der Praxis nicht ohne Risiko von Verhaftung und Abschiebung wahrnehmen; der

---

Aufenthaltsgesetz (AufenthG). Als »Menschen ohne Papiere«, »Sans Papiers«, »Menschen in der aufenthaltsrechtlichen Illegalität«, »Statuslose« oder auch »Menschen ohne Aufenthaltsstatus« wird demzufolge jene Gruppe von Personen benannt, die sich in Deutschland in der aufenthaltsrechtlichen Illegalität befindet. Vgl. Deutsches Institut für Menschenrechte (2007), Fisch (2007).

19 Vgl. u. a. Bielefeldt (2007), Deutsches Institut für Menschenrechte (2007), Fisch (2007), Franz (2008), Montgomery (2008), Tolsdorf (2008), David/Borde (2009).

20 Illegale MigrantInnen gehören zum berechtigten Personenkreis nach § 1 Abs. 1 Nr. 5 des Asylbewerberleistungsgesetzes und haben somit Ansprüche auf Leistungen bei akuter Krankheit und akuten Schmerzzuständen, bei Schwangerschaft und nach der Geburt sowie auf sonstige Leistungen, die zur Sicherung der Gesundheit unerlässlich sind. Vgl. Bundesministerium des Inneren (2007).

21 Vgl. Rabbata (2006) und Hölzinger (2008).

22 Bayerische Landesärztekammer (2010): Menschen in Not helfen! Informationen für Ärztinnen und Ärzte. Behandlung von Patientinnen und Patienten ohne gesicherten Aufenthaltsstatus: http://www.blaek.de/beruf_recht/menscheninnothelfen/BLAEK_Flyer_Migranten.pdf (Stand: 18.04.2011).

23 Vgl. Tolsdorf (2008) und David/Borde (2009).

Staat versagt in seiner Verantwortung zur Schaffung von Bedingungen für die faktische Inanspruchnahme von Menschenrechten.[24]

Eine besondere Brisanz erhält das Thema aufgrund der spezifischen physischen wie psychischen Belastungen, denen bereits *legale* MigrantInnen ausgesetzt sind: Ein Migrationsvorgang fordert eine große individuelle Anpassungsleistung; eigene Normen und Kompetenzen werden in Frage gestellt.[25]

Besondere Risikogruppen innerhalb der MigrantInnen sind Kinder und Jugendliche – diese sind außerdem überproportional von Bildungsarmut betroffen[26] – Frauen sowie irreguläre MigrantInnen ohne rechtlich gesicherten Aufenthaltsstatus.[27] Offensichtlich wird, dass Kinder und Jugendliche ohne Aufenthaltsstatus sich in verschiedenen Risikogruppen zugleich wiederfinden.

Kinder und Jugendliche sind in der Regel nicht auslösend oder in entscheidender Funktion an einem Migrationsvorgang beteiligt, sondern werden von ihren Eltern oder Erziehungsberechtigten »mitgenommen« oder aber erst in Deutschland in der Illegalität geboren. Es liegt demzufolge in der Mehrzahl der Fälle von Kindern ohne Aufenthaltsstatus[28] *keine* bewusste Entscheidung für das Verlassen der Heimat und den Umzug nach Deutschland vor, was ein Verständnis für das Vorgehen (den Wohnortswechsel) aus Sicht der Kinder tendenziell erschwert. Das Verlassen der gewohnten Umgebung, sozialer Systeme, der Muttersprache etc. – all dies wird von Kindern nicht bewusst entschieden und weiterhin nicht in gleichem Maße wie von Seiten der Eltern als notwendig erachtet, da eine realistische Einschätzung der Notwendigkeit zur Migration (beispielsweise aufgrund politischer Verfolgung, wirtschaftlicher Situation) für Kinder aufgrund fehlender Informationen oder naiv-infantiler Einschätzung nicht gleichermaßen offensichtlich sein kann. Dies bedeutet eine besondere Verletzlichkeit der Kindern, die das Vorgehen weder initiiert haben, noch ihre Situation begreifen oder begründen können. Argumente, welche die Verweigerung einer regulären medizinischen Versorgung für Menschen ohne gültigen Aufenthaltsstatus beispielsweise mit dem potenziell selbstbestimmten Begeben der Betroffenen in die Illegalität begründen, sind im Falle von Kindern erst recht

---

24 Vgl. hierzu auch die Beiträge von Penteker, Groß/Bieniok und anderen in diesem Band.
25 Müller (2004), S. 52 fasst zusammen: »Für Illegalisierte kommt – zu den für alle MigrantInnen geltenden Belastungen, wie Entfremdung, Minoritätenstatus, Zurechtfinden in einer neuen Sprache und den ungewohnten Alltagsbedingungen sowie Diskriminierungserfahrungen – die ständige Angst vor der Aufdeckung des illegalen Status hinzu.« Vgl. außerdem hierzu Wiedl/Marschalck (2001), Tolsdorf (2008).
26 Vgl. u. a. Alscher et al. (2001), Alt (2003), Fisch (2007), Am Orde (2009).
27 Vgl. u. a. Tolsdorf (2008).
28 In Deutschland leben schätzungsweise 500.000 bis 1.5 Mio. Menschen ohne Aufenthaltserlaubnis. Aufgrund des naturgemäßen Fehlens empirischer Studien gibt es keine Angaben über die Anzahl der papierlosen Kinder und Jugendlichen. Vgl. Bundesministerium des Inneren (2007), S. 16, Schäffer (2009).

vollkommen absurd. Der aktuelle gesetzliche Rahmen bezüglich medizinischer Versorgung dieser Kinder besteht in Deutschland in der UN-Kinderrechtskonvention:

> »Die Vertragsstaaten erkennen das Recht des Kindes auf das erreichbare Höchstmaß an Gesundheit an sowie auf Inanspruchnahme von Einrichtungen zur Behandlung von Krankheiten und zur Wiederherstellung der Gesundheit. Die Vertragsstaaten bemühen sich sicherzustellen, dass keinem Kind das Recht auf Zugang zu derartigen Gesundheitsdiensten vorenthalten wird.«[29]

Dieser Auszug entstammt der UN-Kinderrechtskonvention vom 20. November 1989, welche am 6. März 1990 von der Bundesrepublik Deutschland unterzeichnet wurde und am 5. April 1992 in Kraft trat. Bezüglich des Spezialfalles von Flüchtlingskindern heißt es in Artikel 22:

> »Die Vertragsstaaten treffen geeignete Maßnahmen, um sicherzustellen, dass ein Kind, das die Rechtsstellung eines Flüchtlings begehrt oder nach Maßgabe der anzuwendenden Regeln oder Verfahren des Völkerrechts oder des innerstaatlichen Rechts als Flüchtling angesehen wird, angemessenen Schutz und humanitäre Hilfe bei der Wahrnehmung der Recht erhält, die in diesem Übereinkommen oder in anderen internationalen Übereinkünften über Menschenrechte oder über humanitäre Fragen, denen die genannten Staaten als Vertragsparteien angehören, festgelegt sind, und zwar unabhängig davon, ob es sich in Begleitung seiner Eltern oder einer andern Person befindet oder nicht.«

Auch wenn strukturelle Defizite im Bereich der Gesundheitsversorgung von Personen und insbesondere Kindern in der aufenthaltsrechtlichen Illegalität von Seiten des Gesetzgebers bisher als *nicht*-existent bewertet wurden,[30] so beurteilen in der medizinischen Versorgung tätige ExpertInnen die Situation in der Realität entschieden anders: Die *Malteser* beispielsweise stellten bereits 2001 einen Notstand in der medizinischen Versorgung irregulär zugewanderter Menschen fest und gründeten als Reaktion die Einrichtung *Malteser Migranten Medizin* in Berlin. Heute gibt es bundesweit elf weitere Einrichtungen, in denen Menschen, die keine Möglichkeit haben, regulär ärztliche Versorgung in Anspruch zu nehmen unter Wahrung ihrer Anonymität betreut werden.[31]

---

29 UN-Kinderrechtskonvention, Artikel 24, Absatz 1, »Gesundheitsversorgung«.

30 Der Prüfbericht des Bundesministeriums des Inneren (2007), angefertigt gemäß dem »Prüfauftrag Illegalität« – beschlossen durch die Koalition von CDU/CSU/SPD – konstatiert hinsichtlich der Gesundheitsversorgung von Menschen ohne Papiere keinen politischen Handlungsbedarf.

31 Angelika Haentjes-Börgers, Abteilungsleiterin Migration der Malteser Werke gemeinnützige GmbH im Interview mit der Autorin am 01.07.2010.

3.   Der Versuch einer Bestandsaufnahme

Seit Beginn der Dokumentation 2005 sind im Schnitt 11,5 % der Hilfesuchenden des *MediNetzes* Bonn Kinder und Jugendliche. Ähnliche Größenordnungen lassen sich auch für entsprechende Einrichtungen in anderen deutschen Großstädten feststellen. Der vorhandene Bedarf einer medizinischen Versorgung auch für Kinder durch die befragten alternativen Hilfseinrichtungen (*Malteser Migranten Medizin* u. a.) wird durch diese Zahlen eindeutig.

Neben der rein quantitativen Dimension der Notwendigkeit medizinischer Versorgung von Kindern in der aufenthaltsrechtlichen Illegalität wird auch die qualitative Dimension in der Realität entsprechend der Sachlage bei Erwachsenen[32] von Mitarbeitern der betreffenden Einrichtungen als äußerst problematisch eingeschätzt. Die Angst vor Aufdeckung des Status führt dazu, dass Eltern ihre Kinder im Falle von Krankheit nicht ohne Bedenken zu einem Kinderarzt/einer Kinderärztin bringen können, sondern entweder im eigenen sozialen Netzwerk oder aber, sofern Ihnen diese bekannt sind, bei einer karitativen Einrichtung (*Maltester Migranten Medizin*, *MediNetze* o. ä.) Hilfe suchen. Abgesehen von einer fehlenden oder aber deutlich verzögerten Versorgung bei akuten Krankheitsfällen werden bei Kindern demzufolge im Großteil der Fälle die eigentlich regelmäßig anfallenden U-Untersuchungen und Schutzimpfungen nicht wahrgenommen. Kindervorsorgeuntersuchungen sollen sicherstellen, dass Defekte und Erkrankungen von Neugeborenen, Kleinkindern und Kindern, insbesondere solche, die eine normale körperliche und geistige Entwicklung des Kindes in besonderem Maße gefährden, möglichst schnell durch einen Kinderarzt erkannt werden, um früh eine entsprechende Therapie einleiten zu können. Zugleich sollen die Untersuchungen dazu dienen, Fälle von Vernachlässigung, Verwahrlosung, Kindesmisshandlung oder sexuellem Missbrauch zu erkennen und einem entsprechenden Fehlverhalten der Erziehungsberechtigten vorzubeugen. Sie werden daher zu den wichtigsten sozialpädiatrischen Aufgaben der Prävention gezählt. So sind für das 1. Lebensjahr die Untersuchungen U1-U6 vorgesehen, im zweiten die U7, U7a für Dreijährige Kinder, U8 bis zum Alter von 4 Jahren, U9 mit 5 Jahren, U10 mit 10 Jahren. In der gesamten Kindheit ist hiernach eine effiziente Überwachung garantiert, sofern die Eltern das Angebot wahrnehmen. Die Inanspruchnahme bei U3-U7 liegt zurzeit in Deutschland bei 90 – 97 %.[33] Da bereits in der Gruppe legaler Migranten und Migrantinnen eine geringere Inanspruchnahme einheimischer Vorsorgeuntersuchungen und Impfungen festzustellen ist, kann trotz Fehlens aussagekräftiger quantitativer Forschung davon ausgegangen werden, dass die Situation in Bezug

---

32 Vgl. beispielsweise der Beitrag von Huschke und anderen in diesem Band.
33 Vgl. Sietzman (2006), S. 15 – 27 sowie Niessen (2007), S. 59.

auf die Kinder ohne Aufenthaltsstatus deutlich problematischer ist.[34] »Die Kinder werden im besten Falle sporadisch Ärzten vorgestellt, ein ausreichendes Präventivprogramm ist nicht möglich.« stellt eine Mitarbeiterin einer deutschen medizinischen Hilfseinrichtung fest. Als »überaus problematisch«, »katastrophal«, »bedenklich« beurteilen weitere Kolleginnen und Kollegen den Zugang von Kindern ohne gültigen Aufenthaltsstatus zu medizinischer Versorgung. Dr. Jessica Groß, Mitbegründerin und langjährige Mitarbeiterin des Büros für medizinische Flüchtlingshilfe Berlin fasst die Situation folgendermaßen zusammen:

> »Kranke Kinder ohne legalen Aufenthaltsstatus sind bisher auf die Hilfe von kostenlos arbeitenden Ärzten und Ärztinnen und auf Unterstützung durch Strukturen wie das Büro für medizinische Flüchtlingshilfe, das auf Spendenbasis arbeitet, angewiesen. [...] Dadurch ist die Gesundheitsversorgung dieser PatientInnen abhängig von Willkür und Zufall.«[35]

Ulrich Kortmann, erster Vorsitzender und langjähriger aktiver Mitarbeiter des *MediNetzes* Bonn beurteilt die Situation ebenfalls als überaus problematisch:

> »Es ist ein Skandal nach wie vor, dass es nicht selbstverständlich ist, dass Menschen ohne Aufenthaltsstatus auch Zugang haben zur gesundheitlichen Versorgung. [...] Kinder sind Leidtragende einer solchen Situation insgesamt. Für schulischen Erfolg ist natürlich auch eine gesunde seelische Entwicklung notwendig und die Ängste der Erwachsenen wirken sich auf die Kinder aus. Das ist ganz klar, das bleibt nicht aus. Von daher haben diese Kinder keine günstigen Voraussetzungen, das kann man nicht anders sagen.«[36]

Sigrid Becker-Wirth, Gründerin des *MediNetzes* Bonn und ebenfalls jahrelange Aktive im Bereich medizinischer Flüchtlingshilfe geht noch einen Schritt weiter. Bezüglich Erwachsener stellt sie im Laufe der vergangenen sieben Jahre durchaus einen Rückgang der Tabus fest. Es habe sich tatsächlich eine öffentliche Diskussion zu dem Thema entwickelt, was beispielsweise an entsprechenden Fernsehbeiträgen zur besten Sendezeit inklusive online verfügbaren Themenseiten ablesbar sei.[37] In Bezug auf Kinder jedoch werde das Problem nach wie vor nicht wahrgenommen: »Diese Kinder gibt es nicht«, stellt Becker-Wirth im Interview mit der Autorin fest. Neben der problematischen Situation in der medizinischen Versorgung zeigt sich die Ignoranz des Gesetzgebers gegenüber den Betroffenen außerdem im faktisch nicht vorhandenen Zugang zu

---

34 Vgl. hierzu beispielsweise Knipper/Bilgin (2009) und Spiewak (2010).
35 Interview mit der Autorin am 16.06.2010.
36 Auszug aus einem Interview mit der Autorin am 18.05.2010.
37 Ein Beispiel hierfür ist der Fernsehfilm »Schutzlos. Die Geschichte einer Illegalen«, ausgestrahlt im ZDF als Fernsehfilm der Woche am 26.04.2010.

Kindergartenplätzen und Schulbildung.[38] Im Gegensatz zu der Regelung in Bonn[39] ist der Rechtsanspruch in Bezug auf Kindergarten- und Schulbesuch für Kinder ohne legalen Aufenthaltsstatus bundesweit immer noch umstritten.[40] Die Tatsache, dass Kinder teilweise weder Kindergarten noch Schule besuchen können, ist Ursache für weitreichende Konsequenzen wie beispielsweise die soziale Isolation.

Kritisiert wurde die Situation auch vom UN-Sonderberichterstatter für Bildung, Vernor Muñoz, in dessen jüngstem Bericht vom 09.03.2007.[41] Das Problem der Kinder wird im Besonderen in Anbetracht der Komplexität durch die Kombination verschiedener Benachteiligungen – Zugang zu Kindergärten und Schulen, Zugang zu medizinischer Versorgung – nach Meinung von Becker-Wirth »deutlich unterschätzt«.[42] Dr. Peter Stankowski, Kinderarzt in der Sprechstunde der *Malteser Migranten Medizin* in Köln, berichtet in Bezug auf von ihm betreute Kinder von der Kombination problematischer Faktoren wie »verachteter schutzloser Eltern, mangelhafter Deutschkenntnisse und einem Leben in miesen Massenquartieren.«[43] Besonders offensichtlich werden die Grundlagen dieser Einschätzung, wenn man im Folgenden besondere Bedürfnisse und hieraus resultierende vordringliche Probleme bei der medizinischen Versorgung von Kindern und Jugendlichen in der aufenthaltsrechtlichen Illegalität näher beleuchtet.

---

38 Eine detaillierte exemplarische Darstellung der Situation in München ist zu finden bei Anderson in diesem Band.

39 In NRW ist der Schulbesuch für Kinder ohne legalen Aufenthaltsstatus seit dem Erlass des Ministeriums für Schule und Weiterbildung vom 27. März 2008 geregelt. Hierin wird durch entsprechende Gutachten der Rechtsanspruch der Kinder auf Schulbesuch festgestellt. Dies gilt nicht für den Kindergartenbesuch (§ 34 Abs. 6 SchulG NRW).

40 Der Bericht des Bundesministeriums des Inneren zum Prüfauftrag »Illegalität« stellt hierzu fest: »In der Mehrzahl der Länder ist der Zugang illegal aufhältiger Kinder zur Schule nicht eindeutig geregelt. [...] Jedenfalls ist festzuhalten, dass es eine eindeutige Regelung offenbar nur in Bayern und Nordrhein-Westfalen gibt. Die übrigen Vorschriften sind zumindest auslegungsbedürftig.« Vgl. Bundesministerium des Inneren (2007), S. 24.

41 »Among the communities which are indisputably foreign, it is probably persons in an illegal immigration situation who encounter the greatest difficulties in the area of education [...] children with a refugee background are not covered by the compulsory school system.« United Nations (2007), S. 17.

42 Vgl. hierzu auch Becker-Wirth (2009).

43 Stankowski im Interview mit der Autorin am 05.08.2010.

4.   Besondere Bedürfnisse und vordringliche Probleme

Nach dem Versuch einer Bestandsaufnahme geht es im folgenden Abschnitt um zwei hieraus resultierende Problemkomplexe: Welche speziellen Schwerpunkte und daraus folgenden Bedürfnisse gibt es bei der medizinischen Versorgung von Kindern in der aufenthaltsrechtlichen Illegalität? Welche Problembereiche können auf Grundlage dieser Schwerpunkte im Folgenden in der medizinischen Versorgung von Kindern ohne gültigen Aufenthaltsstatus identifiziert werden?

Was sich in der theoretischen Vorüberlegung (2) bereits andeutet, wird durch die deutschlandweite Umfrage der Autorin bei insgesamt zwölf Einrichtungen zur medizinischen Versorgung von Menschen in der aufenthaltsrechtlichen Illegalität auch im Praxisbezug deutlich: Sieben von zwölf der befragten Einrichtungen nennen fehlende U-Untersuchungen, sechs von zwölf geben ausbleibende Impfungen als Grund für die Inanspruchnahme des Dienstes der Einrichtung an. Die Konsequenz ist beispielsweise das Verschleppen von Kinderkrankheiten, wie Becker-Wirth an einem Beispiel aus ihrer persönlichen Erfahrung verdeutlicht:

> »In der Anfangsphase unserer Arbeit mit MediNetz kam eine Mutter völlig verzweifelt mit einem Kind. Das Kind war drei Jahre alt und hatte regelmäßig starke Fieberschübe. Die Mutter kaufte dann jedes Mal Fieberzäpfchen, aber die Schübe kamen immer wieder. Dann stellte sich heraus, dass das Kind verschleppten Scharlach hatte! Der Junge war noch nie zu einer U-Untersuchung gewesen und hatte noch keine einzige Impfung bekommen. Sowas erlebt man dann.«[44]

Ein weiterer Schwerpunkt der Behandlungen und Vermittlungen sind neben zahnmedizinischen Fällen[45] das Auftreten logopädischer Auffälligkeiten. Sigrid Becker-Wirth stellt, wie auch fünf der zwölf befragten VertreterInnen entsprechender Einrichtungen, eine überdurchschnittliche Anzahl von Kindern mit sprachlichen Entwicklungsrückständen fest. Ulrich Kortmann, erster Vorsitzender des *MediNetzes* Bonn, berichtet beispielsweise von einem Vierjährigen, der »kein Wort in jedweder Sprache herausbrachte«. In diesem Fall konnte das *Medinetz* eine logopädische Therapie für den Jungen organisieren. Wichtig ist neben dem Umgang mit Einzelschicksalen die Ursachenforschung – mögliche Ursache ist die »starke seelische Belastung,[46] der die Kinder permanent ausge-

---

44 Interview mit der Autorin am 16.06.2010.
45 »Zahn ist sowieso ein Thema. Die Mundhygiene wird unserer Erfahrung nach von vielen Eltern nicht konsequent verfolgt«, so Sigrid Becker-Wirth im Interview mit der Autorin.
46 »Children take a lot of responsibilities for their parents because they speak the language earlier and understand the system more easily, so often it's the children who take on the responsibility and for them there is no support network. You see parents who are traumatized and don't have the strength to go on, and you see children who are traumatized. [...]«, so Rian Edvereen der NGO »Stichting LOS« in den Niederlanden. Vgl. PICUM (2009), S. 64.

setzt sind«.[47] Sigrid Becker-Wirth erklärt die seelische Belastung der Kinder mit der Tabuisierung der Illegalisierung sowie der Situation permanenter Angst, Unsicherheit und sozialer Isolation, in der die Familien leben:

> »Keiner darf die Adresse wissen. Das bekommen die Kinder permanent eingebläut! Dann können die Kinder natürlich keine Kinderbesuche kriegen, weil keiner wissen darf, wo sie wohnen.«

Jessica Nott von »Save the Children UK« kommt zu einer ähnlichen Einschätzung: »The level of uncertainty can be really stressful.«[48] Die Ursache für das überproportionale Auftreten psychosomatisch bedingter Auffälligkeiten scheint an der schwierigen Lebenssituation der Kinder in der aufenthaltsrechtlichen Illegalität zu liegen.[49]

Auch der jüngste Kinder- und Jugendgesundheitssurvey (KiGGS, Untersuchungszeitraum 2003–2006) des Robert Koch-Instituts kommt zu diesem Ergebnis.[50] So zeigen die

> »besorgniserregenden Daten zur psychosozialen Gesundheit von Kindern und Jugendlichen mit Migrationshintergrund, dass die medizinischen Befunde oft nur Symptome von tiefer liegenden Problemen sozialer und gesellschaftlicher Art sind.«[51]

Besonders relevant ist es deshalb, ein Umfeld zu schaffen, in welchem psychosoziale Schutzfaktoren von Migrantenkindern ihrer individuellen Situation und Familienbiografie entsprechend erhalten bzw. gefördert werden können, wobei ein entscheidender Aspekt die Förderung der Sprachentwicklung in mehr als einer Sprache ist. Weitere Aspekte sind stabile Lebensverhältnisse für die Eltern (ökonomisch, rechtlich) und soziale Akzeptanz im gesellschaftlichen Umfeld.[52] Kinder in der aufenthaltsrechtlichen Illegalität befinden sich zusammenfassend in einer Lebenssituation, die eigentlich eine besonders lückenlose und qualifizierte Betreuung benötigt.

---

47 Kortmann im Interview mit der Autorin.
48 PICUM (2009), S. 65.
49 Bereits Kinder *mit* legalem Aufenthaltsstatus und Migrationshindergrund leiden laut jüngstem Kinder- und Jugendgesundheitssurvey (KiGGS, Untersuchungszeitraum 2003–2006) des Robert Koch-Instituts vermehrt an psychosomatischen Beschwerden. Sie sind betroffen von Angstzuständen, Albträumen und Verhaltensauffälligkeiten. Auch von Essstörungen sind jugendliche Einwanderer überproportional oft betroffen: Laut KiGGS zeigen Jugendliche mit Migrationshindergrund bei Essstörungen gegenüber Nicht-Migranten eine um 50 Prozent erhöhte Quote. Vgl. Hölling/Schlack (2007), S. 797, außerdem Knipper/Bilgin (2009), S. 36–41 und Spiewak (2010).
50 Veröffentlicht in: Bundesgesundheitsblatt – Gesundheitsforschung – Gesundheitsschutz 50 (2007).
51 Knipper/Bilgin (2009), S. 40 f.
52 Vergleiche hierzu u. a. Knipper/Bilgin (2009), S. 41.

Nach der Feststellung spezieller medizinischer Schwerpunkte und der daraus folgenden Bedürfnisse soll es nun darum gehen, aufzuzeigen, welche Problembereiche die Verantwortlichen bei der medizinischen Versorgung von Kindern in der aufenthaltsrechtlichen Illegalität als besonders schwerwiegend einschätzen, um in einer abschließenden Betrachtung Lösungsansätze darzustellen.

Aus der bereits erwähnten Umfrage bei zwölf deutschen Einrichtungen werden, neben der grundsätzlichen Konfliktsituation, im Wesentlichen drei Problembereiche in der täglichen Arbeit deutlich: Zum einen nennen 2/3 der befragten Einrichtungen die Sprache und hieraus resultierend generell die Verständigung als grundlegendes Problem. Ähnlich auch der Problematik bei der Behandlung von Erwachsenen sind durch fehlende Sprachkenntnisse die Klärung von Therapieoptionen, Wegbeschreibungen zu Arztpraxen und die Compliance (Therapietreue) der Eltern überaus problematisch und erfordern Dolmetscher oder aber Ärzte/Ärztinnen, die die jeweilige Landessprache sprechen.[53]

Zweiter Problembereich ist die Finanzierung. Hier geht es neben Behandlungen im Krankheitsfall, welche von kooperierenden Kinderärzten/Kinderärztinnen zum Teil kostenlos übernommen werden, bei Kindern in erster Linie um die Finanzierung der dringend notwendigen Impfungen. Diese geschieht in der Regel mit Hilfe von Spendengeldern (so beispielsweise im Falle des *Medi-Netzes* Bonn sowie des *Büros für medizinische Flüchtlingshilfe Berlin*). In welchem Rahmen sich diese Finanzierung bewegt bzw. bewegen muss, zeigt eine einfache Kostenaddition auf Grundlage der Empfehlungen der Ständigen Impfkommission (StiKo).[54] Hiernach belaufen sich die Kosten allein für die jeweiligen Impfstoffe – Arztkosten nicht einbezogen – für die empfohlenen Impfungen eines einzelnen Kindes in den ersten 23 Lebensmonaten ohne Auffrischungsimpfungen auf 960 Euro.[55] Die vorgestellte Finanzierungsstrategie hängt vom persönlichen Engagement und dem Erfolg der einzelnen Einrichtungen ab und bewegt sich im Besonderen unter Berücksichtigung der Dimension der Kosten somit fernab jeglicher regulärer Lösungsoption.

Ein dritter Problembereich besteht nach Aussage der Befragten in der nach wie vor weit verbreiteten Angst der Eltern vor Aufdeckung des Aufenthaltsstatus'. Resultat ist ein nur sehr unregelmäßiges Vorstellen der Kinder bei den medizinischen Einrichtungen wie auch das Nichterfüllen von Therapievorschlägen oder Nichtwahrnehmen von bereits durch die Hilfseinrichtungen vermittelten Arztbesuchen. Der Bericht der »Plattform für internationale Ko-

---

53 »Spanisch ist noch machbar, aber bei Patienten aus dem Iran beispielsweise stehen wir auf dem Schlauch«, so Ulrich Kortmann, *MediNetz* Bonn im Interview mit der Autorin (2010).
54 Vgl. Robert Koch-Institut (2009), S. 280.
55 Eigene Berechnung auf Grundlage des Impfkalenders der StiKo sowie des Durchschnittswerts der von unterschiedlichen Herstellern angebotenen Impfstoffe.

operation bezüglich undokumentierter Migranten« (PICUM) kommt zu einem ähnlichen Ergebnis:

> »Another roadblock to assistance often cited in the interviews is the fear of being caught and repatriated. In many cases undocumented children and their families will not go to the hospital or to the doctor to ask for the help they need. Fear of being detained is something that affects every facet of an undocumented child's life, and consequently his or her access to social rights. It is important to remember the psychological aspect of fear.«[56]

5.   Lösungsansätze und Forderungen

Nach dem Versuch einer Bestandsaufnahme sowie der Erschließung vordringlicher medizinischer Bedürfnisse und resultierender Problembereiche im Rahmen der medizinischen Versorgung von Kindern ohne legalen Aufenthaltsstatus soll es in einem abschließenden Kapitel darum gehen, denkbare Lösungsansätze zu thematisieren und so ein Fazit aus den angestellten Überlegungen zu ziehen.

Wichtiger Meilenstein – spricht man von Lösungsansätzen und meint keine Lösungen im Sinne von klein-schrittigen Verbesserungen das System der Hilfseinrichtungen betreffend, sondern eine Lösung des generellen Konfliktes – ist an erster Stelle die eingangs erwähnte Rücknahme der Vorbehaltserklärung. Hierdurch wird der Vorrang des Kindeswohls aus juristischer Sicht festgeschrieben. Ulrich Kortmann vom *MediNetz* Bonn beurteilt die Rücknahme vor allem angesichts mehrfacher entsprechender Anträge und Ablehnungen durch das Innenministerium als »durchaus revolutionär«. Auch Sigrid Becker-Wirth schätzt die Rücknahme als überaus entscheidend und wichtigen Schritt in die richtige Richtung ein. Ihrer Meinung nach müsste durch die neue Regelung beispielsweise die Streichung des Paragraphen zur Meldepflicht von Kindergärten deutlich unkomplizierter werden. Leider ist es zu diesem Zeitpunkt zu früh, tatsächliche Auswirkungen auf die Praxis und somit auf die Lebenssituation der betroffenen Kinder und Jugendlichen zu beurteilen.

Fest steht, dass nach Offenlegung des generell vorhandenen Bedarfs sowie der absoluten Notwendigkeit einer medizinischen Versorgung von Kindern in der aufenthaltsrechtlichen Illegalität, eine strukturelle Neuregelung – Abschaffung der Meldepflicht von Kindergärten und Schulen, Schaffung eines regulären Zugangs zu kinderärztlicher Versorgung – dringend von Nöten ist.

Bevor ich in einem abschließenden Fazit noch einmal auf die Option einer grundsätzlichen Lösung zurückkomme, möchte ich zunächst auch auf Lösungsansätze und Forderungen eingehen, die jeweils einzelne oben erläuterte

---

56 PICUM (2009), S. 61.

Problembereiche angehen und so zumindest im Ansatz eine Verbesserung der hochproblematischen Situation bedeuten könnten.

Eine erste Forderung medizinischer Hilfseinrichtungen ist eine eindeutige Regelung zur Ausstellung einer Geburtsurkunde für in Deutschland geborene Kinder. Das Vorgehen hierbei ist zurzeit noch in jeder Stadt separat geregelt: Jedes in Bonn geborene Kind bekommt seit 2008 eine offizielle Geburtsbescheinigung, bereits in Köln gelten andere Regelungen. Wie in anderen deutschen Städten werden hier Bescheinigungen ohne jeden rechtlichen Wert ausgestellt. Sigrid Becker-Wirth fasst die essenzielle Bedeutung einer Geburtsurkunde zusammen:

> »Wer keine Geburtsurkunde hat, den gibt es nicht! Das ist das Schlimmste, was passieren kann, man braucht für alles eine Geburtsurkunde! Man kann beispielsweise nicht heiraten, man kann nicht beweisen, wann und wo man geboren wurde.«[57]

Zweites wichtiges Etappenziel ist die Schaffung einer Möglichkeit zum Kindergartenbesuch.[58] Hierdurch könnte der für die weitere Entwicklung der Kinder so wichtige soziale Kontakt gewährleistet werden. Außerdem wäre zumindest zeitweise eine professionelle pädagogische Betreuung garantiert, was beispielsweise in Fällen psychosomatischer oder logopädischer Auffälligkeiten die Option einer angemessenen Reaktion eröffnen würde.

Das *MediNetz* Bonn praktiziert erfolgreich folgende Maßnahme, die jedoch nur als Optimierung der Übergangslösung gesehen werden kann: Aufgrund des Bedarfes zeitnaher ärztlicher Behandlung von Kindern gerade im Falle akuter Erkrankungen gibt es hier seit 2008 eine Absprache mit bestimmten Kinderärzten und Ärztinnen, die es ermöglicht, dass Eltern mit ihren kranken Kindern direkt zu ihnen kommen können – ohne die Vermittlerfunktion des *MediNetzes* in Anspruch zu nehmen. Dies hat zu einem deutlichen Rückgang des Anteils von Kindern bei den Betreuten des *MediNetzes* geführt, so dass davon auszugehen ist, dass sich die Regelung bei den Betroffenen herumgesprochen hat und genutzt wird. Abzulesen ist dies außerdem an zahlreichen Apothekenrechnungen, die weiterhin über das *MediNetz* abgerechnet werden.[59] Diese Regelung verschafft der Problematik Abhilfe, dass die Hilfseinrichtung nur einmal wöchentlich eine anderthalbstündige Sprechstunde bieten kann und in vielen Fällen gerade bei Kindern jedoch akutes und zeitnahes Handeln notwendig ist.

Dieser Umgang mit akuten Krankheitsfällen ist der vierte und gleichzeitig letzte Teilbereich, welcher dringend einer Neuregelung bedarf und den ich in diesem Rahmen besonders hervorheben möchte, da er mir auf Grund der spe-

---

57 Becker-Wirth im Interview mit der Autorin (2010).
58 Beispielsweise durch Abschaffung der Meldepflicht für staatliche Kindergärten.
59 Becker-Wirth im Interview mit der Autorin (2010).

ziellen Sachlage im Falle von Kindern ohne legalen Aufenthaltsstatus als überaus wichtig erscheint. Erwachsene zögern einen Arztbesuch im Falle von Erkrankung aufgrund der bekannten Problematik häufig hinaus – geht es jedoch um das eigene Kind, so ist dieses Verzögern oder unter Umständen auch der Versuch einer Selbstbehandlung[60] nicht möglich. Die Eltern möchten zeitnah eine Untersuchung durch einen Kinderarzt/eine Kinderärztin erreichen, um Sicherheit bezüglich des Zustandes ihres Kindes zu erlangen. Demzufolge ist die Nutzung vermittelnder Einrichtungen wie der *Malteser Migranten Medizin*, *MediNetze* o. ä. im Falle einer akuten Erkrankung von Kindern äußerst gering. Die Tatsache, dass die Einrichtungen auf ehrenamtlicher Basis arbeiten und hierdurch in der Regel nur einmal wöchentlich für einen kurzen Zeitraum verfügbar sind, führt dazu, dass sie im Falle akuter Erkrankungen nicht greifen beziehungsweise Eltern eine anderweitige medizinische Versorgung zum Beispiel im sozialen Umfeld organisieren (so auch die Einschätzung von Peter Stankowski, Kinderarzt der MMM in Köln). Hier ist eine alternative Regelung dringend notwendig und führt mich zurück zu meiner Forderung nach einer generellen Neuregelung des Zugangs von Kindern in der aufenthaltsrechtlichen Illegalität zu medizinischer Versorgung.

6. Fazit

Das im Falle der Erwachsenen als Ursache des Konfliktes verstandene Dilemma zwischen Ordnungspolitik und Menschenrechten,[61] welches zur aktuellen Situation – Meldepflicht öffentlicher Stellen und hieraus resultierende Angst vor Aufdeckung des Aufenthaltsstatus' – führt, ist in Bezug auf Minderjährige schlichtweg nicht erkennbar und in einer Diskussion um den Vorrang der Menschenrechte nicht haltbar. Wie eingangs ausgeführt, sind Kinder niemals in entscheidender Funktion an einem Migrations- oder Fluchtvorgang beteiligt, werden zu einem Großteil sogar erst in Deutschland in die Illegalität geboren. Das Argument des Vorranges der Ordnungspolitik als Begründung für eine Verweigerung des Zugangs zu regulärer medizinischer Versorgung anzubringen ist ebenso wie eine Unterstellung der Erschleichung von wohlfahrtsstaatlichen Leistungen und sonstigen Privilegien der Aufnahmegesellschaft[62] aus diesem Grund durchweg absurd. Das staatliche Versagen bei der Gewährleistung der Inanspruchnahme der Menschenrechte durch die Bereitstellung eines geeigneten institutionellen Rahmens ist im Falle von Minderjährigen, im Besonderen

---

60 Siehe zu diesem Aspekt auch den Beitrag von Huschke in diesem Band.
61 Siehe hierzu auch die Beiträge von Fisch und Bielefeldt im vorliegenden Band.
62 Vergleiche hierzu den Beitrag von Anderson in diesem Band.

auf Grund der deutlich gewordenen massiven Gefährdung von Gesundheit und Entwicklung der Kinder durch Isolation und Angst, als besonders schwerwiegend zu beurteilen. Abschließend ein für sich sprechender Auszug aus Artikel 2 (1) der am 5. April 1992 in Deutschland in Kraft getretenen Kinderrechtskonvention:

> »Die Vertragsstaaten achten die in diesem Übereinkommen festgelegten Rechte und gewährleisten sie jedem ihrer Hoheitsgewalt unterstehenden Kind ohne jede Diskriminierung unabhängig von der Rasse, der Hautfarbe, [...] der Geburt oder des sonstigen Status des Kindes, seiner Eltern oder seines Vormundes.«

Die praktische Umsetzung in Deutschland bedarf dringend einer (Neu)Regelung!

Literatur

Aleinikoff, A./Chetail, V. (Hrsg.) (2003): Migration and international legal norms, The Hague.

Alscher, S./Münz, R./Özcan, V. (2001): Illegal anwesende und illegal beschäftigte Ausländerinnen und Ausländer in Berlin. Lebensverhältnisse, Problemlagen, Empfehlungen, Berlin.

Alt, J. (2003): Leben in der Schattenwelt. Problemkomplex »illegale« Migration. Neue Erkenntnisse zur Lebenssituation »illegaler« Migranten aus München und anderen Orten Deutschlands, Karlsruhe.

Am Orde, S. (2009): Dumm, faul, kriminell? Bericht zur Integration von Migranten, in: TAZ, 11. Juni 2009: http://www.taz.de/1/archiv/digitaz/artikel/?ressort=a2&dig= 2009/06/11/a0082&cHash=9f4af19e27/ (Stand: 05.04.2011).

Anderson, P. (2003): »Dass sie uns nicht vergessen...« Menschen in der Illegalität in München, München.

Becker-Wirth, S. (2009): Statt im Kindergarten vor der Glotze. Illegalisierte Kinder in Deutschland, in: ila, Zeitschrift der Informationsstelle Lateinamerika 330, Nov. 2009, S. 31–32.

Bielefeldt, H. (2007): Die faktische Gewährleistung des Rechts auf Gesundheit für irreguläre Migrantinnen und Migranten. Stellungnahme zur Anhörung im Ausschuss für Menschenrechte und humanitäre Hilfe des Deutschen Bundestages, 7. März 2007.

Bode, H. (2004): Migrantenkinder, in: Pädiatrische Praxis 65, S. 289–297.

Bommes, M./Wilmes, M. (2007): Menschen ohne Papiere in Köln. Eine Studie zur Lebenssituation irregulärer Migranten, durchgeführt vom Institut für Migrationsforschung und Interkulturelle Studien der Universität Osnabrück, Osnabrück.

Bundesamt für Migration und Flüchtlinge (Hrsg.) (2008): Ausländerzahlen 2008, Nürnberg.

Bundesministerium des Inneren (2007): Illegal aufhältige Migranten in Deutschland. Datenlage, Rechtslage, Handlungsoptionen. Bericht des Bundesministeriums des Inneren zum Prüfauftrag »Illegalität« aus der Koalitionsvereinbarung vom 11. November 2005, Kapitel VIII 1.2: http://www.emhosting.de/kunden/fluechtlingsrat-nrw.de/system/upload/download_1232.pdf (Stand: 05.04.2011).

Bundesministerium für Familie, Senioren, Frauen und Jugend (2009): Übereinkommen über die Rechte des Kindes, UN-Kinderrechtskonvention im Wortlaut mit Materialien, Berlin.

David, M./Borde, T. (2009): Ungenutzte Potentiale. Zur gesundheitlichen Versorgung von PatientInnen mit Migrationshintergrund – ein Überblick, in: Dr. med Mabuse 178, März/April 2009, S. 24–38.

Deutsches Institut für Menschenrechte (Hrsg.) (2007): Frauen, Männer und Kinder ohne Papiere in Deutschland – Ihr Recht auf Gesundheit, Berlin.

Fisch, A. (2007): Menschen in der aufenthaltsrechtlichen Illegalität. Reformvorschläge und Folgenabwägungen aus sozialethischer Perspektive, Berlin.

Franz, A. (2008): Die medizinische Behandlung von Menschen in der Illegalität, Berlin.

Hoffmann-Schiller, T. (1999): Illegalität, in: Woge e.V./Institut für soziale Arbeit e.V.

(Hrsg.) (1999), Handbuch der Sozialen Arbeit mit Kinderflüchtlingen, Münster, S. 313–317.

Hölzinger, J. (2008): Menschenrechte haben Vorrang, IPPNW Presseinfo vom 21. Januar 2008, Berlin.

Hölling, H./Schlack, R. (2007): Essstörungen im Kindes- und Jugendalter. Erste Ergebnisse aus dem Kinder- und Jugendgesundheitssurvey (KiGGS), in: Bundesgesundheitsblatt – Gesundheitsforschung – Gesundheitsschutz 50, S. 794–799.

Knipper, M./Bilgin, Y. (2009): Migration und Gesundheit, Konrad-Adenauer-Stiftung, Sankt Augustin/Berlin.

Krieger, W. et al. (2006): Lebenslage »illegal«: Menschen ohne Aufenthaltsstatus in Frankfurt a. M. Notlagen und Lebensbewältigung – Wege der Unterstützung. Eine empirische Studie, Karlsruhe.

Marks, S. (Hrsg.) (2006): Health and human rights. Basic international documents, Cambridge.

Montgomery, F. (2008): Gesundheit – ein Menschenrecht, Festvortrag am 10. Dezember 2008, Stuttgart.

Müller, D. (2004): Recht auf Gesundheit? Medizinische Versorgung illegalisierter MigrantInnen zwischen exklusiven Staatsbürgerrechten und universellen Menschenrechten, in: Förderverein Niedersächsischer Flüchtlingsrat e.V. (Hrsg.) (2004), Flüchtlingsrat. Zeitschrift für Flüchtlingspolitik in Niedersachsen, Sonderheft 101, September 2004, Bockenem.

Platform for International Cooperation on Undocumented Migrants (PICUM) (Hrsg.) (2009): Undocumented Children in Europe: Invisible Victims of Immigration Restrictions, Brüssel.

Pollmann, U. (1995): In meinem Kopf ist immer die Frage: Was kommt später? Minderjährige unbegleitete Flüchtlinge in der Illegalität, terre des hommes, Osnabrück.

Rabbata, S. (2006): Migranten. Von anderen Ländern lernen, in: Deutsches Ärzteblatt, Heft 5, 3. Februar 2006, S. 229.

Robert Koch-Institut (Hrsg.) (2009): Epidemiologisches Bulletin Nr. 30. Aktuelle Daten und Informationen zu Infektionskrankheiten und Public Health: http://edoc.rki.de/ documents/rki_fv/reRe3UZlHjNE/PDF/21 g6U99RF65 s.pdf (Stand: 05.04.2011).

Schäffer, V. (2009): Kein Kind ist illegal! Das Leben von illegalisierten Kindern und Jugendlichen in Deutschland, ohne Ort.

Schönwälder, K./Vogel, D./Sciortino, G. (2004): Migration und Illegalität in Deutschland. AKI Forschungsbilanz I, Arbeitsstelle interkulturelle Konflikte und gesellschaftliche Integration, Wissenschaftszentrum Berlin für Sozialforschung: http://www.wzb.eu/ zkd/mit/pdf/aki_forschungsbilanz_1.pdf (Stand: 15.05.2009).

Sextro, U. et al. (2003): Auswertung der Befragung zum Thema: »Illegalität/Menschen ohne Aufenthaltsstatus« (Zusammenfassung), in: epd-Dokumentation Heft 6, S. 6–22.

Smith, T. (2006): How to make children visible in migration! Seminar Report, Warsaw.

Spiewak, M. (2010): Lerne Deutsch oder leide, in: Die Zeit, 20. Mai 2010: http:// www.zeit.de/2010/21/Migranten-und-Psyche (Stand: 05.04.2011).

Stark, M. (2009): Kinder in der Illegalität, in: Stimmen der Zeit, Heft 3/2009, Freiburg.

Tolsdorf, M. (2008): Verborgen, Gesundheitssituation und -versorgung versteckt lebender MigrantInnen in Deutschland, Bern.

United Nations (1966): International Covenant on Economic, Social and Cultural Rights,

Adopted and opened for signature, ratification and accession by General Assemby resolution 2200 A (XXI) of 16 December 1966: http://www2.ohchr.org/english/law/cescr.htm (Stand: 05.04.2011).

United Nations (2007): Mission to Germany. Implementation of General Assembly Resolution 60/251 of 15 March 2006 entitled «Human rights council«. Report of the Special Rapporteur on the right to education, Vernor Muñoz: http://www.netzwerk-bildungsfreiheit.de/pdf/Munoz_Mission_on_Germany.pdf (Stand: 22.06.2010).

Van Krieken, P. (2003): Health and migration: the human rights and legal context, in: Aleinikoff/Chetail (2003), S. 289 – 302.

Wiedl, K. H./Marschalck, P. (2001a): Migration, Krankheit und Gesundheit: Probleme der Forschung, Probleme der Versorgung – eine Einführung, in: Wiedl/Marschalck (2001b), S. 9 – 37.

Wiedl, K. H./Marschalck, P. (Hrsg.) (2001b): Migration und Krankheit. IMIS-Schriften 10, Osnabrück.

Susann Huschke

Die Grenzen humanitärer Versorgung.
Beispiele aus einer Feldforschung mit illegalisierten Latina/os

1. Einleitung: Humanitäre Hilfe statt Menschenrechten und Regelversorgung

Das gegenwärtige System der Gesundheitsversorgung für undokumentierte MigrantInnen in Deutschland ist gekennzeichnet durch einen Ausschluss dieser Bevölkerungsgruppe aus dem öffentlichen Versorgungssystem und einer Abwälzung der Versorgungsaufgaben auf nicht-staatliche Organisationen und einzelne ÄrztInnen und Krankenhäuser. Einerseits hat in den letzten Jahren das öffentliche Interesse an dem Thema Gesundheit in der Illegalität zugenommen, aus einem Tabu ist ein – zumindest auf kommunaler Ebene – heiß debattiertes Thema geworden. Andererseits gilt für die Bundespolitik nach wie vor prinzipiell die gleiche Stoßrichtung, wie sie das Bundesinnenministerium 2007 vorgab: Gesetzesänderungen, die den Zugang zur Gesundheitsversorgung auch für undokumentierte MigrantInnen praktisch möglich machen würden, werden nicht unterstützt, denn

> »etwaige Erschwernisse bei der Inanspruchnahme sozialer Rechte seien vom Gesetzgeber gewollt und zur Aufrechterhaltung der Rechtsordnung auch erforderlich, da keine Anreize für Rechtsverletzungen geschaffen werden dürften«.[1]

Eine grundsätzliche Anerkennung des Menschenrechtes auf medizinische Versorgung[2] und ein praktisch umsetzbarer Zugang zur regulären Gesundheitsversorgung ist also nicht in Sicht. Bundes- und Landesregierungen lehnen nach wie vor eine umfassende Verantwortung ab. Modelle, die den Zugang zur Regelversorgung[3] ermöglichen würden, wie der vom Berliner *medibüro* entwickelte *Anonyme Krankenschein*,[4] wurden bisher nicht auf den Weg gebracht.

---

1 BMI (2007), S. 9.
2 Vgl. den Beitrag von Bielefeldt in diesem Band.
3 Also den finanziell abgesicherten und nicht mit Abschiebung sanktionierten Besuch beim Hausarzt und Facharzt sowie stationäre Aufenthalte für medizinisch notwendige Behandlungen.

Stattdessen lässt sich ein »Trend zu humanitärer Hilfe« beobachten. In vielen deutschen Großstädten wurden in den letzten Jahren neue *medinetze* und *medibüros* sowie Einrichtungen der *Malteser Migranten Medizin* gegründet. In Frankfurt am Main und Bremen bieten Gesundheitsämter in so genannten »humanitären Sprechstunden« allgemeinärztliche Versorgung für Menschen ohne Aufenthaltsstatus an.[5] Diese Einrichtungen bieten zum Teil eine recht umfassende medizinische Versorgung. Sie erfahren in den Medien, aber auch von (landes-)politischer Seite großen Zuspruch. Die politische Intention liegt auf der Hand: Solange nicht-staatliche AkteurInnen (zumindest in großen Städten, an bestimmten Wochentagen und für bestimmte Erkrankungen) die Versorgung übernehmen, baut sich weniger Druck auf staatliche Institutionen auf, die Versorgung zu organisieren und zu finanzieren.[6]

Dass dieses Parallelsystem aber keineswegs eine reguläre medizinische Versorgung ersetzt, zeige ich im Folgenden anhand von Fallbeispielen aus meiner zwischen April 2008 und September 2009 durchgeführten ethnographischen Feldforschung.[7]

---

4 Zum Konzept »Anonymer Krankenschein«: http://www.medibuero.de/de/Projekte_und_ Buendnisse/Anonymisierter_Krankenschein.html (Stand: 16.11.2010) und: www.medibuero. de/attachment/39b520617b75d0e45fa5eb4f5da202aa/774614bb6a414f83bfe802ba97ef3a37/ 09-10-06_Konzept_AnonymisierterKrankenschein_aktualisiert.pdf (Stand: 26.07.2010).

5 Zu der Arbeit der Gesundheitsämter siehe den Beitrag von Mylius in diesem Band.

6 Dieses Dilemma ist sich beispielsweise das Berliner *medibüro*, in dem die Autorin neben der Forschung mitarbeitet, sehr wohl bewusst. Bisher ist es allerdings nicht gelungen, die Parallelstrukturen, von denen das *medibüro* ein Teil ist, durch politische Lobbyarbeit zugunsten einer Eingliederung in die Regelversorgung abzuschaffen. Vgl. auch den Beitrag Groß/Bienok in diesem Band.

7 Die Feldforschung habe ich im Rahmen meiner laufenden, von der Hans-Böckler-Stiftung geförderten Promotion am Institut für Ethnologie der Freien Universität Berlin durchgeführt. Insgesamt habe ich mit etwa 30 LateinamerikanerInnen in Berlin qualitative Interviews und/ oder informelle Gespräche geführt. Die Kontakte entstanden zu Beginn der Forschung vor allem durch meine ehrenamtliche Mitarbeit als Deutschlehrerin in einem lateinamerikanischen Verein, später dann durch die Schneeballmethode: Ein Kontakt führte zum nächsten. Zu einigen TeilnehmerInnen hatte/habe ich über die Dauer von zwei Jahren zum Teil wöchentlich Kontakt. Von informellen Gesprächen sowie von teilnehmender Beobachtung bei Begleitungen zu AnwältInnen, in die Kita, zu ÄrztInnen und in die Kirche wurden zeitnah insgesamt mehrere hundert Seiten Notizen und Gesprächsprotokolle angefertigt. Darüber hinaus habe ich 15 leitfadengestützte Interviews mit Krankenhausangestellten (ÄrztInnen, Pflegern, Verwaltungsangestellten und Sozialarbeiterinnen) sowie mit drei niedergelassenen Ärztinnen zur medizinischen Versorgung von Illegalisierten durchgeführt. Meine Erfahrungen als Mitarbeiterin des Berliner *medibüros* sind ebenfalls in diese Studie eingeflossen.

2. Hintergrund: Undokumentierte LateinamerikanerInnen in Berlin

In Berlin leben etwa 10.000 LateinamerikanerInnen mit Aufenthaltsstatus.[8] Wie viele Undokumentierte es darüber hinaus gibt, ist nicht bekannt. In der Migrationsforschung konnte aber ein Zusammenhang zwischen regulärer und irregulärer Migration bestätigt werden, d. h. dort wo viele reguläre MigrantInnen aus einer bestimmten Region leben, ist auch von einer entsprechenden Zahl undokumentierter MigrantInnen auszugehen.[9]

Weder für die Gesamtheit illegalisierter MigrantInnen, noch für einzelne Herkunftsregionen können verbindliche soziale Merkmale, Migrationsmotive und Lebensumstände beschrieben werden. Nichtsdestotrotz, das zeigt auch meine Studie, lassen sich für die lateinamerikanische Community in Berlin gewisse Tendenzen ausmachen. Die meisten undokumentierten Latina/os gehörten in ihren Herkunftsländern nicht zu den »Ärmsten der Armen«, im Gegenteil: sie kommen häufig aus Mittelschichtfamilien mit einem relativ hohen Bildungsgrad. Die meisten meiner GesprächspartnerInnen haben eine Oberschule besucht, viele haben eine Ausbildung oder ein Studium abgeschlossen.

Von den in den letzten Jahren migrierten Latina/os kommt der größte Teil als ArbeitsmigrantInnen nach Berlin. Lateinamerikanische Frauen verdienen mit ihrer Arbeit als Reinigungskräfte und Babysitter in Privathaushalten das Vielfache von dem, was sie in ihren Heimatländern trotz ihrer Qualifikationen verdienen könnten. Viele schicken regelmäßig Geld an ihre im Herkunftsland gebliebenen Kinder, Eltern und Geschwister. Für Männer gestaltet sich die Arbeitssuche schwieriger, die Nachfrage nach männlichen Arbeitskräften in Privathaushalten ist geringer. Manche begleiten aber ihre Freundinnen und Ehefrauen als Putzhilfen, sie arbeiten als Aushilfen in Restaurants, Clubs und auf Baustellen und sie führen handwerkliche Gelegenheitsarbeiten durch.

Die meisten undokumentierten LateinamerikanerInnen leben allein oder mit anderen (häufig ebenfalls LateinamerikanerInnen) weit verstreut in unterschiedlichen Stadtteilen Berlins. Allerdings haben viele gerade am Anfang ihrer Migration auch andere Erfahrungen gemacht: phasenweise hatten sie kein Dach über dem Kopf oder schliefen mal hier, mal dort bei Bekannten.

Eine Legalisierung ist für undokumentierte lateinamerikanische MigrantInnen in den meisten Fällen nur durch eine Heirat mit einer/m Deutschen oder einer Ausländerin/einem Ausländer[10] mit unbefristeter Aufenthaltsgenehmi-

---

8 Vgl. Statistisches Landesamt Berlin (2009).
9 Vgl. Schäfter/Schultz (1999), S. 106, Rerrich (2006), S. 68 ff., Krieger et al. (2006), S. 78.
10 Ich verwende hier den Ausdruck »Ausländerin/Ausländer« als rechtliche Kategorie, wie sie im Aufenthaltsgesetz verwendet wird.

gung möglich. Nur wenige haben die Möglichkeit aufgrund ihrer Qualifikationen eine Arbeitsgenehmigung und den daran gekoppelten Aufenthaltsstatus zu erhalten – als AgraringenieuerInnen, Krankenschwestern, SozialwissenschaftlerInnen, ÖkonomInnen oder SekretärInnen haben sie hier kaum eine Chance. Auch eine Anerkennung als Flüchtling im Rahmen eines Asylverfahrens bietet in den allermeisten Fällen wenig Aussicht auf Erfolg, da die lateinamerikanischen ArbeitsmigrantInnen kaum »eine begründete Furcht vor Verfolgung wegen ihrer Rasse, Religion, Nationalität, Zugehörigkeit zu einer sozialen Gruppe oder wegen ihrer politischen Überzeugung«[11] nachweisen können. Ökonomische Unsicherheit und Arbeitslosigkeit sind in Deutschland keine Gründe, die einen Aufenthalt hier rechtfertigen würden. Die meisten meiner GesprächspartnerInnen lebten zwei, drei oder weit mehr Jahre als undokumentierte MigrantInnen in Deutschland, fanden dann entweder einen Weg in die Legalität oder kehrten in ihr Herkunftsland zurück.

Zum Gesundheitszustand undokumentierter LateinamerikanerInnen gibt es bisher keine umfassenden epidemiologischen Studien. Eine Studie in Hamburg kommt zu dem Ergebnis, dass die bei undokumentierten MigrantInnen auftretenden Erkrankungen das »gesamte Spektrum der allgemeinmedizinischen und fachärztlichen Versorgung« umfassen, der Gesundheitszustand allerdings sowohl von den behandelnden ÄrztInnen als auch von den MigrantInnen als eher schlechter im Verhältnis zu versicherten PatientInnen bzw. zu der Zeit vor dem illegalen Aufenthalt wahrgenommen wird.[12] Außerdem stimmt diese Studie mit den Daten aus meiner qualitativen Forschung insofern überein, als dass zu erkennen ist, dass psychische Beschwerden besonders häufig auftreten. Psychosomatische Beschwerden wie Depressionen, Angststörungen und Schlaflosigkeit, aber auch Rücken- und Kopfschmerzen werden von den TeilnehmerInnen in meiner Studie im Zusammenhang mit ihren Lebens- und Arbeitsumständen gesehen. Besonders problematisch sind außerdem akute, schmerzhafte und/oder bedrohliche Erkrankungen, Unfälle und chronische Krankheiten, da die Behandlung in diesen Fällen nur unter bestimmten Voraussetzungen realisiert werden kann, wie ich im Folgenden zeigen werde.

---

11 Art. 1 A, Nr. 2 der Genfer Flüchtlingskonvention (»Abkommen über die Rechtsstellung der Flüchtlinge vom 28. Juli 1951«, siehe unter: http://www.unhcr.ch/fileadmin/unhcr_data/pdfs/rechtsinformationen/1_International/1_Voelkerrechtliche_Dokumente/01_GFK/01_GFK_Prot_dt.pdf (Stand: 26.07.2010)).
12 Vgl. Kühne (2009), S 273.

3. Illegalitätswissen und soziale Netzwerke

Ob eine medizinische Behandlung organisiert werden kann, hängt zuerst einmal von dem spezifischen »Illegalitätswissen« und den sozialen Netzwerken der Migrantin/des Migranten ab. Das Wissen über Versorgungsmöglichkeiten, aber auch über die rechtlichen Hintergründe haben meine GesprächspartnerInnen erst im Laufe ihres Aufenthaltes in Berlin gesammelt. Bei der Entscheidung, nach Deutschland zu ziehen, spielen vor allem die Faktoren soziale Netzwerke und Arbeit eine Rolle: Kenne ich jemanden vor Ort? Gibt es dort Arbeit für mich? Die Frage, wie im Krankheitsfall medizinische Versorgung zu organisieren ist, war für keine/keinen meiner lateinamerikanischen GesprächspartnerInnen vor der Einreise von Bedeutung. Für die meisten meiner GesprächspartnerInnen stellte sich diese Frage erst bei der ersten Erkrankung, die nicht durch Selbstbehandlung in den Griff zu bekommen war. Die Planung medizinischer Versorgung steht auf der Prioritätenliste weit unten: In erster Linie geht es vielen undokumentierten MigrantInnen darum, Geld zu verdienen, dann darum, ein Dach über dem Kopf zu haben, anschließend um die Familie daheim und um Geldsendungen, gefolgt von der Angst vor der Polizei, und dann erst, wenn es sich nicht vermeiden lässt, um medizinische Versorgung.

Beispielsweise waren sich die von mir interviewten LateinamerikanerInnen vor der Einreise nicht bewusst, dass es in Deutschland nicht üblich ist, Behandlungen bar zu bezahlen – eine Methode, die in den lateinamerikanischen Herkunftsländern problemlos funktioniert. Die obligatorische Frage nach der »Chipkarte«, die undokumentierte MigrantInnen nicht vorweisen können, nach Namen und Adresse, schreckt ab. Die wenigsten meiner GesprächspartnerInnen fühlten sich außerdem sprachlich sicher genug, um eventuelle Nachfragen auf Deutsch beantworten zu können. Im Laufe der ersten Monate in Berlin lernen undokumentierte MigrantInnen außerdem von Bekannten und Freunden, dass bei einem Arzt- oder Krankenhausbesuch unter Umständen die Polizei gerufen wird. Bei niedergelassenen ÄrztInnen besteht rechtlich keine Meldepflicht[13] und auch in Krankenhäusern wird in den meisten Fällen eher eine Ratenzahlung ausgehandelt oder die Behandlung auf Kosten des Krankenhauses übernommen, statt die Polizei einzuschalten. Dennoch gibt es immer wieder Einzelfälle, in denen MigrantInnen im Krankenhaus oder in öffentlichen Einrichtungen der

---

13 Nach § 87 Aufenthaltsgesetz sind lediglich *öffentliche Stellen* zur Denunziation undokumentierter MigrantInnen verpflichtet, außerdem ist die Schweigepflicht der Meldepflicht übergeordnet. Nach der im Oktober 2009 erlassenen Verwaltungsvorschrift des BMI zum Aufenthaltsgesetz sind mittlerweile außerdem auch Verwaltungsangestellte von Krankenhäusern und Sozialämtern von der Übermittlungspflicht ausgenommen, wenn die Patientendaten im Rahmen von medizinischen Behandlungen ermittelt wurden. Vgl. BMI (2009), zu § 88.2.1.

Gesundheitsversorgung von der Polizei festgenommen und in Abschiebehaft genommen wurden. Diese Einzelfälle genügen, um die Angst vor einer Abschiebung aus dem Krankenhaus in den Communities zu schüren: Die meisten meiner GesprächspartnerInnen konnten von einem solchen Fall berichten und schlussfolgerten daraus, dass Krankenhausbesuche nur dann in Frage kommen, wenn keine andere Möglichkeit der Behandlung besteht und diese dringend notwendig ist – beispielsweise bei akuten, starken und ungeklärten Schmerzen sowie bei Unfällen.

Da der Gang ins Krankenhaus oder zu einem/r beliebigen niedergelassenen Arzt oder Ärztin für kranke undokumentierte MigrantInnen also nur der letzte Ausweg ist, sind sie darauf angewiesen, dass sie über ihre sozialen Netzwerke in Berlin von den Versorgungsangeboten der nicht-staatlichen Organisationen wie dem *medibüro* und der *Malteser Migranten Medizin* erfahren. Dabei ist es keineswegs selbstverständlich, dass undokumentierte MigrantInnen in eben solche sozialen Netzwerke eingebunden sind. Mit jedem und jeder Bekannten, der/die über ihren Aufenthaltsstatus Bescheid weiß, steigt das Risiko, im Fall von Auseinandersetzungen, Neid oder Racheakten bei der Polizei denunziert zu werden,[14] so dass bei den meisten meiner GesprächspartnerInnen nur wenige Menschen über ihren fehlenden Aufenthaltstitel informiert waren. Als ich beispielsweise meine kubanische Forschungsteilnehmerin Ramira Lopez[15] im Frühjahr 2008 kennenlernte, war sie bereits seit vier Jahren ohne Aufenthaltsstatus in Deutschland. Im April 2008 klagte sie über Zahnschmerzen, und ich gab ihr die Informationen über das *medibüro*. Sie zog es allerdings vor, die Behandlungen über den als Zahnarzt tätigen Sohn einer Bolivianerin, bei der sie stundenweise als Putzfrau arbeitet, zu organisieren und in Raten bar zu bezahlen. Weder vom *medibüro*, noch von der *Malteser Migranten Medizin* hatte sie in den vier Jahren als undokumentierte Migrantin in Berlin gehört. Da sie in dieser Zeit nie mehr als eine Grippe gehabt hatte, war sie nie aktiv auf die Suche nach Versorgungsmöglichkeiten gegangen.

In Ramiras Fall hat der Ausschluss aus der regulären Gesundheitsversorgung zusammen mit der Unwissenheit über nicht-staatliche Versorgungsstrukturen nicht zu einer Katastrophe geführt. Julio Canales, ein Venezolaner, der ebenfalls ohne Aufenthaltsstatus in Berlin lebte, hatte weniger Glück: Er starb im August 2009 an AIDS. Die HIV-Infektion war vorher, aufgrund seines fehlenden Aufenthaltsstatus' und aus Angst vor Abschiebung sowie fehlender finanzieller Ressourcen seinerseits, nicht behandelt worden. Erst als Julio Canales wegen der fortgeschrittenen Erkrankung arbeitsunfähig wurde, wandte er sich im Juli 2009 mit einer Durchfallerkrankung an das *medibüro*. Von der mit dem *medibüro*

---

14 Vgl. Huschke (2009).
15 Alle Namen wurden geändert.

kooperierenden Praxis, die eine HIV-Infektion und die AIDS-Erkrankung diagnostizierte, wurde er in ein Krankenhaus überwiesen, wo er wenige Tage später
verstarb.[16]

4.   Die weiten Maschen des Versorgungsnetzes

Selbst wenn die Versorgungsangebote bekannt sind, heißt das dennoch weder,
dass sie im Moment des Bedarfs zur Verfügung stehen, noch dass eine Behandlung für das spezifische Problem organisiert wird oder werden kann. Die
Maschen des Versorgungsnetzes für undokumentierte MigrantInnen sind weit.

Im Unterschied zur regulären Gesundheitsversorgung bieten nicht-staatliche
Stellen erstens nur zu bestimmten Tageszeiten und Wochentagen medizinische
Versorgung an. Insbesondere bei plötzlich auftretenden Erkrankungen[17] und
Unfällen zu »ungünstigen« Tageszeiten stehen die nicht-staatlichen Versorgungsstellen oft nicht zur Verfügung. Dass darüber hinaus auch die Notfallversorgung in Krankenhäusern, die in diesem Fall greifen sollte, ebenfalls nicht
unproblematisch ist, zeige ich im nächsten Abschnitt.

Hinzu kommt, dass viele undokumentierte MigrantInnen in allererster Linie
arbeiten wollen und müssen, um ihren Lebensunterhalt bestreiten zu können,
die Schulden zu bezahlen, die sie durch die Migration haben und um Geld an ihre
Familien im Herkunftsland überweisen zu können. Die Arbeitsbedingungen –
ohne Vertrag und Absicherung – lassen meistens kaum Fehlzeiten und keine
Krankschreibungen zu, so dass Arztbesuche nur vor oder nach der Arbeit erledigt werden können. Da allerdings sowohl die Versorgungsstellen als auch die
kooperierenden, unentgeltlich arbeitenden Ärzte und Ärztinnen nur zu bestimmten Zeiten Versorgung anbieten können, werden Termine unter Umständen von den MigrantInnen nicht wahrgenommen: Die Arbeit geht vor.
Krankheiten werden so lange wie möglich »ausgehalten« oder nur oberflächlich
behandelt und Kontrolluntersuchungen nicht durchgeführt.

Beispielsweise schrieb mir meine bolivianische Gesprächspartnerin Luz
Gonzalez in einer Email:

> »Ich hab dir nicht eher geschrieben, weil es mir sehr schlecht ging. Ich hab mich ein
> wenig erkältet und dann fing gleich mein rechtes Ohr an wehzutun und es hat sich
> verschlossen, ich habe nichts mehr gehört. Ich ging zu den Maltesern und sie haben mir
> Tropfen gegeben und wenn es schlechter wird, sollte ich wieder kommen, aber das hat
> mir gar nicht geholfen, der Schmerz wurde sehr schlimm, bis in den Hals und in die

---

16 Vgl. Brinkmann (2009).
17 An anderer Stelle beschreibe ich die Erfahrung der Chilenin Mónica, die über Nacht akut
    erkrankte, siehe Huschke (2009).

Schulter, ich konnte nicht schlafen, es war schrecklich. Ich hab fast 4 Nächte geweint, es ging mir sehr schlecht. [...] Außerdem muss ich arbeiten, aber gestern hatte ich dann Zeit und ich bin wieder zu den Maltesern gegangen, sie haben mir Antibiotika gegeben und jetzt geht es mir besser, nur die Ohren sind noch verstopft, aber der Schmerz ist nicht mehr so stark.«[18]

Zweitens kann nicht in allen Fällen eine ausreichende Versorgung organisiert werden, wie die folgenden Beispiele zeigen. Die Peruanerin María Obando kam 1996 mit ihrem Partner und ihrem kleinen Sohn nach Berlin. Sie lebte mehrere Jahre illegal in Berlin und verdiente ihren Lebensunterhalt als Straßenmusikerin und Schmuckverkäuferin. 1998 traten zum ersten Mal unspezifische Schmerzen im Kopf und Innenohr auf. Ein peruanischer Freund vermittelte sie ans *medi-büro*. Eine mit dem *medibüro* kooperierende Ärztin diagnostizierte, dass Wasser ins Innenohr eingedrungen sei und dort eine Entzündung verursacht hatte. Die Ärztin riet zu einer Operation, und hier begann das Problem. Die Operation sollte 3.000 DM kosten, eine Summe, die weder María noch das *medibüro* aufbringen konnten. Es gelang María allerdings, von einer Caritas-Einrichtung eine Zusage für die Übernahme eines Teils der Kosten zu bekommen. Es mangelte jedoch weiterhin an einem Krankenhaus, in dem die Operation durchgeführt werden konnte. Die Ärztin erklärte sich bereit zu operieren, und es fand sich auch ein Krankenhaus, in dem sie inoffiziell einen OP-Raum hätte benutzen können – allerdings hätte dieser jederzeit für einen Notfall geräumt werden müssen. Unter diesen Umständen entschied sich die Ärztin gegen die Operation. María bekam ersatzweise Tropfen, die das Ohr trocken halten sollten, aber im Innenohr, erzählte mir María, da sei es immer noch feucht gewesen.

In den darauf folgenden Jahren hatte sie weiterhin verschiedene Symptome: die Lähmung einer Gesichtshälfte, merkwürdige Gefühle im Gesicht, Störung der Wahrnehmung, stellenweiser Haarausfall und Kopfschmerzen. Nachdem sie im Jahr 2000 durch Heirat einen Aufenthaltsstatus bekam, ging sie erneut mit diesen Beschwerden zu einem HNO-Arzt. Der riet zu einer sofortigen OP mit dem Kommentar: »Entweder wirst du operiert oder du stirbst«, erinnert sich María. Die fünfstündige OP verlief gut, seitdem hat sie keine Beschwerden mehr. María schlussfolgert aus dieser Erfahrung mit der medizinischen Versorgung für MigrantInnen ohne Aufenthaltsstatus:

> »Sie geben dir wesentliche Sachen, aber sie untersuchen dich nicht so wie mit einer Chipkarte.«

Luz Gonzalez, die 2006 mit ihrem damals zweijährigen Sohn als undokumentierte Arbeitsmigrantin nach Berlin kam, teilt diese Einschätzung. Luz leidet an der chronischen systemischen Autoimmunerkrankung Lupus. In aktiven Pha-

---

18 Alle direkten Zitate sind von mir aus dem Spanischen ins Deutsche übersetzt worden.

sen der Krankheit kann diese rheumaähnliche Schmerzen und Entzündungen in Gelenken und Organen verursachen. Luz nimmt dauerhaft Cortison ein, das ihr ihre Familie aus Bolivien schickt. In den gut drei Jahren ihres illegalen Aufenthaltes in Berlin aktivierte sich die Krankheit drei Mal. Sie litt dann einige Tage an fast unerträglichen Schmerzen, die sie bewegungsunfähig machten, so dass sie nicht in der Lage war, sich um ihren Sohn zu kümmern – Freunde oder Bekannte sprangen ein. Luz erhöhte selbständig die tägliche Dosis Cortison, so dass die Krankheit wieder abklang. Sowohl beim *medibüro* als auch bei der *Malteser Migranten Medizin* bat sie um regelmäßige Kontrollen durch einen Rheumatologen. Bei der *Malteser Migranten Medizin* teilte die behandelnde Ärztin ihr mit, dass halbjährliche Kontrollen durch sie als Allgemeinmedizinerin ausreichend wären. Im *medibüro* wurde Luz ein Rheumatologe vermittelt, der sie zwei Mal untersuchte, danach wurde sie dort allerdings mit der Information fortgeschickt, die Praxis behandle nur noch PrivatpatientInnen. Von ihren erfolglosen Versuchen, die aus ihrer Sicht notwendigen regelmäßigen Tests zu organisieren, berichtete mir Luz während unseres ersten Interviews im Juli 2008. Nachdem ich als *medibüro*-Mitarbeiterin mit dem Rheumatologen telefoniert hatte, konnte Luz wieder für eine Kontrolluntersuchung in die Praxis gehen – um beim nächsten Mal dann wieder fortgeschickt zu werden. Erneut wandte Luz sich an das *medibüro*, es gelang aber mehrere Monate lang nicht, einen neuen Rheumatologen zu finden. Erst im Sommer 2009 konnte ich sie zu einem anderen Rheumatologen begleiten, der sich bereit erklärt hatte, diesen einen Fall für das *medibüro* kostenlos zu übernehmen.

Luz fasst diese Versorgung folgendermaßen zusammen:

> »Wenn ich eine Krankenversicherung hätte, könnte ich öfter zu meinen Kontrollen gehen, aber so wie es jetzt ist können die Ärzte mich nicht kontinuierlich behandeln, sie sagen, ich solle in 6 oder 3 Monaten wieder kommen, ich denke das ist so, weil ich keine Versicherung habe, oder sie behandeln hier so, aber in Bolivien waren meine Kontrollen monatlich und sie haben mich zu Dermatologen, Kardiologen und allen möglichen Spezialisten überwiesen, da die Krankheit ja systemisch ist, sie haben immer darauf geachtet, dass ich in keinem Bereich angegriffen werde.«

In den zehn Jahren, die seit Marías nicht zu realisierender Operation vergangen sind, sind das Netzwerk und das Spendenvolumen des *medibüros* gewachsen; vielleicht wäre eine solche OP mittlerweile machbar. Dennoch: es gibt keine Garantie. Undokumentierte MigrantInnen wie María und Luz haben offenbar kein Recht auf Versorgung, schon gar nicht, wenn es um teure, langwierige und komplizierte Behandlungen wie die Innenohr-OP und die Lupus-Tests geht, wo eine Behandlung am nötigsten wäre. Die Behandlungen, die durch nicht-staatliche Organisationen jenseits des regulären Gesundheitssystems organisiert werden, bleiben Einzelfälle, individuelle Ergebnisse von Aushandlungen, gutem

Willen und persönlichem Engagement der Beteiligten. Die Anthropologin Miriam Ticktin beschreibt diesen Unterschied zwischen (An)Recht und humanitärer Hilfe im Zusammenhang mit ähnlichen Versorgungspraktiken in Frankreich:

> »Rechte gehen einher mit einem Konzept von Gerechtigkeit, das Standards für Verpflichtungen mit sich bringt und Gleichheit zwischen Individuen impliziert. Humanitäre Hilfe basiert auf Ausnahmen, nicht auf Regeln, es geht um Großzügigkeit statt um Ansprüche.«[19]

5. Das Nadelöhr in den Notaufnahmen

In den Fällen, in denen den MigrantInnen nicht-staatliche Versorgungsangebote nicht bekannt sind oder diese geschlossen haben, und dennoch eine medizinische Behandlung unabdingbar ist, bleibt nur der Gang in eine Rettungsstelle. Nach dem Asylbewerberleistungsgesetz steht auch mittellosen undokumentierten MigrantInnen eine Notfallversorgung zu. Die Abrechnung der Behandlung kann über einen Antrag beim Sozialamt erfolgen, das die Kosten rückwirkend übernehmen sollte. Mit der Allgemeinen Verwaltungsvorschrift zum Aufenthaltsgesetz von Oktober 2009 vom Bundesinnenministerium[20] ist außerdem klar gestellt worden, dass nicht nur medizinisches Personal, sondern auch Verwaltungsangestellte in Krankenhäusern und MitarbeiterInnen in den Sozialämtern nicht von der Übermittlungspflicht nach § 87 Aufenthaltsgesetz (AufenthG) betroffen sind, sofern die betreffenden Daten unter ärztlicher Schweigepflicht erhoben wurden.[21] Das heißt also, selbst wenn eine Migrantin/ ein Migrant ohne Aufenthaltsstatus im Krankenhaus den Reisepass vorlegt und ihre/seine Adresse nennt, dürfen diese Daten weder von der Krankenhausverwaltung noch vom Sozialamt an die Ausländerbehörde weitergegeben werden. Damit sollte sich das Problem, dass undokumentierte MigrantInnen aus Angst vor Entdeckung nicht ins Krankenhaus gehen, in Zukunft lösen – allerdings braucht es erfahrungsgemäß Zeit, bis derlei Regelungen über Mund-zu-Mund-Propaganda ihren Weg in die MigrantInnen-Communities gefunden haben – und auch, bis alle MitarbeiterInnen in Krankenhausverwaltungen und Sozialämtern die Vorschrift kennen und umsetzen.[22]

---

19 Ticktin (2006), S. 45, Übersetzung durch die Autorin.
20 Vgl. BMI (2009), zu § 88.2.
21 Näheres zu den rechtlichen Rahmenbedingungen siehe Fisch und Mylius in diesem Band.
22 Meine Interviews in Berliner Krankenhäusern im September 2009 (also vor dem Erlass der Vorschrift) zeigten beispielsweise, dass manchen Krankenhausangestellten noch nicht einmal die bereits seit Jahren geltenden Regelungen bekannt waren, wie etwa die mögliche Abrechnung von Notfallversorgungen mit dem Sozialamt auch für MigrantInnen ohne

Die neue Verwaltungsvorschrift löst auch nicht das folgende, ebenso wesentliche Problem der Notfallversorgung von nicht-versicherten MigrantInnen. Im Sommer 2009 habe ich in acht Berliner Krankenhäusern qualitative Leitfadeninterviews mit ÄrztInnen, PflegerInnen, Verwaltungsangestellten und Sozialarbeiterinnen zur Behandlung von undokumentierten MigrantInnen geführt. Aus diesen Interviews ergab sich, dass die Abrechnung von Behandlungen mit dem Sozialamt mitunter die größte praktische Hürde ist. Für die Abrechnung muss die materielle Bedürftigkeit der Patientin/des Patienten nachgewiesen werden. Die dafür vom Sozialamt eingeforderten Unterlagen sind umfangreich, vermutlich auch um die strapazierten Berliner Bezirkskassen zu schonen: von einer Kopie des Reisepasses, die viele undokumentierte MigrantInnen aus Angst nicht vorlegen, über einen Mietvertrag, Einkommensnachweise und Meldebescheinigung – alles Unterlagen, die undokumentierte MigrantInnen nicht vorweisen können. Am Ende bleibt das Krankenhaus also mit großer Wahrscheinlichkeit auf seinen Kosten sitzen. Das wiederum führt in manchen Krankenhäusern dazu, dass schon bei der Aufnahme in der Rettungsstelle versucht wird, möglichst nur diejenigen PatientInnen aufzunehmen, die tatsächlich »Notfälle« sind. Wenn es sich nicht um »offensichtliche« Notfälle wie Unfälle handelt, wird normalerweise an der Aufnahme bei nicht-versicherten MigrantInnen zuerst nach dem Reisepass und der Adresse gefragt.

Außerdem muss in manchen Krankenhäusern vorab eine Anzahlung auf die Behandlungskosten geleistet werden, in den von mir besuchten Krankenhäusern waren das zwischen 50 und 200 Euro in bar. Ein Pfleger in einer Rettungsstelle beschrieb den Ablauf so: Wenn jemand die Anzahlung nicht leisten kann, bekommt er im nächsten Schritt ein Telefon in die Hand gedrückt, um jemanden anrufen zu können, der das Geld bringt. Wenn das nicht funktioniert, wird ein Arzt gerufen, der beurteilen muss, ob es sich um einen Notfall handelt oder nicht. Wenn die Beschwerden auch ambulant behandelt werden könnten, kann der Patient oder die Patientin auch mit dieser Information abgewiesen werden.

Die in der Praxis problematische finanzielle Absicherung von Behandlungen undokumentierter MigrantInnen führt also dazu, dass in Krankenhäusern unter Umständen darauf geachtet wird, möglichst wenige unbezahlte Behandlungen vorzunehmen. Das Prozedere, das deswegen an den Aufnahmetresen vonstattengeht, kann wiederum aus Sicht der MigrantInnen zu der Erkenntnis führen, dass sie auch in Notaufnahmen keine medizinische Behandlung erwarten können.

Clarissa Mendoza, eine 22-jährige Chilenin, machte im Winter 2007 folgende Erfahrung: ihr damals knapp dreijähriger Sohn Tony bekam über Nacht hohes

---

Aufenthaltsstatus oder die Überordnung der ärztlichen Schweigepflicht gegenüber der Meldepflicht nach § 84 AufenthG.

Fieber und starken Husten. Sie suchte mit ihm am nächsten Tag die Caritas-Obdachlosenambulanz auf, die allerdings nicht geöffnet war. Als nächstes versuchte sie es zusammen mit ihrer Mutter Marisol bei einem Krankenhaus in der Nähe der Caritas-Ambulanz, in dem nach ihrer Information »auch Ausländer behandelt werden«. Dort wurden sie abgewiesen mit der Aussage, es könnten dort keine Kinder behandelt werden, sie sollten sich an ein anderes Krankenhaus in einem anderen Stadtteil wenden. Dort angekommen versuchte Marisol, die einige Worte Deutsch spricht, sich mit der Mitarbeiterin in der Notaufnahme zu verständigen. »Vor allem anderen fragten sie nach unserer Karte«, erinnert sich Clarissa. Als sie diese nicht vorlegen konnten, sollten sie 200 Euro in bar bezahlen, um behandelt zu werden. Da sie diese nicht hatten, verließen sie die Notaufnahme, ohne dass ein Arzt oder eine Ärztin den dreijährigen Tony untersucht hatte.

Theoretisch muss ein Arzt oder eine Ärztin entscheiden, ob es sich bei den Beschwerden, die eine Patientin/ein Patient in der Rettungsstelle vorstellt, um einen Notfall handelt, der behandelt werden muss, auch wenn die Patientin oder der Patient die Behandlung nicht bezahlen können. Die konkreten Abläufe an der Anmeldung zur Notaufnahme können aber, wie im Fall von Clarissa und Tony, zu einer (beabsichtigten oder unbeabsichtigten?) Abschreckung der zahlungsunfähigen PatientInnen führen. Aus Angst, dass das Personal die Polizei ruft, wenn sie »Ärger machen«, trauen sich undokumentierte MigrantInnen unter Umständen nicht, ihr Recht auf medizinische Versorgung einzufordern. Ihre Behandlung hängt also von zufälligen Faktoren ab: den Fragen und Forderungen an der Aufnahme, den Sprachkenntnissen der MigrantInnen, die Art und Weise, wie das jeweilige Leiden »vorgetragen« wird, der persönlichen Einschätzung der Dringlichkeit durch die Mitarbeiterin oder den Mitarbeiter an der Aufnahme, der »Philosophie« des Krankenhauses, an das die MigrantInnen geraten sind, und von der Tageszeit und dem Andrang in der Notaufnahme – allesamt keine Faktoren, die das Recht auf Notfallbehandlung einschränken sollten.

6.   Schlussfolgerungen

Medizinische Versorgung, die auf parallelen Hilfsstrukturen basiert und durch Meldepflichten und unpraktikable Finanzierung konterkariert wird, muss zwangsläufig eine Versorgung dritter Klasse bleiben – auch wenn mehr und mehr Spendengelder aufgebracht und Preise an die HelferInnen verliehen werden – das zeigen die hier vorgestellten Beispiele. Die Entscheidung aber, dieses Parallelsystem zu festigen, statt das Recht auf medizinische Versorgung tatsächlich in die Praxis umzusetzen, ist keine zufällige Entwicklung, sondern eine politisch gesteuerte, mindestens aber steuerbare.

Humanitäre Hilfe, auch in der Form von speziellen MigrantInnen-Sprechstunden und Versorgungszentren für Illegalisierte, erhebt den Anspruch, unpolitisch zu sein und außerhalb von politisch und sozial reproduzierten Machtfeldern zu wirken, schlicht basierend auf einem zutiefst »humanen« Mitgefühl für leidende Mitmenschen. Beim genaueren Hinsehen zeigt sich allerdings ein anderes Bild. Dieses System ist ein politisch geschaffener und gewollter Ausschluss bestimmter Bevölkerungsgruppen, für die alternative, mangelhafte Angebote ausreichen müssen. Die Entscheidungsprozesse, wer welche Versorgung bekommt und wem welche (Menschen-)Rechte zustehen, werden geformt durch die zugrunde liegenden Vorstellungen davon, wer Heilung verdient und wer nicht. Ein chilenischer Gesprächspartner, der drei Jahre illegal in Italien und Deutschland gelebt hat, beschreibt seine Erfahrungen mit diesem System der humanitären Einzelfallhilfe folgendermaßen: »Tiene que sufrir para recibir« – Man muss (genug) leiden um etwas zu bekommen.

Diese Versorgungsstrukturen helfen nicht, Menschenrechte umzusetzen, sondern sie reproduzieren ein stratifiziertes System der Ungleichheit. Miriam Ticktin fasst es so zusammen: es handelt sich hier um eine

»Politik des Mitleids, in der guter Wille über Gerechtigkeit gestellt wird und Barmherzigkeit und Wohltätigkeit über Verpflichtung – eine Politik, die letztendlich eine limitierte und limitierende Version von Menschlichkeit schützt und fördert.«[23]

---

23 Ticktin (2006), S. 42, Übersetzung durch die Autorin.

Literatur

Büro für medizinische Flüchtlingshilfe Berlin (2006): 10 Jahre medibüro – Eine Erfolgsgeschichte?: http://www.medibuero.de/de/Materialien/Broschuere_2006.html (Stand: 23.07.2010).

Brinkmann, B. (2009): Tödliches Warten. Medizinische Hilfe für Illegale, in: tageszeitung vom 29.08.2009: http://www.taz.de/nc/regional/berlin/aktuell/artikel/1/toedlicheswarten (Stand: 23.07.2010).

Bundesministerium des Innern (2007): Illegal aufhältige Migranten in Deutschland. Datenlage, Rechtslage, Handlungsoptionen. Bericht des Bundesministeriums des Innern zum Prüfauftrag »Illegalität« aus der Koalitionsvereinbarung vom 11. November 2005, Kapitel VIII 1.2, Februar 2007: http://www.emhosting.de/kunden/fluechtlingsratnrw.de/system/upload/download_1232.pdf (Stand: 30.06.2009).

Bundesministerium des Innern (2009): Allgemeine Verwaltungsvorschrift zum Aufenthaltsgesetz vom 26. Oktober 2009: https://docs.google.com/viewer?url=http://vwvbund.juris.de/pdf/BMI-MI3-20091026-SF-A001.pdf (Stand: 23.07.2010).

Diakonie Hamburg/Landesverband der Inneren Mission e.V. (Hrsg.) (2009): Leben ohne Papiere. Eine empirische Studie zur Lebenssituation von Menschen ohne gültige Aufenthaltspapiere in Hamburg, Hamburg: http://www.diakonie-hamburg.de/fix/files/doc/Leben_ohne_PapiereLF.pdf (Stand: 23.07.2010).

Falge, C./Fischer-Lescano, A./Sieveking, K. (Hrsg.) (2009): Gesundheit in der Illegalität. Rechte von Menschen ohne Aufenthaltsstatus, Baden-Baden.

Huschke, S. (2009): Fragiles Netz. Krankheitserfahrungen undokumentierter Latinas in Berlin, in: Falge et al. (2009), S. 45–62.

Krieger, W. et al. (2006): Lebenslage »illegal«. Menschen ohne Aufenthaltsstatus in Frankfurt am Main, Karlsruhe

Kühne, A. (2009): Gesundheit, Umgang mit Erkrankungen und Zugang zum Gesundheitssystem von Migrant/-innen ohne legalen Aufenthaltsstatus in Hamburg, in: Diakonie Hamburg/Landesverband der Inneren Mission e.V. (2009), S. 262–276.

Rerrich, M. S. (2006): Die ganze Welt zu Hause. Cosmobile Putzfrauen in privaten Haushalten, Hamburg.

Schäfter, E./Schultz, S. (1999): Putzen, was sonst? Latinas in Berlin: Bezahlte Hausarbeit als Arbeitsmarkt für Migrantinnen, in: Migrationen. Lateinamerika – Analysen und Berichte, Bd. 23, Bad Honnef, S. 97–110.

Statistisches Landesamt Berlin (2009): Melderechtlich registrierte Ausländer in Berlin am 30. Juni 2009 am Ort der Hauptwohnung nach Staatsangehörigkeiten, Berlin.

Ticktin, M. (2006): Where ethics and politics meet: the violence of humanitarianism in France, in: American Ethnologist 33 (1), S. 33–49.

III. Versorgungspraxis und Lösungsansätze

Philip Anderson

Die Wahrung der Menschenrechte von MigrantInnen in der Illegalität auf kommunaler Ebene. Das Beispiel München

1. Einleitung

In diesem Aufsatz werden die Ansätze in der kommunalen Politik der Landeshauptstadt München im Umgang mit Menschen in der Illegalität im Rückblick betrachtet.[1] Der Verlauf der Ereignisse in der Zivilgesellschaft und in der kommunalen Politik in den letzten Jahren, von der Erstellung der Studie »»Dass Sie uns nicht vergessen‹ – Menschen in der Illegalität in München«[2] bis zur Gegenwart, wird nachgezeichnet. Danach wird dieser Prozess in den Zusammenhang gesetzt mit der breiten politischen Entwicklung vor allem auf Bundesebene in diesen Jahren.

Am Anfang stehen einige allgemeine Anmerkungen über die Forschung zum Phänomen der Illegalität im internationalen Kontext und über die transnationale Bedeutung der Wahrung der Menschenrechte und sozialen Rechte für diese ausgegrenzte Gruppe. Danach wird auf die Vorläuferarbeiten sowie die Entstehungsgeschichte der Studie und darauf folgende Stadtpolitik eingegangen. Dabei ist es notwendig, das Allgemeingültige im Spezifischen zu erkennen: München hat sich intensiv mit den Problemstellungen und Erfahrungen von Migranten/innen ohne Papiere befasst. Viele Kommunen stehen vor ähnlichen Herausforderungen. Deswegen haben sich viele andere Städte und Gemeinden mit den Erfahrungen und den Ansätzen seitens der Verwaltung und Politik in München auseinander gesetzt.

---

1 Die Begrifflichkeiten um Menschen in der Illegalität sind Gegenstand sehr vielschichtiger und zum Teil kontroverser ethisch-politischer Auseinandersetzungen, siehe z. B. Dauvergne (2008), Heck (2008), Alt (2009). In diesem Artikel werden die Begriffe »Illegale« (in Anführungszeichen, als Hinweis auf eine von Nationalstaaten geprägte rechtliche Konstruktion, da kein Mensch »illegal« sein kann),Menschen ohne Aufenthaltsstatus, Statuslose, Papierlose sowie *Sans Papiers* (aus dem Französischen in bewusster Anlehnung an eine menschenrechtsorientierte Bewegung) in loser Abfolge benutzt. Ebenso wird der Begriff Menschen in der Illegalität verwendet.

2 Anderson (2003).

Die Kommunen in Deutschland agieren innerhalb eines komplexen Geflechts von juristisch-politisch ausgeloteten Zuständigkeiten im Rahmen des föderalistischen Systems. Dies bedeutet hinsichtlich Menschen in der Illegalität Hemmschuh und Chance zugleich. Die Tendenz der Münchner Stadtpolitik ging in den letzten Jahren eindeutig in die Richtung, Ermessens- und Handlungsspielräume zu entdecken und zu nutzen.

Dabei ist es wichtig, die Rolle verschiedener zivilgesellschaftlicher Akteure als Teil des Bildes zu betrachten. Professionelle Gruppen, Selbstorganisationen der Migranten, Wohlfahrtverbände und kirchliche Initiativen, Nichtregierungsorganisationen (NROs), engagierte Einzelpersonen und schließlich die Lokalmedien spielten alle eine Rolle bei der Erprobung einer anderen Politik.

Die Schritte der Kommunalpolitik werden beschrieben und die daraus resultierenden Veränderungen aus heutiger Sicht dargelegt. Einschätzungen verschiedener institutioneller und einzelner Akteure wurden für diesen Aufsatz eingeholt. Diese kritischen, aber wohlwollenden Beurteilungen fließen in die Betrachtung mit ein.

Um ein vollständiges Bild der Politik gegenüber »Illegalen« zu entwerfen, muss diese Darstellung allerdings in einen Kontext der Landes- und Bundespolitik gestellt werden. Die Kommune agiert niemals in einem luftleeren Raum. Daher sind die politischen Entwicklungen in diesem Zeitraum, vor allem auf Bundesebene, von besonderer Bedeutung.

2.   Illegalität im internationalen Zusammenhang: eine Rechtskonstruktion

Weltweit schätzt man die Zahl der Menschen, die sich illegal in einem Land aufhalten, auf ca. fünfzig Millionen.[3] Die Motive für die Auswanderung sind höchst unterschiedlich, können aber in breiten Kategorien von Flucht, Verfolgung und Vertreibung sowie Suche nach einer Verbesserung der ökonomischen, sozialen bzw. menschen- und sozialrechtlichen sowie individuellen Lage eingeteilt werden.

---

3 Vgl. Dauvergne (2008), S. 14. Nach Alt (2009) kann illegaler Aufenthalt definiert werden als: »1. Eine unerlaubte Einreise über die Luft-, Land- oder Seegrenze, 2. Die Verwendung falscher oder manipulierter Papiere, 3. Die Verwendung echter Papiere für eine falsche Identität, 4. Die Verwendung echter Papiere, die unter der Angabe falscher Gründe erteilt wurden (z. B. Erwerb eines Touristenvisums, obwohl von Anfang an unerlaubte Arbeitsaufnahme angestrebt wurde), 5. Das absichtliche oder unabsichtliche Verstoßen gegen Auflagen, die mit dem Erhalt eines Visums verbunden waren (etwa Arbeitsaufnahme als Besucher), 6. Der Verfall des erlaubten Aufenthalts durch Ablauf der Gültigkeit von Pass oder Visum (*Overstaying*), wobei auch dies bewusst oder unbemerkt geschehen kann.« Siehe Alt (2009), S. 29.

Es ist dabei festzuhalten, dass Illegalität eine von Nationalstaaten aufgrund ihrer ethnisch-politischen Verfasstheit entworfene rechtliche Konstruktion darstellt. Mit anderen Worten: Menschen werden durch Mechanismen der rechtlich definierten Zugehörigkeit sowie Exklusion »illegalisiert«. Die jüngere Migrationsforschung erkennt eine strukturelle Spannung im Zuge einer zunehmenden Globalisierung von Kommerz, Investitionen, Technik und Ideen einerseits und einer hierarchisch organisierten, restriktiven Regelung transnationaler Bewegungen von Menschen andererseits. Rechtliche Konstrukte sorgen für die Einteilung von Menschen in begehrte, erwünschte und für kriminell zu befindende, »illegale« Zuwanderer:

> »Globalisation brings a range of pressures to national borders, and they are increasingly permeable to flows of money and ideas. Migration laws have long been a key site of national assertions – of power, of identity, of »nationness« [...] One way to understand the present importance of the term »illegal« is to consider how it reinforces migration law's exclusionary capability when faced with these threats.«[4]

Vor diesem Hintergrund wird es deutlich, wie sehr nationale Rechtsysteme die Definitionshoheit über Migrationsbewegungen – und damit die Unterscheidung zwischen legaler und illegaler Zuwanderung – übernommen haben. Der defensive Charakter dieser Politik zeigt sich umso deutlicher, wenn Staaten ihre menschen- und sozialrechtlichen Strukturen für besonders hoch entwickelt erachten – wie im Falle der Bundesrepublik Deutschland. Hierzulande ist deswegen die Angst vor einem »Missbrauch« seitens der Fremden entweder der sozialen Wohlfahrtsstaatssysteme oder seinerzeit der bis 1992 großzügig gestalteten Asylgesetzgebung besonders ausgeprägt. Von amtlicher Seite unterstellt man Menschen mit Fluchthintergrund und auch jenen ohne Aufenthalts status unlautere Absichten in Bezug auf den Sozialstaat: Erschleichung von wohlfahrtstaatlichen Leistungen und sonstigen Privilegien der Aufnahmegesellschaft – Errungenschaften, die man daher energisch verteidigen muss. In der neueren Migrationsforschung stellt man diesen Zusammenhang als Motivationsfaktor in den Augen der handelnden Subjekte allerdings sehr in Frage.[5]

---

4 Vgl. Dauvergne (2008), S. 17.
5 Vgl. Schrover et al. (2008), S. 9–37, vergleiche hierzu auch Romero-Otuno, der konstatiert: »... empirical evidence showing that illegal migrants do not make a rational choice of their destination country after comparing the benefits of different welfare systems.« Siehe Castaneda (2008), S. 171.

3.   Hintergrund der Studie: Forschung und gesellschaftspolitische Diskussion

Um den Kontext der Münchner Studie verstehen zu können, muss man sich den damaligen Stand von Forschung und gesellschaftlichem Diskurs zu Menschen in der Illegalität in Erinnerung rufen. In den späten 90er Jahren hatte der Verfasser im Auftrag des *Jesuit Refugee Service* eine Studie über »Illegale« in London durchgeführt.[6] Der Flüchtlingsdienst der Jesuiten wagte einen damals mutigen und nicht unumstrittenen Schritt, die Lebenslage von Menschen ohne Papiere überhaupt untersuchen zu lassen. Die Tabuisierung war zu diesem Zeitpunkt groß: Würde eine in der Flüchtlingsarbeit angesehene Organisation sich durch echte oder vermeintliche Parteinahme für »unerlaubt Aufhältige« in Verruf bringen? Hätte man von amtlicher Seite – mit der man in vielschichtiger Weise auf Kooperation angewiesen war – in Folge womöglich mit offenen oder versteckten Repressalien zu rechnen? Teil des Projekts war für unseren Zusammenhang vor allem die bahnbrechende Studie »Illegal in Deutschland« von Jörg Alt, die einen umfassenden Einblick in die empirische Wirklichkeit des Lebens in der Illegalität gewährte.[7]

Diese Studie über das Leben in der Illegalität in der ostdeutschen Stadt Leipzig hat sowohl in der Forschungslandschaft als auch in kirchlich-karitativen Kreisen einiges bewegt. Parallel hierzu fand seit den späten 90er Jahren eine wachsende punktuelle Aufklärung über das Leben von Migrantinnen und Migranten in der Illegalität durch Aktivitäten von Basisgruppen der Migrations- und Flüchtlingsarbeit und Menschenrechtsinitiativen sowie durch humanitär ausgerichtete Medienberichte statt. Durch die zunehmend engagierte Öffentlichkeitsarbeit von Basisgruppen, Mediziner/innen, Ehrenamtlichen etc. ist die Existenz und prekäre Lage dieser, vor allem in den Großstädten vorkommenden Population, allmählich ins Bewusstsein breiterer gesellschaftlicher Gruppen gelangt. In der öffentlichen Diskussion stellte man aber fest, dass über die empirische Wirklichkeit dieser Menschen – vor allem in Westdeutschland – immer noch viel zu wenig bekannt war.

Vor diesem Hintergrund wurde die Durchführung einer Untersuchung über die Lebenswirklichkeit von hiesigen *Sans Papiers* als sozialer Auftrag der Kommune vom Stadtrat der Stadt München beschlossen. Die Durchsetzung einer Studie über das Leben in der Illegalität im Auftrag der Landeshauptstadt München war nicht unproblematisch. Obwohl die sozialen Nöte und gesundheitlichen Belange dieser ausgegrenzten Gruppe, ebenso wie die Einhaltung der Menschenrechte ihnen gegenüber, gerade auf kommunaler Ebene gut zu un-

---

6 Vgl. Anderson (1999).
7 Alt (1999).

tersuchen sind, wagte man sich nur zögerlich an ein derartiges Projekt. Ein Gesprächspartner aus der Verwaltung formulierte es treffend: Das Thema sei »vermintes Gebiet«.

Die bedeutendsten Gegenargumente waren: Man habe auf kommunaler Ebene sowieso kaum Handlungsspielraum, da der gesetzliche Rahmen zu eng gesteckt sei. Oder: Es sei ohnehin ein primär ordnungspolitisches bzw. strafrechtliches Problem und das Feld sei nicht wirklich zuverlässig zu erfassen. Die Befürworter/innen argumentierten dagegen: Erstens habe die Kommune einen sozialen Auftrag im Hinblick auf *alle* Bewohner/innen der Stadt, auch gegenüber diesen »unsichtbaren« Menschen, die ohne Zweifel da seien. Zweitens: Sinn einer solchen Studie sei es, vor diesem Hintergrund die Handlungs- und Ermessensspielräume gerade auf kommunaler Ebene zu prüfen, da hier der Lebensmittelpunkt der Betroffenen sei. Und schließlich: Auch wenn dieses Feld tatsächlich empirisch schwer zu erfassen sei – insbesondere hinsichtlich einer statistischen Zuverlässigkeit – ließen sich trotzdem zu sozialen, bildungsspezifischen und gesundheitlichen Problemen Erkenntnisse gewinnen. Gerade dies wäre für viele Großstädte mit einem hohen Einwandereranteil dringend geboten. Die letztgenannten Argumentationslinien haben in der stadtinternen Münchner Diskussion schließlich die Oberhand gewonnen.

4. Entwicklung eines »Münchner Modells« im Umgang mit Menschen in der Illegalität

a) Grundlagen eines städteweiten Konsens

Nach der Fertigstellung der Münchner Studie im Herbst 2003 erfolgte eine intensive zivilgesellschaftliche Diskussion in den Medien und der Stadtgesellschaft weit über München hinaus.[8] Denn das Thema soziale und Menschenrechte von Menschen in der Illegalität – so viel war durch die Entstehung der zivilgesellschaftlichen Diskussion in den Jahren davor deutlich geworden – war ein sozialpolitisches Thema von Brisanz in vielen Kommunen geworden.

Großer Streitpunkt war immer die genaue Anzahl der »illegal Aufhältigen« in der Kommune zu jenem Zeitpunkt. Damals wurde auf der Grundlage von Aufgriffszahlen der Polizei, von Schätzungen durch Vertrauenspersonen und Kennern sowie Vergleichszahlen aus anderen großen Städten in Deutschland die vorsichtige Schätzung von 30.000 bis 50.000 Personen in allen Kategorien und aus allen ethnischen Gruppen aufgestellt. Wenn Schätzungen aus der jüngsten

---

8 Vgl. Anderson (2005).

Studie in Hamburg (2009)[9] von deutlich niedrigeren Zahlen ausgehen, muss man vor allem die große Gruppe der damals im Münchner Sample enthaltenen Menschen aus den osteuropäischen Beitrittsländern dazu rechnen, die sich sukzessiv seit Mai 2004 legal in Deutschland aufhalten dürfen.

Mittlerweile war es unumstritten, dass sich Kommunen als Lebensmittelpunkt von Menschen ohne Aufenthaltsstatus – vor allem die Großstädte und Ballungsgebiete – mit diesen Populationen auseinandersetzen mussten. Stadtverwaltungen konnten nicht mehr so tun, als ob es jene Menschengruppen nicht gäbe. Kommunalverantwortliche hatten deswegen gezwungener Maßen ein Interesse daran, mehr über die Größe und Herkunft solcher Gruppen sowie ihre Lebenswirklichkeit zu erfahren. Vor allem ging es den Kommunen um den mit dieser Gruppe verbundenen sozialen Auftrag: eine menschenrechtliche Dimension, welche sich nicht mehr leugnen ließ. Überall waren die sozialpolitischen Herausforderungen ähnlich und ließen sich auf der Grundlage von Erkenntnissen aus der Münchner Untersuchung auf empirischer Basis in einigen wenigen Kategorien zusammenfassen: Fragen der Gesundheitsversorgung, vor allem von besonders schutzbedürftigen Gruppen wie Kindern und Frauen und darüber hinaus der Umgang mit ansteckenden Krankheiten, die Unterstützung von Menschen in der Illegalität in sozialen Notlagen (Verarmung, Obdachlosigkeit, psychische Krisen aufgrund ihrer Situation); daraus hergeleitet die Übermittlungspflicht und die Strafbarkeit von Handlungen seitens der Helfenden in Notlagen sowie die Betreuungs- und Bildungsproblematik von Kindern (Kindergarten- und Schulbesuch). Nicht zuletzt beinhaltet ein menschenrechtsorientierter Blick auf diesen Personenkreis die Suche nach Wegen aus der Illegalität sowohl im Einzelfall als auch gruppenbezogen.

Darüber hinaus stellte sich auch die Frage, wie diese Menschen vor Ausbeutung in der Arbeitswelt geschützt werden konnten. Der ökonomische Faktor, d.h. die Rolle von »Illegalen« als eine stille Reserve in verschiedenen, mit knapper Gewinnmarge arbeitenden Beschäftigungssektoren (wie z.B. in der Gastronomie, im Baugewerbe und Hoch- und Tiefbau sowie in Privathaushalten), war deutlich durch die Empirie dieser wie anderer Studien zu ermitteln.

b)   Ein Recht auf Gesundheit

Mit der Verabschiedung eines Stadtratsbeschlusses am 29.04.2004 entschied sich die Stadtführung für einen breit angelegten Ansatz für die Wahrung der Menschen- und Sozialrechte der gesamten untersuchten Zielgruppe.

Als erstes wurde die Klärung der Frage gefordert, ob sich medizinisches

---

9 Vgl. Diakonie Hamburg/Landesverband der Inneren Mission e.V. (2009).

Personal (städtisch Beschäftigte und andere im gesundheitlichen und sozialen Bereich Tätige), durch die Behandlung von Menschen in der Illegalität strafbar macht. Diese Frage konnte eindeutig durch interne juristische Klärungsprozesse ohne Hinzuziehung von externen Gutachten verneint werden.[10]

Diese eindeutige Feststellung war für Mitarbeiter/innen der städtischen Krankenhäuser, des Gesundheitsamtes sowie unterschiedlicher Beratungs- und Gesundheitsdienste eine große Hilfe. Damit konnte auch der Diskurs über die Alltagsprobleme aus der Tabuzone geholt werden – wie immer wieder von Professionellen der medizinischen Dienste und Sozialdienste in den Jahren davor gefordert: Endlich könne man offen mit den Behörden (allen voran der Ausländerbehörde) über diese Problemstellungen in der täglichen Beratungs- und Behandlungsarbeit mit Migranten/innen ohne Aufenthaltsstatus reden.

Vertrauensbildende Maßnahmen, zwischen Stadtverwaltung und Politik auf der einen und Basisinitiativen sowie Nichtregierungsorganisationen, Ausländerbeirat, kirchlichen und Wohlfahrtsverbänden zusammen mit Selbstorganisationen der Migranten/innen auf der anderen Seite, spielten bei Fragestellungen der Gesundheitsversorgung eine große Rolle. Die Einrichtung eines Arbeitskreises zu gesundheitlichen Themen von Menschen in der Illegalität durch zwei zuständige Stellen im Sozialreferat und im Referat für Gesundheit und Umwelt (RGU) der Stadt München diente dem Aufbau von Kooperationen und der Suche nach pragmatischen Lösungen in konkreten Fällen von Krankheit, Schwangerschaft etc. Hier ging es zunächst darum, die Finanzierung für die medizinische Beratung und Behandlung zu sichern. Im Laufe der Zeit entstand mit dem Aufbau von vertrauensvollen Beziehungen auch der Anspruch – über diese Minimalleistung hinaus – nachhaltige und verlässliche Strukturen für eine ausreichende gesundheitliche Versorgung durch pragmatische Lösungsansätze auszubauen.

Vertrauen aufzubauen bedeutete zunächst, Misstrauen seitens der Basisinitiativen und anderer engagierter Personen aus den kirchlichen Gruppen und der Beratungs- und sozialen Arbeit hinsichtlich der Motive der Stadt zu zerstreuen. Auch wenn die städtische Studie und ein darauf aufbauender Stadtratsbeschluss mit eindeutiger menschenrechtlicher Stoßrichtung vorlagen, waren die Erfahrungen der Jahre davor für die politisch-sozial aktiven Personen an der Basis prägend gewesen.

---

10 Hier und an anderen Stellen wird juristisch zwischen zwei Kategorien von Kenntnissen unterschieden: denjenigen, welche »bei der Erfüllung der Aufgaben« und jenen, die »bei Gelegenheit der Wahrnehmung der Aufgaben« erlangt werden. Für medizinisches Personal sowie andere im sozialen (und pädagogischen) Bereich Tätige ist der Aufenthaltsstatus für die »Erfüllung« der eigentlichen Aufgaben nicht von Belang. Ergo bestehen i.d.R. keine Übermittlungspflicht und keine Strafbarkeit. In der Praxis gab es aber für viele Professionelle trotzdem eine Grauzone und damit eine Rechtsunsicherheit.

Man war daran gewöhnt, sich (bestenfalls) in einer rechtlichen Grauzone als
Engagierte in diesem Bereich zu bewegen, daher stellten sich die Fragen: Was
hatte die Stadt für Motive? Ging es nicht primär um die Verfolgung der »Illegalen« und die Zerschlagung von Helferstrukturen? War das humanitäre Interesse doch nur vorgeschoben? In der ersten Phase war es daher notwendig,
durch einen ausführlichen und geduldigen Dialog eine neue Basis für eine
langsam wachsende vertrauensvolle Kooperation zu schaffen.

Entscheidend dabei war, dass die Verwaltung der Stadt München die spärlich
vorhandenen rechtlichen Spielräume ausnutzte, so gut es ging, um den sozialen
und menschenrechtlichen Auftrag mit Leben zu füllen. Konkret bedeutete dies,
der bestehenden Anlaufstelle *Cafe 104* beratend (rechtlich, medizinisch und
sozial) als Ansprechpartner zur Verfügung zu stehen. Dann galt es – aus der Sicht
der städtischen Juristen war dies besonders heikel – Finanzierungsoptionen im
einzelnen Krankheitsfall von »Illegalen« (z. B. durch das Asylbewerberleistungsgesetz) zu suchen. Die »knifflige« juristische Frage war immer wieder,
inwiefern sich die Kommune durch Verwendung von Steuergeldern in diesem
Bereich selbst strafbar mache.

Im Laufe der Zeit erhielt die humanitäre Perspektive der medizinischen
Versorgung von Menschen in der Illegalität in München eine neue Qualität
dadurch, dass die Zugangsmöglichkeit zur Regelversorgung für sie breiter aufgestellt und gefestigt wurde. Die seit 1998 existierende ehrenamtliche Initiative
Cafe 104 eröffnete eine Anlaufstelle zusammen mit der international agierenden
medizinischen Initiative *Ärzte der Welt*. Damit konnte die Palette der medizinischen Angebote erweitert werden. In zwei Sprechstunden in der Woche arbeiten wechselnd noch praktizierende oder nicht mehr praktizierende Ärzte/
innen und vermitteln im Bedarfsfall an niedergelassene Kolleg/innen. In der
Anlaufstelle mit begleitender Rechtsberatung konnte die Kontinuität der Beratungs- und Behandlungsarbeit sichergestellt werden. Hinter dem Angebot des
Rechtsbeistandes stand die Erfahrung, dass Menschen in der Illegalität zwar
zunächst wegen gesundheitlicher Probleme die Anlaufstelle aufsuchen, gleich an
zweiter Stelle aber Fragen zu ihrer Aufenthaltsunsicherheit oder Illegalität gelöst
sehen wollen. Aus dieser inzwischen erprobten Gemeinschaftsinitiative ist die
bekannte Stelle *Café 104/Open.Med* geworden.

Parallel zu dieser Entwicklung entstand ab 2005 die Initiative des Wohlfahrtsverbandes der *Malteser*, nach dem bereits seit 1994 entwickelten bundesweiten Modell einer medizinischen Anlaufstelle in Berlin, der *Malteser Migranten Medizin* unter der Leitung von Dr. Adelheid Franz.[11] Nach diesem

---

11 Andere Anlaufstellen der *Malteser* befinden sich unter anderem in Köln, Darmstadt, Hannover, Münster und seit 2008 auch in Hamburg. Vgl. Diakonisches Werk Hamburg (2009),
S. 163.

Vorbild wurde in München eine Anlaufstelle mit entsprechender medizinischer Beratung, Erstdiagnose und Weitervermittlung gegründet. Beide Anlaufstellen verfügen jeweils über ein weit verzweigtes Netz von bis zu ca. 50 Fachärzten/innen, die auf ehrenamtlicher Basis ihre medizinisch-chirurgische Kompetenz zur Verfügung stellen. Durch die unterschiedliche weltanschauliche Ausrichtung der jeweiligen Anlaufstellen kann man davon ausgehen, dass verschiedene Zielgruppen angesprochen und auch erreicht werden. Aufgrund der Nähe zum katholischen Glauben der *Malteser* bieten sie beispielsweise eine anders ausgerichtete Schwangerenberatung und -versorgung von Frauen in der Illegalität an als die eher weltlich orientierte Initiative *Cafe 104/Ärzte der Welt*.

Die wirklich problematische Frage, die sich allerdings von Anfang an stellte, war jene der Finanzierung von kostenaufwändigen medizinischen Behandlungen von Patienten ohne Aufenthaltsstatus. Schwierig dabei war immer der Einwand von juristischer Seite, man könne keine Steuergelder für die Behandlung von »Illegalen« als Straftäter verwenden. Ergo: die Stadt könne keine Direktfinanzierung übernehmen. Man bewegte sich als Kommune insofern auf unsicherem Grund, weil es evident war, dass jede kommunale Initiative zur Wahrung der sozialen und gesundheitlichen Rechte erklärtermaßen vom bayerischen Innenministerium äußerst kritisch auf ihre Rechtmäßigkeit betrachtet wurde.

In München strebte man deswegen lange Zeit eine Fondslösung an: Ein aus Spenden finanzierter Fonds sollte für die Abrechnungen von teuren Operationen, für Eingriffe oder für den Einsatz von Gerätemedizin aufkommen. Dieses Finanzierungsinstrument hätte aus rechtlichen Gründen *Fonds für Nichtversicherte* heißen müssen. Zu diesem Zweck wurde auch ein Verein gegründet. Träger davon waren die bereits erwähnten zivilgesellschaftlichen, im Arbeitskreis vertretenen Akteure. Durch persönliche Unzulänglichkeiten, aus rechtlichen und anderen Gründen erwies sich dieser Weg aber als sehr mühsam. Man kam mit der Umsetzung des Konzepts nicht wirklich voran.

Deswegen hat sich die Politik – trotz Warnungen der juristischen Bedenkenträger – zu einer pragmatischen Lösung im Rahmen des Koalitionsvertrags der wieder gewählten Rot-Grünen Stadtregierung in München im Jahre 2008 durchgerungen: Es werden seitdem jährlich ca. 100.000 € den Anlaufstellen (als Vermittlerinnen von medizinischen Behandlungen) zur Verfügung gestellt, um anfallende Kosten unbürokratisch und zügig zu begleichen. Mit dieser lebensweltlich orientierten Lösung lassen sich medizinisch begründete finanzielle Belastungen im Regelfall schnell und unkompliziert lösen. Dadurch können nicht nur die über die Anlaufstellen beantragten Behandlungen, Entbindungen und Eingriffe abgewickelt werden, sondern ebenso andere Maßnahmen wie Angebote der Gesundheitsvorsorge.

Seitens der Stadtverwaltung wird die Haltung vertreten, dass alle Bewohner/

innen Münchens ungeachtet ihres Aufenthaltsstatus' ein Recht auf Vorsorge und Vorbeugung haben. Dies hat zur Konsequenz, dass städtische Beratungs- und gesundheitliche Vorbeugungsangebote wie die HIV/AIDS-Beratung sowie Diagnose und Beratung bei ansteckenden Krankheiten in gesonderten Sprechstunden von städtischer Seite angeboten werden. Auch das kommunale Zugehangebot von Hausbesuchen durch Krankenschwestern, um die soziale und gesundheitliche Situation von Säuglingen und Kleinkindern in vulnerablen Familienkonstellationen zu erfassen, wird über Vertrauenspersonen und Netzwerke gezielt an Menschen in der Illegalität herangetragen. Eine Verbreitung von Informationen über diese städtischen Ansätze findet über den oben erwähnten Arbeitskreis und dessen Multiplikatoren statt. Anbieter solcher niedrigschwelligen Leistungen der Gesundheitsvorsorge sind aus Gründen der Vertraulichkeit angehalten, keine Statistik über den Aufenthaltsstatus zu führen. Informell schätzen sie an entsprechenden Stellen in Stadtvierteln mit hohem Migrantenanteil, dass ca. ein Viertel der Klienten/innen Menschen ohne Aufenthaltsstatus sind.[12]

Ein weiteres wichtiges Thema stellt die Politik der Stadt im Umgang mit der Schwangerschaft von Frauen in der Illegalität dar. Das Grundproblem bestand darin, dass ungewollt schwanger gewordene Frauen in der Illegalität keine Optionen gesehen haben, ihr Kind mit fachlich angemessener Vorsorge und Begleitung zu bekommen – ohne sich zu erkennen zu geben und damit die Abschiebung im Anschluss an den Mutterschutz in Kauf nehmen zu müssen. Um diese Zwangslage zu umgehen, hat sich eine zivilgesellschaftliche Kooperation zwischen Basisinitiativen und der Ausländerbehörde entwickelt: Werdende Mütter erhalten unter einem anonymen Buchstaben eine Duldung,[13] wodurch die Fürsorge während der Schwangerschaft, die Geburtskosten sowie frühkindliche Impfungen und Untersuchungen nach dem Asylbewerberleistungsgesetz übernommen werden können. Das Kind erhält dann eine Geburtsurkunde, damit die Existenz des Kindes protokolliert ist und die Rechte und Ansprüche des Kindes (z. B. auf frühkindliche Untersuchungen und Impfungen sowie Krippen- und Kindergartenplatz) überhaupt durchgesetzt werden können.

Wichtig ist dabei, dass das Ausländeramt – um den Sachverhalt vorsichtig zu formulieren – sein Verfolgungsinteresse im Vergleich mit der humanitären Notlage von Frau und Säugling nicht an erste Stelle setzt. Während der Schwangerschaft der werdenden Mutter wird nach Aufenthaltsoptionen gesucht, die sich beispielsweise durch Klärung der Vaterschaft des Kindes ergeben

---

12 Referatsinterne Information.
13 Alternativ benennt *Cafe 104/Open.Med* alle für das Kreisverwaltungsreferat relevanten Daten, welche dann nur für diesen Vorgang verwendet werden.

können.[14] Vor diesem Hintergrund arbeiten Basisinitiativen und Ausländerbehörde meist konstruktiv zusammen. Ergibt sich eine Aussicht auf Bleiberecht nicht, steht die Durchsetzung der Abschiebung der neuen Mutter bei der Fülle der zu bewältigenden amtlichen Aufgaben – so die gängige Formulierung seitens der Behörde und Polizei – nicht als eine Priorität an. In der Praxis hat es sich erwiesen, dass sich der Zeitraum des Mutterschutzes für die Regelung aller Angelegenheiten der »Illegalen« als zu kurz herausgestellt hat: Deswegen wird die Duldung mittlerweile von der Ausländerbehörde für insgesamt sechs Monate (d. h. drei Monate vor und drei nach der Geburt) erteilt.[15]

c)   Die Ausländerbehörde und Wege aus der Illegalität. Aufbau einer anderen Kommunikationskultur

Die bisherige Schilderung der auf humanitäre Pragmatik ausgerichteten Kooperation zwischen Behörden und zivilgesellschaftlichen Initiativen deutet auf ein Schlüsselelement der Münchner Herangehensweise. Die Ausländerbehörde in der bayerischen verwaltungshierarchischen Konstellation hat eine Zwitterstellung inne: Dienstvorgesetzte ist einerseits das bayerische Innenministerium, andererseits ist die Behörde aber integrierter Teil des Kreisverwaltungsreferats und damit der Münchner Stadtverwaltung. Dadurch hatte die Ausländerbehörde immer einen delikaten Balanceakt zu vollziehen, um eine sozial- und menschenrechtsorientierte Politik im Sinne des Stadtratsbeschlusses vom 29.04. 2004 überhaupt umsetzen zu können. Um diese Linie zu realisieren, bemühte sich die Leitung um Transparenz und vertrauensbildende Maßnahmen mit allen Akteuren in der gesundheitlichen, sozialen und menschenrechtlichen Arbeit mit Migranten/innen und Flüchtlingen.

Die Ansätze, um schwangeren Frauen eine sichere Geburt und – wenn möglich – eine Bleibeperspektive zu ermöglichen, zeigen beispielhaft, wie diese Politik der wohlwollenden Ausnutzung von Ermessenspielräumen seitens der Behörde umgesetzt wurde. Darüber hinaus wird dies durch das Angebot einer anonymen Fallberatung für das Aufzeigen von Wegen aus der Illegalität noch

---

14 Nach dem Staatsangehörigkeitsgesetz von 1999 erhält das Kind ein eigenständiges Aufenthaltsrecht, wenn der Vater Deutscher ist oder sich bereits acht Jahre rechtmäßig in Deutschland aufhält (StAG §4 (3)). Vgl. Schrover et al. (2008), S. 9 – 37. Die Verfasser/innen weisen darauf hin, dass im internationalen Vergleich Frauen über andere – und zusätzliche – Zugangswege zu einer Legalisierung (z. B. durch Heirat, Geburt eines Kindes oder Zeuginnenschutzregelungen im Hinblick auf Zerschlagung von Strukturen der Zwangsprostitution) gelangen können als Männer in der Illegalität.

15 Nach Aussage der Leitung der Ausländerbehörde lassen die Ermessensspielräume nach den Verwaltungsvorschriften diese Entscheidung für eine sechsmonatige Duldung zu.

mehr verdeutlicht. Durch diesen Schwerpunkt auf der Suche nach Bleiberecht – wenn möglich – und humanitärer Lösung für die Betroffenen im Einzelfall unterscheidet sich München von vielen Kommunalverwaltungen.

Unter der anonymen Fallberatung durch die Ausländerbehörde ist folgende Vorgehensweise zu verstehen: Vermittelnde Initiativen nehmen im Namen eines anonymen Migranten ohne Aufenthaltsstatus Kontakt mit der Ausländerbehörde auf. Der Abteilungsleiter notiert den Anfangsbuchstaben des Klienten, um feststellen zu können, ob er und ein etwaiger Sachbearbeiter zuständig sind. Dann wird die Fallkonstellation geschildert. Entweder sofort oder spätestens innerhalb von ein paar Tagen erhält die Kontaktperson eine Antwort auf die Frage, ob eine Aussicht auf Bleibe (z. B. durch eine Duldung) oder alternativ eine geordnete Ausreise (d. h. Verzicht auf Abschiebehaft und Abschiebung) möglich ist. Bestehen keine solchen Optionen, kann derjenige entweder unbehelligt wieder in die Illegalität abtauchen, oder gar beschließen, eine Selbstanzeige zu erstatten – aus ordnungspolitischer Sicht eine attraktive Facette dieser Politik des konstruktiven Dialogs. Für manche Betroffene ist nämlich die Vorstellung, weiterhin ohne Perspektive illegal auszuharren, noch weniger ansprechend, als ihr Glück mit rechtlichem Beistand einer NRO vor Gericht zu versuchen. Jedenfalls ist die Unsicherheit ob der Zukunftsperspektive – nicht selten Quelle einer außerordentlichen psychischen Belastung für langjährige »Illegale« – in der Regel nach diesem Vorgang zumindest geringer geworden.

Die Bereitschaft, sich als Behörde auf eine vertrauensbildende Maßnahme mit zivilgesellschaftlichen Organisationen wie der anonymen Fallberatung einzulassen, erfordert einen gewissen Mut seitens einer Verwaltung. Gerade der Vergleich mit umliegenden Gemeinden oder ähnlich großen Kommunen zeigt, wie schwer sich Ordnungsbehörden tun, sich von der Kultur der ständigen Abwehrbereitschaft im Hinblick auf das Bleiberecht für Zuwanderer mit ungewöhnlichen Migrationsbiographien – d. h. Phasen der Illegalität – zu lösen. Eine ausgeprägte Diskussionskultur im Umgang mit Menschen in der Illegalität erfordert viel Einsatz und auch Konflikt- sowie Kompromissbereitschaft, sowohl auf Leitungsebene von Behörde und Politik als auch unter den anderen beteiligten zivilgesellschaftlichen Akteuren. Es hängt zum Teil von Einzelpersönlichkeiten ab. Es sind auch keine großen Mengen von Menschen, die von der anonymen Fallberatung profitieren. Sie sind eher Beleg für eine von allen Beteiligten getragene Haltung: der Einzelfall zählt.

Andere Kommunen lassen in der Regel schwerlich eine Kultur des Dialogs über die Achtung der Menschen- und Sozialrechten von »Illegalen« im Einzelfall überhaupt zu. Dies erschwert differenzierte Aushandlungsprozesse über mögliche Bleibeoptionen, medizinische Behandlungen, Mutterschutz für schwangere Frauen, humanitäre Einzelfallhilfe, geordnete Ausreise statt Abschiebehaft und vieles anderes mehr. Mit anderen Worten: Ein gleichberechtigter Diskurs über alle diese Fragen zwischen den Betroffen und engagierten Basisinitiativen als ihren Vertretern einerseits und den Behörden andererseits findet vielerorts gar nicht oder nur eingeschränkt statt. Entscheidungen werden häufig nach Paragraphen des Gesetzes bei geringfügiger Beachtung von Ermessenspielräumen – unter Beibehaltung von bestehenden, nicht hinterfragten Machtverhältnissen – gefällt. Die Frustration »dem Staat« gegenüber seitens der Basisorganisationen und auch etlicher engagierter Einzelpersonen (ganz abgesehen von den Betroffenen selbst) ist in vielen Kommunen dementsprechend groß.

d)   Ein Exkurs: Der Schulbesuch – eng gesetzte Handlungsspielräume?

Das Thema Schulbesuch von Kindern in der Illegalität ist von etlichen anderen Kommunen im Laufe der Jahre aufgegriffen worden. Das menschenrechtliche Problem des Zugangs zur Bildung, d. h. papierlose Kinder in die Schule aufzunehmen oder nicht, stellt sich gerade auf kommunaler Ebene mit lebensweltlicher Brisanz. Neben München ist z. B. Freiburg im Breisgau eine Stadt, die sich schon früh offensiv dafür einsetzte, den Weg zur Bildung für diese Zielgruppe frei zu machen. Dadurch aber, dass Bildung Ländersache ist, ist das Bild hinsichtlich sowohl der Schulpflicht von Kindern als auch des länderspezifischen Umgangs mit der Einlösung des Rechts auf Bildung sehr komplex.

In Bayern bestehen nach der Bayerischen Verfassung (Artikel 128, Abs. 1) Schulpflicht und auch ein Recht auf Bildung für alle Bewohner/innen des Landes – ungeachtet des Aufenthaltsstatus'. Rechtsgutachten haben darüber hinaus dieses Recht für Kinder ohne Aufenthaltsstatus als im Grundgesetz verankert bestätigt, weil jedes Kind das Recht auf eine freie und menschenwürdige Entfaltung der Persönlichkeit besitzt.[16]

Als sich der Münchner Stadtrat zu einer Politik des Schulbesuchs für Kinder in der Illegalität (so weit überhaupt möglich) entschloss, wurde für die Schulen im Geltungsbereich der Landeshauptstadt nach einer Formulierung gesucht, um Schulleitungen die Aufnahme solcher Schüler/innen zu ermöglichen. Dies bedeutete einen offenen und unmissverständlichen Verzicht auf Statusfeststellung der Eltern. Im Dezember 2004 beschloss man daher folgende Aufforderung an das Schulreferat: »Das Schulreferat wird gebeten, allen Schulleitungen mitzu-

---

16 Vgl. hierzu Fodor/Peter (2005), S. 26: »… die (schulische) Bildung einen sozialisations- und damit grundrechtsrelevanten Aspekt im Schutzbereich des Kindesgrundrechts aus Art. 1 Abs. 1 i. V. m. Art. 2 Abs. 1 GG darstellt.« Siehe auch Alt/Fodor (2001), S. 125 – 218.

teilen, dass Kinder mit illegalem Aufenthaltsstatus grundsätzlich schulpflichtig sind.«[17]

Es wurde festgehalten, dass Schulleitungen nicht verpflichtet seien, Nachweise bezüglich des Aufenthaltstitels zu verlangen. Seitdem versuchen die Münchner Schulen diese Politik umzusetzen. Die betroffenen Lehrer/innen können sich dadurch bewusst und offen auf die Position berufen, dass sie nicht als verlängerter Arm des Staates fungieren. Dies war in anderen Bundesländern, in denen die Übermittlungspflicht als auf Lehrkräfte übertragbar betrachtet wird (z. B. bis 2009 in Hessen), sehr wohl anders. Die Pädagogen/innen arbeiten mit so wenig Dokumentation als möglich. Bezüglich des Übergangs von der Grundschule in die Sekundarstufe bedeutet dies, dass zumindest in Münchner Hauptschulen, die Schülerbögen von der Primarstufe übernommen werden können. Dies ist an Realschulen und Gymnasien wiederum schwieriger, weil nach Vorschrift Geburtsurkunden vorgelegt werden müssen. Schulleitungen legen allerdings auch in diesem Falle eine pragmatische Haltung an den Tag: Wenn das Übertrittszeugnis in Ordnung ist, gibt man sich mit der Erklärung zufrieden, dass die entsprechende Urkunde aus dem Herkunftsland angefordert werden müsse. Erfahrungsgemäß kann dies Jahre dauern. Wie bereits erwähnt, verfügen die in München geborenen Kinder sowieso über eine vorläufige Geburtsurkunde.[18]

Weiterer Bestandteil der Münchner Politik ist ebenso, dass die Schulen nicht nur offensiv versuchen sollen, den Schulbesuch seitens der Kinder ohne Aufenthaltsstatus zu bewirken, sondern auch, dass die Übermittlungspflicht entfällt. Man stellt sich auf den Standpunkt, dass das Recht auf Bildung eindeutig den Vorrang hat vor dem (per se unzweifelhaft legitimen) Verfolgungsinteresse des Staates bezüglich des illegalen Aufenthaltes.

Diese Linie bedeutet unter gegenwärtigen Bedingungen die maximale Ausnutzung der vorhandenen Ermessensspielräume für die Stadt München – sie ist aber bei weitem keine befriedigende Lösung. Die Kinder können somit in der Regel bestenfalls die Schule sporadisch besuchen. Bei den Eltern ist die Angst davor immer noch schwer auszuräumen, dass sie über ihre Kinder in der Schule von der Polizei aufgespürt werden können. Ein Besuch der Grundschule ist unter günstigen Bedingungen denkbar. In der Regel wird aber spätestens vor dem Besuch der weiterführenden Schule bzw. beim Absolvieren von staatlichen Prüfungen der fehlende Aufenthaltsstatus offenkundig: Dokumente müssen her, externe Behörden müssen eingeschaltet werden. Die Kinder verschwinden spätestens zu diesem Zeitpunkt und bleiben zu Hause – es sei denn, die Eltern erfahren von der Option einer privaten weiterführenden Schule in München,

---

17 Zitiert in der SZ vom 21.10.2008: »Deutschlands vergessene Kinder«.
18 Vgl. Ballauf (2008).

welche gegebenenfalls aus moralisch-ethischen Gründen bei »illegalen« Kindern auf Gebühren verzichtet.[19]

Unter diesen Bedingungen ist es nicht verwunderlich, dass man über die tatsächliche Praxis in den Schulen, zur Zahl oder sozialpsychischen sowie bildungsspezifischen Lage dieser Kinder kaum belastungsfähige Daten erheben kann. Alle Beteiligten haben ein elementares Interesse daran, möglichst wenig Licht in ihr Handeln herein zu lassen. Andere mehr erfahren zu lassen, mehr Preis zu geben, bedeutete aus der Sicht von Lehrkräften, Schulleitung, sonstigen Helfenden oder auch den Betroffenen, nur »schlafende Hunde« zu wecken – die dann unter Umständen auch noch recht böse bellen würden.

e)   Fazit: Die Stärken und Schwächen des Münchner Modells

An dieser Stelle festzustellen, dass das »Münchner Modell« eine konstruktive Nutzung von Ermessenspielräumen zu Gunsten der gesundheitlichen und sozialen Rechte von »Illegalen« darstellt, heißt aber nicht, dass alles in München aus menschenrechtlicher Sicht bestens läuft. Es bleiben auch bei gutem politischem und behördlichem Willen große Probleme, die mit den strukturellen Bedingungen zusammenhängen. Da der repressive Ansatz durch die Straftat des illegalen Aufenthalts – und dementsprechend die große Angst der Betroffenen vor Entdeckung – unangetastet bleibt, kann man nicht wissen, inwiefern Kranke oder unter sozialer und psychischer Not leidende *Sans papiers* in ihren getrennten Lebenswelten wirklich erreicht werden. München ist zwar mit zwei weltanschaulich unterschiedlich ausgerichteten Anlaufstellen (und anderen muttersprachlichen medizinischen *ad-hoc*-Netzwerken) verhältnismäßig gut aufgestellt. Kenner/innen der Szene bestätigen aber, dass man von einer »flächendeckenden« Versorgung von sich in Not befindlichen Migranten/innen in der Illegalität nicht ausgehen kann.

Darüber hinaus ist die jetzige finanzielle Lösung ein Notbehelf. Nicht alle anfallenden Kosten der Basisinitiativen können dadurch abgerechnet werden. Außerdem: Die Finanzierung von medizinischen Behandlungen stellt zwar per Koalitionsvertrag seitens der gegenwärtigen Rathausmehrheit eine menschenrechtlich begrüßenswerte, pragmatische (Not-)Lösung dar. Man etabliert damit aber keinen Modellansatz oder einen politischen Paradigmenwechsel. Deswegen können andere, künftige politische Mehrheiten diese Finanzierung der medizinischen Versorgung – sowie weitere Bestandteile des »Münchner Modells«, die

---

19 Der Leiter eines privaten Gymnasiums in kirchlicher Trägerschaft bekennt sich offen zu seiner Haltung des Vorrangs des Rechts auf Bildung in Bezug auf papierlose Kinder.

zum Teil personenabhängig sind – jederzeit wieder beenden. Dies ist eine entscheidende politische Schwäche des bisher Erreichten.

Nichtsdestotrotz berichten die Gesprächspartner/innen bei Basisinitiativen, in der Beratung, Versorgung und Unterstützung in medizinischen sowie rechtlichen Fragen, dass die diversen städtischen Initiativen in den letzten Jahren als eine erhebliche Verbesserung einzustufen sind. Professionelle und ehrenamtliche Helfende trauen sich, Lösungen bei Institutionen, Politik und Verwaltung zu suchen; kranke Migranten/innen und Menschen in sozial-psychischen Notlagen werden schneller und effektiver versorgt; Aufenthaltstitel und Bleibemöglichkeiten werden eher gesucht und gefunden; vertrauensvolle Beratungen zugunsten der Betroffenen finden selbstverständlicher statt; Ermessensspielräume werden von den Behörden konstruktiv und sozial- sowie menschenrechtsorientiert eher genutzt als früher. Deswegen stellen unter gegenwärtigen Bedingungen die Münchner Initiativen in diesem Bereich gute und nachahmenswerte Fortschritte auf kommunaler Ebene hinsichtlich der Wahrung der gesundheitlichen und sozialen Rechte von Menschen in der Illegalität dar.

Die Grenzen von Optionen in der Bildungspolitik sind dagegen offensichtlich. Die oben beschriebene Öffnung der Schulen, um die Wahrnehmung des Rechts auf Bildung für die Kinder in der Illegalität zu ermöglichen, ist ein wertvolles Zeichen. Ebenso der bewusste Verzicht auf Übermittlungspflichten im Dienste der Strafverfolgung. Aber dies gilt nur für die städtischen Schulen. Die vom Staat betriebenen Bildungseinrichtungen sind von dieser städtischen Politik unberührt. Man darf davon ausgehen, dass solche feingliedrigen Unterscheidungen hinsichtlich der Schulträgerschaft der großen Mehrheit der in der Illegalität lebenden Migranten/innen nicht bekannt sind. Der Schulbesuch solcher Kinder wird deswegen vereinzelt, oft per Zufall oder durch gezielte Vermittlung von gut informierten Vertrauenspersonen – wenn überhaupt – zustande kommen. Und weil sich gut mit Migranten-Communities vernetzte, engagierte Lehrkräfte dafür einsetzen.

5.   Die Verknüpfung mit der Landes- und Bundesebene

Seit dem Erscheinen der Münchner Studie bzw. parallel zum Entstehungsprozess des so genannten Münchner Modells gab es im Laufe der Jahre sowohl in der Forschung und der zivilgesellschaftlichen Diskussion als auch in der Politik neue Entwicklungen. Die Kommune München trug das Thema in den Deutschen Städtetag. Dort werden seitdem die konkreten lebensweltlichen Schwierigkeiten (vor allem im Hinblick auf die Gesundheitsversorgung) besprochen, weil viele Kommunen vor ähnlichen Problemstellungen stehen und sich aus pragmatischen Gründen eine Tabuisierung der Fragestellungen nicht leisten können.

Diese Einsicht kam auch darin zum Ausdruck, dass in anderen Kommunen und Großstädten Studien in den letzten Jahren durchgeführt wurden, welche die Wohn- und Arbeitssituation sowie die soziale und gesundheitliche Lage von Statuslosen untersuchten. Neben einem großen Erkenntnisgewinn durch die Erforschung von regionalen Besonderheiten in Städten wie Frankfurt am Main, Köln und zuletzt Hamburg, konnten die allgemeingültigen menschenrechtlichen Problemstellungen bestätigt werden.[20] Nicht nur die Sorgen und Nöte der Betroffenen und ihrer Communities wurden dadurch deutlich geäußert, sondern auch die Dilemmata von vielen professionellen und ehrenamtlichen Helfern der verschiedensten Sparten: Viele sahen die humanitäre Notwendigkeit zum Handeln, sind sich aber bewusst, dass sie sich womöglich dadurch strafbar machen. Vor allem in den Kirchen, Wohlfahrtsverbänden und bei vielen in der Migrations-, Integrations- und Flüchtlingsarbeit tätigen Initiativen und (Selbst-)Organisationen sammelte sich viel kritisches Potenzial angesichts der Untätigkeit der »großen« Politik in diesen Fragen.

Die Zeichen auf höherer politischer Ebene standen langjährig auf Stillstand. Erst seit 2008/2009 scheint es hinsichtlich der von einer breiten (Fach-)Öffentlichkeit getragenen menschen- und sozialrechtlichen Forderungen in der Bundespolitik allmählich Bewegung und – vielleicht – eine gewisse Einsicht in die Notwendigkeit bestimmter Veränderungen zu geben.

Die Verbreitung einer immer kritischer werdenden öffentlichen Diskussion über die fehlende landes- und bundespolitische menschenrechtliche Offenheit in diesen Fragen wurde auch bewusst zivilgesellschaftlich vorangetrieben. Die Gründung des katholischen Forums *Leben in der Illegalität* im Jahre 2005 und die damit verbundene Veröffentlichung des gleichnamigen Manifests brachte eine Bündelung von gesellschaftspolitischen Kräften hinter den Kernforderungen an die Politik. Über 400 Organisationen, Initiativen und Einzelpersonen der bundesdeutschen Öffentlichkeit formulierten als Unterzeichner Mindestforderungen auf ein Recht auf Gesundheit, auf den Schulbesuch und auf Lohn für geleistete Arbeit für Menschen in der Illegalität. Durch die regelmäßig stattfindenden *Jahrestagungen Illegalität* in Berlin konnte seitdem eine für die Medien interessante und für breitere Schichten zugängliche Diskussion zu diesen Themen entfacht werden.[21]

Vor allem wurden in den Podiumsdiskussionen und Arbeitsgruppen dieser Veranstaltungen und in unzähligen Diskussionsforen auf kommunaler Ebene

---

20 Siehe die Studien von Krieger et al. (2006), Bommes/Wilmes (2007) und Diakonisches Werk Hamburg (2009).

21 Siehe http://www.forum-illegalitaet.de/ (Stand: 26.10.2010). Vergleiche auch die menschen- und sozialrechtliche Diskussion um *sans papiers,* welche in Brüssel von der Nichtregierungsorganisation PICUM europaweit vorangetrieben wird: http://www.picum.org/ (Stand: 04.06.2010).

die Entscheidungsträger in Landes- und Bundespolitik und -verwaltung immer
wieder mit der großen Unzufriedenheit vieler in der unmittelbaren Arbeit mit
»Illegalen« Engagierter konfrontiert: Ärzte/innen, Therapeuten/innen, Sozial-
arbeiter/innen, Rechtsanwälte/innen, Vertreter/innen von Selbstinitiativen der
Migranten und Flüchtlinge sowie viele andere mehr beklagten, wie sie mit den
Alltagsproblemen im Umgang mit Papierlosen in Not von der »großen« Politik
allein gelassen würden. Nicht selten blieben Entscheidungsträger/innen v. a. auf
Bundesebene den lebensweltlichen Experten/innen stichhaltige Erklärungen
und praktikable Lösungsvorschläge schuldig. Vor allem schien die herrschende
Linie der Bundes- und Landesbehörden sehr von den ordnungspolitischen und
strafrechtlichen Vorstellungen der Innenministerien beherrscht zu sein.

Bemerkenswert bei diesem zivilgesellschaftlichen Prozess ist – im Gegensatz
zu manchen politischen Veränderungsabläufen – wie die etablierte Politik über
einen langen Zeitraum einen von vieler medialer Sympathie begleiteten, breit
angelegten menschenrechtsorientierten Diskurs so weit als möglich ignorierte.
Dies geschah mit dem in den Augen Vieler dürftigen Hinweis, für eine men-
schen- und sozialrechtsorientierte Politik im Umgang mit Migranten/innen
ohne Aufenthaltsstatus lasse sich keine gesellschaftliche Mehrheit in Deutschland finden.

Die 2007 veröffentlichte Stellungnahme des Bundesministeriums des Inneren
als Erfüllung des sog. Prüfauftrags der großen Koalition zu den sozialen und
menschenrechtlichen Nöten von »Illegalen« offenbarte einen unübersehbaren
Unwillen seitens des Innenministeriums im Umgang mit der Thematik. Diese
Stellungnahme des Bundes rief vehemente Kritik hervor.[22] In diesem Gutachten
schien man keinen Handlungsbedarf auf den menschenrechtlich relevanten
Themenfeldern (Gesundheitsversorgung, Recht auf Bildung, Schutz vor Ausbeutung) erkennen zu können. Auffallend dabei war, dass sich die Aussagen der
Dokumentation im Wesentlichen auf Anfragen bei Landesbehörden zu den
Themen stützten. Aktuelle Erkenntnisse aus der Forschung oder Stellungnah-
men von zivilgesellschaftlichen Akteuren, die auf diesem Gebiet tätig sind,
wurden kaum berücksichtigt. Daraus entstand für Viele der Eindruck, dass das
Bundesinnenministerium aus einer amtlichen »Parallelwelt« neben jener der
sonstigen Gesellschaft berichtete.

Erst die Schäuble-Initiative des damaligen Bundesinnenministers wies erstmalig auf eine Bereitschaft hin, punktuell auf eine vorhandene menschen-

---

22 Siehe Bundesministerium des Inneren (2007).Vgl. Deutscher Caritasverband e.V. vom
   29. 10. 2007: Menschen ohne Aufenthaltsstatus. Stellungnahme zu BMI-Bericht über illegale Migranten in Deutschland: http://www.caritas-warenkorb.de/presse?id=16093&pa-
   ge=32&area=dcv (Stand: 04.05.2010). Vgl. Presseerklärung der IPPNW vom 21.01.2008:
   Menschenrechte haben Vorrang: http://www.ippnw.de/soziale-verantwortung/flucht-asyl/ar-
   tikel/875ca8615a/menschenrechte-haben-vorrang-1.html (Stand: 04.05.2010).

rechtliche Problematik eingehen zu wollen. Erste Hinweise kamen 2008, dann erklärte der Bundesinnenminister im Mai 2009 in einem Brief an Kirchen und Gewerkschaften, dass er es befürworte, öffentliche Schulen aus der aufenthaltsrechtlichen Übermittlungspflicht herauszunehmen. Diese Empfehlung gebe er auch an die Kollegen der Kultusministerkonferenz weiter. Diese Initiative ist seitdem von einzelnen Ländern in Ansätzen aufgegriffen worden (z. B. Hessen).[23] Hierin kann man erste Hinweise auf ein Umdenken seitens des offiziellen Deutschlands auf Bundes- sowie Landesebene hinsichtlich des Grundrechts auf Bildung ungeachtet des (fehlenden) Aufenthaltsstatus' erkennen.

Bundesweit von Relevanz ist auch die Schutzlosigkeit von Migranten/innen in der Illegalität in der Arbeitswelt. Sie fungieren als kostengünstige »stille Reserve« in den Augen von Arbeitgebern, die sich mit knapper Gewinnmarge unter harten Konkurrenzbedingungen behaupten wollen: Lohnbetrug und Ausbeutung sowie herbe Erfahrungen der Machtlosigkeit für die Arbeitenden angesichts ihrer fehlenden Regressmöglichkeiten können die Konsequenz sein. Lange Zeit ist dieses Thema (obwohl in der Münchner Studie ausführlich behandelt) weder von der Stadt noch von den ortsansässigen Gewerkschaften aufgegriffen worden.

Eine neue Initiative ging mit der Fertigstellung der im Auftrag des Diakonischen Werks durchgeführten Hamburger Studie einher. Beschäftigungsbedingungen, Ausbeutung und Lohnverprellung in Hamburg wurden als zentrale Bereiche dieser Untersuchung behandelt.[24] Der Schwerpunkt lässt sich zum Teil durch die Zusammenarbeit mit der 2008 eingerichteten und von Ver.di betriebenen Beratungsstelle *MigrAr* in Hamburg erklären. Die Leiterin der Stelle, Emilija Mitrovic, ist Mitverfasserin der Hamburger Studie. Erstmals gründete hiermit eine DGB-Gewerkschaft eine eigene Stelle mit dem expliziten Auftrag, Migranten/innen ohne Aufenthaltsstatus zu beraten und in Fällen von Lohnbetrug und Ausbeutung durch ruchlose Arbeitgeber vor Gericht zu begleiten.[25] Dieses Beispiel scheint auch Schule zu machen: Ver.di hat in München im März 2010 eine ähnlich wie in Hamburg konzipierte Beratungsstelle eröffnet. Mit diesen Schritten zeigt eine Gewerkschaft eine qualitativ neue Bereitschaft, sich auf die Auseinandersetzung mit sozialen und ökonomischen Rechten von Migranten/innen ohne Aufenthaltsstatus einzulassen.

Im September 2009 kam dann eine eher unauffällige, aber doch signifikante politische Veränderung, welche die medizinische Versorgung von »illegalen« Migranten/innen im Krankenhaus – und insgesamt den Umgang mit solchen

---

23 Vgl. FAZ vom 07.07.2009: »Datenschutz soll Schulbesuch ermöglichen«.
24 Vgl. Diakonie Hamburg/Landesverband der Inneren Mission e.V. (2009).
25 Vgl. Ludwig (2009). Zu unterscheiden vom von der IG BAU 2004 gegründeten *Europäischen Verband der Wanderarbeitnehmer* (EVW), der aber 2008 die eigenständige Tätigkeit einstellen musste und nur noch als Verein weiter besteht.

Zuwanderern in Not – erheblich erleichtern könnte. Durch eine am 18.09.2009 vom Bundesrat verabschiedete Allgemeine Verwaltungsvorschrift (AVV) treten zwei Neuigkeiten in Kraft.[26] Für die Behandlung eines Statuslosen im Krankenhaus muss das Sozialamt die Kosten übernehmen und ist nicht verpflichtet, die Daten an die Ausländerbehörde weiterzuleiten. Damit werden (staatliche oder städtische) Krankenhäuser und das Sozialamt aus der Übermittlungspflicht nach dem Aufenthaltsgesetz als »öffentliche Stellen« herausgenommen. Dadurch besteht eine Kostensicherung sowie Datenschutz für die Behandlung von Kranken ohne Aufenthaltstitel im Krankenhaus.

Die zweite Neuerung besteht darin, dass Personen, die – von Berufs wegen oder ehrenamtlich – *Sans papiers* gegenüber Hilfe leisten, ausdrücklich aus den strafrechtlich relevanten Paragraphen herausgenommen werden. Nun steht fest, dass sie mit ihrer humanitären Unterstützung keine »Beihilfe zum unerlaubten Aufenthalt« leisten. Hiermit wird eine rechtliche Klarstellung geschaffen, die vor allem Berufsgruppen wie Ärzten, Therapeuten, Sozialarbeitern, Seelsorgern und karitativen Ehrenamtlichen sowie in Basisgruppen politisch-ethisch Motivierten (wie z.B. *Cafe 104*) zu Gute kommt. Viele dieser Professionellen bewegten sich bisher zumindest in einer rechtlichen Grauzone und die »Taubheit« des Gesetzgebers bezüglich dieses Missstands wurde von diversen gesellschaftlichen Akteuren seit langem beklagt. Sie können nun in der Gewissheit agieren, dass ihr Handeln nicht als strafrechtlich relevant behandelt wird.

Aus der Sicht der Praktiker/innen stellt sich nichtsdestotrotz die Frage, wie sich diese Vorschriften in der Alltagspraxis auswirken. Es wird davon abhängen, inwiefern sie überhaupt von den entscheidenden Stellen in den Kommunen und v.a. mittelgroßen und kleinen Gemeinden umgesetzt werden. Zunächst bringen sie für viele aktive Einzelne in dieser humanitär-politischen Arbeit eine Erleichterung (Straffreiheit) und ein brauchbares Instrumentarium zur Verbesserung der medizinischen Versorgung (Sicherstellung der Finanzierung der ärztlichen Behandlung im Krankenhaus).[27]

6.   Zusammenfassung und Ausblick

In den Jahren seit der Entscheidung des Münchner Stadtrats, eine soziale und menschenrechtsorientierte Politik zugunsten von Menschen in der Illegalität referatsübergreifend umzusetzen, hat es eine Reihe von Entwicklungen, sowohl in München als auch in anderen Kommunen und – seit 2008 – auf Bundesebene gegeben. Die politische Weichenstellung durch die Stadtführung und -verwal-

---

26 Vgl. AVV Drucksache 669/09.
27 Siehe vertiefend zur AVV zum AufenthG die Beiträge von Fisch und Mylius in diesem Band.

tung in München erfolgte als eine bewusste Nutzung von engen, vorgegebenen politischen Ermessensspielräumen. Dies in einem Bundesland, das durch das Sprachrohr des bayerischen Innenministeriums aus seinem deutlichen Missfallen (zumindest in öffentlichen Äußerungen) gegenüber dieser innovativen kommunalpolitischen Linie keinen Hehl machte.

Die Ausgestaltung der Gesundheitsversorgung stand an erster Stelle bei den kommunalen Überlegungen. In Zusammenarbeit mit den Anlaufstellen enttabuisierte man die medizinische Behandlung. Man suchte gemeinsam referatsübergreifend und mit diversen gesellschaftlichen Institutionen und Gruppen nach lebenspraktischen Lösungen. So verbesserte man die medizinische und Schwangerenversorgung, sorgte für bessere Beratung und Vernetzung und baute Vertrauen zu den ethnischen Communities und ihren Vertretern auf. Die Finanzierung von medizinischen Behandlungen durch die ehrenamtlichen medizinischen Netzwerke konnte – nach einer mühsamen Suche nach Alternativen – durch direkte kommunale Unterstützung auf eine sicherere Basis gestellt werden. Die anonyme Fallberatung und andere vertrauensbildende Maßnahmen seitens der Ausländerbehörde waren ein integraler Bestandteil dieser Politik, um Wege aus der Illegalität und Bleibeoptionen für »Illegale« zumindest zu eruieren. Eng gesetzte Handlungsspielräume hinsichtlich des Schulbesuchs wurden von der Stadt so weit als möglich genutzt.

Man hat in diesen Jahren ein zivilgesellschaftliches Modell des Dialogs und der Konsenssuche im Umgang mit einem politisch und vor allem rechtlich sehr brisanten Thema auf kommunaler Ebene in München erprobt und mit einigem Erfolg realisiert. Entscheidend war dabei eine Kultur der offenen, konstruktiven und kritikfähigen Kommunikation zwischen Politik, Behörden, Wohlfahrtsverbänden, Kirchen, Basisinitiativen, Selbstorganisationen der Migranten und auch Medien.

Offen bleibt allerdings die Frage, ob diese sozialen und menschenrechtlich orientierten Lösungsansätze von Bestand sind – oder ob sie lediglich von gegenwärtigen politischen Mehrheiten und auch Einzelpersonen abhängig sind. Interviewpartner im Vorfeld dieses Aufsatzes haben oft gefragt: Was passiert, wenn diese Mehrheiten und Personen nicht mehr da sind?

Hätte man diesen Rückblick 2007 verfasst, wäre ein ernüchterndes Auseinanderklaffen zwischen der Ebene der kommunalpolitischen Initiative und jenen anderen zu konstatieren gewesen. Hinsichtlich der Bundespolitik hätte man ein konsequentes Wegsehen und Ignorieren der wichtigsten menschenrechtlichen Dilemmata – wie noch im Prüfbericht des Bundesministeriums des Inneren zu besichtigen – feststellen müssen. Die Entwicklungen seitdem hinsichtlich des Rechts auf Schulbesuch und die Öffnung der Finanzierung von Behandlungen im Krankenhaus sowie eine de facto Abschaffung der Übermittlungspflicht für Helfende durch die Ausführungen in den Allgemeinen Verwaltungsvorschriften deuten aber auf eine neue Weichenstellung. Es ist zu früh zu sagen, ob diese als Zeichen einer anderen, tendenziell offeneren, eher menschenrechtsorientierten Politik der Bundesrepublik im Hinblick auf Menschen in der Illegalität verstanden werden können.

Klare Forderungen seitens der zivilgesellschaftlichen Akteure, vor allem struktureller Art, bleiben bestehen: unter anderem die Abstufung des Sachverhaltes des illegalen Aufenthaltes auf die Ebene einer Ordnungswidrigkeit statt einer Straftat; die Eröffnung von Möglichkeiten von temporärer Zuwanderung für gering Qualifizierte; die Öffnung der Härtefallkommissionen als Räume für die Regularisierung von Menschen in der Illegalität; darüber hinaus eine Enttabuisierung generell des Themas Amnestie für Menschen ohne Aufenthaltsstatus.

Begrüßenswert wäre auch der weitere Schritt einer offenen Diskussion über die ökonomische Dimension der Beschäftigung dieser Menschen im Niedriglohnbereich und daraus hergeleitet: Was bedeutet die Wahrung ihrer Rechte als Arbeitnehmer/innen für die Aufnahmegesellschaft?

Schließlich möchte man auch auf lokaler Ebene die Prozesse der letzten Jahre genauer nachvollziehen können, statt auf Momentaufnahmen angewiesen zu sein. Mit anderen Worten wäre es an der Zeit, die Entwicklungen der letzten Jahre in München genau zu protokollieren und zu evaluieren. Vor allem sollten die Betroffenen selbst – neben einer ganzen Reihe von anderen Akteuren und Experten/innen – dabei (wieder) zu Wort kommen. Sie sollten merken, »… dass man sie nicht vergessen« hat.

Literatur

Allgemeine Verwaltungsvorschrift zum Aufenthaltsgesetz (AVV) der Bundesregierung vom 27.07.2009, Drucksache 669/09: http://www.bundesrat.de/cln_090/nn_8694/ SharedDocs/Drucksachen/2009/0601-700/669-09,templateId=raw,property=publicationFile.pdf/669-09.pdf (Stand: 07.04.2011).

Alt, J. (1999): Illegal in Deutschland. Forschungsprojekt zur Lebenssituation »illegaler« Migranten in Leipzig, Karlsruhe.

Alt, J. (2003): Leben in der Schattenwelt. Problemkomplex »illegale« Migration. Neue Erkenntnisse zur Lebenssituation »illegaler« Migranten aus München und anderen Orten Deutschlands, Karlsruhe.

Alt, J. (2009): Globalisierung, illegale Migration, Armutsbekämpfung. Analyse eines komplexen Systems, Karlsruhe.

Alt, J./Fodor, R. (2001): Rechtlos? Menschen ohne Papiere: Anregungen für eine Positionsbestimmung, Karlsruhe.

Anderson, P. (1999): In a Twilight World: Undocumented Migrants in the UK: http://www.with.jrs.net/files/In%20a%20Twilight%20World.pdf (Stand: 03.05.2010).

Anderson, P. (2003): »Dass sie uns nicht vergessen...« Menschen in der Illegalität in München, München.

Anderson, P. (2005): Ein spannungsgeladenes Feld: die Wahrung der sozialen Rechte von Menschen in der Illegalität als Aufgabe der Kommune. Das Beispiel München, in: Jünschke/Paul (2005), S. 184–199.

Ballauf, H. (2008): Die Angst ist zu groß. Statuslose zwischen Schul- und Ausreisepflicht, in: Erziehung und Wissenschaft, Heft 4/2008, S. 39–41.

Bommes, M./Wilmes, M. (2007): Menschen ohne Papiere in Köln. Eine Studie zur Lebenssituation irregulärer Migranten, Osnabrück: http://www.forum-illegalitaet.de/ IMIS_Menschen_ohne_Papiere_in_K_ln2.pdf (Stand: 03.05.2010).

Bundesministerium des Inneren (2007): Illegal aufhältige Migranten in Deutschland. Datenlage, Rechtslage, Handlungsoptionen. Bericht zum Prüfauftrag »Illegalität« aus der Koalitionsvereinbarung der Bundesregierung vom 11. November 2005, Kapitel VIII 1.2, Berlin: http://www.emhosting.de/kunden/fluechtlingsrat-nrw.de/system/upload/ download_1232.pdf (Stand: 03.05.2010).

Castaneda, H. (2008): Illegal Migration, Gender and Health Care: Perspectives from Germany and the United States, in: Schrover (2008), S. 171–188.

Dauvergne, C. (2008): Making People Illegal. What Globalization Means for Migration and Law, Cambridge/New York et al.

Diakonie Hamburg/Landesverband der Inneren Mission e.V. (Hrsg.) (2009): Leben ohne Papiere. Eine empirische Studie zur Lebenssituation von Menschen ohne gültige Aufenthaltspapiere in Hamburg. Hamburg: http://www.diakonie-hamburg.de/fix/ files/doc/Leben_ohne_PapiereLF.pdf (Stand: 23.07.2010).

Fodor, R./Peter, E. (2005): Das Recht des statuslosen Kindes auf Bildung. Aufenthaltsrechtliche Illegalität und soziale Mindeststandards, Frankfurt a. M.

Heck, G. (2008): »Illegale Einwanderung«. Eine umkämpfte Konstruktion in Deutschland und den USA, Münster.

Jünschke, K./Paul, P. (Hrsg.) (2005): Wer bestimmt denn unser Leben? Beiträge zur Ent-kriminalisierung von Menschen ohne Aufenthaltsstatus, Karlsruhe.

Krieger, W. et al. (2006): Lebenslage »illegal«. Menschen ohne Aufenthaltsstatus in Frankfurt am Main. Notlagen und Lebensbewältigung – Wege der Unterstützung, Karlsruhe.

Ludwig, M. (2009): »Kollege, nicht Konkurrent«, in: Mitbestimmung. Das Magazin der Hans-Böckler-Stiftung, Heft 12/2009, S. 38–41.

Moors, A./de Regt, M. (2008): Migrant Domestic Workers in the Middle East, in: Schrover et al. (2008), S. 151–170.

Schrover, M. et al. (Hrsg.) (2008): Illegal Migration and Gender in a Global and Historical Perspective, Amsterdam.

Gisela Penteker

Medizinische Versorgung Papierloser auf dem Land am Beispiel Niedersachsen

1. Einleitung

Die meisten Studien gehen davon aus, dass sich Menschen ohne legalen Aufenthaltsstatus in den Städten aufhalten, weil sie dort Arbeit finden, Unterstützungsstrukturen durch die eigene Community haben und weniger auffallen.

Über die Situation auf dem Lande ist wenig bekannt. Daher möchte ich Gegebenheiten und Verhältnisse im ländlichen Raum Niedersachsens anhand einiger konkreter Beispiele aus meiner allgemeinmedizinischen Praxis darstellen.

Der Beitrag beschreibt im ersten Teil die Situation aus einem ländlichen Gebiet anhand meiner persönlichen Erfahrungen. Im zweiten Teil geht es um die Frage, wie niedergelassene Ärztinnen und Ärzte über die Probleme der Gesundheitsversorgung von Menschen ohne legalen Aufenthaltsstatus informiert und für einen positiven Umgang motiviert werden können. Im dritten Teil werden verschiedene Anlaufstellen in Niedersachsen vorgestellt.

2.   Die Situation im Flächenland Niedersachsen

»Die Niedersächsische Ärztekammer beschließt:
1. dass die frei praktizierenden Ärztinnen und Ärzte hier lebende Flüchtlinge und MigrantInnen ohne gültige Ausweis- und Aufenthaltspapiere in Krankheitsfällen unterstützen, indem sie ihnen anonyme und kostenfreie Behandlung gewährleisten und
2. sich nach Möglichkeit an dem Aufbau einer medizinischen Grundversorgungsstruktur für den o.g. Personenkreis zu beteiligen, damit ein möglichst großes Netz von Behandlungsmöglichkeiten entstehen kann.
Resolution vom 29.11.97«[1]

Ich arbeite seit 1976 als Ärztin an der Niederelbe. Zunächst als Assistenzärztin in den umliegenden Krankenhäusern, von 1982 bis 1999 in einem kleinen Dorf, seit

---

1 Goesmann (2000), S. 5.

1999 in einer nahegelegenen Kleinstadt an der Bundesstraße in eigener Praxis als Allgemeinärztin.

Schon während meiner Tätigkeit als Assistenzärztin hatte ich gelegentlich Kontakt zu Patienten ohne legalen Aufenthaltsstatus. In der Regel war es kein Problem, sie – an der Verwaltung vorbei – zu versorgen. Es war vor der Zeit der Chipkarte und des Computers. Meist handelte es sich um gesunde junge Landarbeiter mit mehr oder weniger schweren Verletzungen, die ambulant versorgt werden konnten und privat abgerechnet wurden. Nur einmal hatten wir einen jungen Patienten mit einer offenen Tuberkulose auf der Station, der in eine Spezialklinik verlegt werden musste. Wir hatten uns dafür eingesetzt, dass er erst behandelt bevor er in die Türkei abgeschoben wurde. Das habe ich damals nicht weiter hinterfragt.

In meiner ersten Praxis auf dem Dorf hatte ich gelegentlich sich illegal in Deutschland aufhältige Landarbeiter als Patienten.

Fall 1

An einem Freitagnachmittag erschien ein Landwirt mit einem jungen kurdischen Arbeiter in meiner Praxis. Der Landwirt gab mir seinen Krankenschein und meinte, ich würde das schon regeln, der junge Mann sei illegal hier. Der junge Mann war schwer krank, er hatte Fieber und eine akute Blinddarmentzündung. Mir war sofort klar, dass hier eine Krankenhauseinweisung notwendig war. Der Patient protestierte heftig. Lieber würde er sterben, als ins Krankenhaus zu gehen. Das würde unweigerlich zu seiner Abschiebung führen. Ich musste noch am Abend zu einem Wochenendseminar in Süddeutschland aufbrechen. Die Hinzuziehung eines der Nachbarkollegen lehnte der Patient ebenfalls ab. Ich verschrieb ihm – auf einem Privatrezept, das der Chef zu bezahlen versprach – ein hoch wirksames Antibiotikum und instruierte den Landwirt und seine Familie, sich um den jungen Mann zu kümmern und bei weiterer Verschlechterung den Notarzt zu rufen. Wir hatten Glück. Der Patient hat die Sache gut überstanden.

Mir aber war nach diesem Erlebnis klar, dass man Kranke, die keinen gültigen Aufenthalt haben, nicht dem Zufall und dem Glück überlassen darf. Eine medizinische Versorgung ohne Angst vor Abschiebung muss gewährleistet sein.

Immer wieder kamen Landarbeiter ohne legalen Aufenthaltsstatus in die Praxis. Sie kamen mit verschiedenen Wunden, Verletzungen und Infekten in Begleitung des Bauern oder eines Kollegen, der dolmetschte. Viele der größeren Höfe beschäftigten (und beschäftigen bis heute) kurdische Arbeiter aus der Türkei, die keinen legalen Aufenthaltsstatus haben. Sie waren gut organisiert, kamen alle aus derselben Großfamilie. Ein älterer Arbeiter sorgte dafür, dass die Jungen nicht auf die schiefe Bahn kamen und dass sie ihren Lohn erhielten. Sie blieben unter sich und waren fleißig und genügsam. Pro forma gab es gelegentlich Kontrollen auf den Höfen. Passiert ist dabei nichts.

Die Grenzen waren bis in die 90er Jahre durchlässig. Die Arbeiter konnten im Winter nach Hause zu ihren Familien fahren und wiederkommen, wenn die Arbeit losging. Die zunehmende Abschottung der Grenzen führte dazu, dass die Familien sich für falsche Papiere und/oder Schlepperdienste hoch verschulden mussten, wenn sie ihre Söhne zur Arbeit nach Deutschland schicken wollten. Die Arbeiter mussten nun mehrere Jahre hier bleiben, ohne zwischendurch nach Hause fahren zu können.[2]

Eine Zeitlang versuchten Einige, in Bremen oder Hamburg Asylanträge zu stellen und arbeiteten nebenbei illegal weiter auf ihren Höfen. Die Anerkennungsquote war aber gering, trotz des Bürgerkriegs in ihrer Heimat. Sie galten als »Wirtschaftsflüchtlinge«. Zunehmende bürokratische Hürden wie die Residenzpflicht, die Asylbewerber verpflichtet den Landkreis der zuständigen Ausländerbehörde nicht zu verlassen, machten ihre illegale Arbeit zu gefährlich und kriminalisierten sie.[3] Die Praxis wurde nun oft wegen psychosomatischer Beschwerden aufgesucht.

Ein weiteres Schlüsselerlebnis für mein Engagement für Illegalisierte waren die Flüchtlinge aus Bosnien. Angesichts des großen Flüchtlingselends erschien vielen Menschen in Deutschland das Kontingent, das die Bundesregierung aufnehmen wollte, viel zu klein. Die Bonner Initiative »Den Krieg überleben«[4] vermittelte weitere Flüchtlinge aus den Lagern an Menschen, die dafür eine Verpflichtungserklärung für die ersten sechs Monate abgaben.[5] In diesem Zusammenhang rief die Niedersächsische Ärztekammer über das Ärzteblatt dazu auf, sich zur kostenlosen Behandlung der Flüchtlinge bereit zu erklären, die

---

2 Zur Asyl- und Migrationspolitik Deutschlands und der EU siehe z. B. Herbert (2003), Bendel (2009), Tohidipur (2009) sowie Pelzer (2009).

3 Die Residenzpflicht für Asylbewerber laut Asylverfahrensgesetz § 56 (1): »Die Aufenthaltsgestattung ist räumlich auf den Bezirk der Ausländerbehörde beschränkt, in dem die für die Aufnahme des Ausländers zuständige Aufnahmeeinrichtung liegt. In den Fällen des § 14 Abs. 2 Satz 1 ist die Aufenthaltsgestattung räumlich auf den Bezirk der Ausländerbehörde beschränkt, in dem der Ausländer sich aufhält.« Nach § 85 wird der wiederholte Verstoß gegen diese Pflicht mit Freiheitsstrafe von bis zu einem Jahr oder mit Geldstrafe geahndet. Die Residenzpflicht für »Geduldete« ist in § 61 bzw. § 95 des Aufenthaltsgesetzes geregelt.

4 Zur Initiative »Den Krieg überleben«: http://www.friedenskooperative.de/ff/ff97/6-15.htm (Stand: 01.06.2010).

5 Eine Verpflichtungserklärung ermöglicht visumpflichtigen Menschen ausländischer Staatsangehörigkeit einen Aufenthaltstitel zu erlangen, wenn sich eine Person mit einem bestimmten Einkommen bereit erklärt, für den Lebensunterhalt und andere soziale Leistungen ggf. aufzukommen. Dies stellt keine Verpflichtung gegenüber der ausländischen Person, sondern eine Rückgriffsmöglichkeit für staatliche Stellen im Leistungsfall dar. Siehe dazu § 68 Aufenthaltsgesetz: http://www.gesetze-im-internet.de/aufenthg_2004/ (Stand: 01.06.2010) respektive § 84 Ausländergesetz, geltend von 1990–2004: http://www.aufenthaltstitel.de/auslg.html#84 (Stand: 01.06.2010).

zunächst nicht sozial abgesichert waren. Ich meldete mich und nahm schließlich eine der bosnischen Familien bei mir auf. Ganz automatisch wurde ich damit zur Hausärztin all der bosnischen Familien in meinem Gebiet und erlebte die zum Teil absurden Einschränkungen durch das Asylbewerberleistungsgesetz und die Bedrängung zur »freiwilligen Rückkehr« hautnah mit.

Einige der freiwillig zurückgekehrten Bosnier gehören heute zu den »Illegalen«. Auf persönliche Einladung mit entsprechender Verpflichtungserklärung arbeiten sie immer wieder für einige Monate bei ihren früheren Arbeitgebern, da es in Bosnien zwar viel zu tun, aber für sie keine bezahlte Arbeit gibt.

Neben Kurden aus der Türkei und einigen Bosniern gab und gibt es in meinem Umfeld weitere Gruppen von Menschen ohne legalen Aufenthaltsstatus in praktisch allen Arbeitsfeldern, nicht nur in ausländischen Gastronomie- und in Hotelbetrieben. In der privaten Pflege ist es weniger geworden, seit es für polnische Pflegerinnen legale Möglichkeiten der Beschäftigung gibt. Zum Teil werden jetzt jedoch die polnischen Pflegerinnen aus Kostengründen durch z. B. rumänische Frauen ersetzt, die bisher noch illegal arbeiten müssen.[6] Einige Flüchtlinge, die hier seit vielen Jahren nur geduldet sind, haben Wege gefunden, ihre inzwischen alten Eltern ins Land zu bringen, ohne ihren Aufenthalt zu legalisieren. Zurück gelassene Kinder nachzuholen ist noch schwieriger. Hier ist eine nachträgliche Legalisierung z. B. über ein Asylverfahren und einen Aufenthalt aus humanitären Gründen erforderlich, wenn die Zukunft der Kinder gesichert werden soll.

Auch Flüchtlinge, die ihren Duldungsstatus verloren haben, aber nicht nach Hause zurückkehren können, gibt es vereinzelt bei uns auf dem Land. Das geht allerdings nur dort, wo als Flüchtlinge anerkannte oder eingebürgerte Familienangehörige das Risiko eingehen, sie bei sich aufzunehmen.

Fall 2
Um die bisher grundsätzlich beschriebene Situation zu verdeutlichen folgt ein anonymisiertes Beispiel aus dem täglichen Leben:

Frau F., eine Kurdin aus der Türkei, wird von einer ebenfalls kurdischstämmigen Patientin in die Praxis gebracht. Sie erzählen, dass F., ihr Mann und ihr

---

6 Bis Mai 2011 gelten Einschränkungen der Arbeitnehmerfreizügigkeit für acht der EU-Beitrittsstaaten von 2004. Für Bulgarien und Rumänien, die der EU 2007 beigetreten sind, gelten die Einschränkungen bis spätestens 2014. Menschen aus den neuen EU-Beitrittsstaaten können in Deutschland in der Regel bis zum Ablauf der Übergangsregelungen nicht legal arbeiten und haben daher meist keinen Zugang zum Sozialversicherungssystem. Vgl. den Beitrag von Groß/Bieniok in diesem Band, S. 3 sowie EURES – Das europäische Portal zur beruflichen Mobilität: http://ec.europa.eu/eures/main.jsp?acro=free&lang=de&countryId=DE&fromCountryId=BG&accessing=0&content=1&restrictions=1&step=2 (Stand: 01.06.2010).

knapp zweijähriger Sohn seit einem Jahr in der Illegalität leben, nachdem ihr Asylantrag abgelehnt wurde. Sie seien aus Würzburg hierher zu Verwandten gekommen, die aber Angst hätten, sie weiter zu verstecken, weil die Polizei sie bei den Verwandten suchen würde. F. ist im 6. Monat schwanger und hat das Gefühl, dass mit der Schwangerschaft etwas nicht stimmt. Die Gynäkologin am Ort ist bereit, eine Ultraschalluntersuchung zu machen, zu der ich persönlich F. begleite. Sie sieht ein schwer missgebildetes Kind mit einem großen Wasserkopf, ist sich aber nicht sicher, und rät uns, einen Kollegen im Nachbarort aufzusuchen, dessen Ultraschallgerät besser sei. Er würde sicher die Untersuchung nicht umsonst machen, wäre aber sehr tüchtig.

Es dauert, bis wir einen Termin bekommen. Außerdem erscheint es uns zu gefährlich, mit F. in der Gegend herum zu fahren. Nach der Diagnostik werden stationäre Maßnahmen nötig werden. Es gelingt, die Familie in einem Kirchenasyl unterzubringen. Das gibt uns Zeit, nach einer Lösung zu suchen und der Familie wieder eine Duldung zu verschaffen. Ein Unterstützerkreis übernimmt die Kosten der Untersuchung, die leider den Befund der Gynäkologin bestätigt. Für eine Spätabtreibung ist es zu spät. Das Kind ist zu groß. Wegen des Wasserkopfs muss ein Kaiserschnitt gemacht werden. Die Geburt soll wegen des hohen Risikos für die Mutter in Hamburg sein. Nach der Geburt wird das Kind in die Kinderklinik Altona verlegt, wo die Mutter es besuchen und betreuen kann. Entgegen aller Vorhersagen lebt das Kind zwei Jahre. Es wird auf der Station der Kinderklinik liebevoll betreut. Ärzte und Pfleger der Station kämpfen dafür, dass das Kind nicht verlegt und auch nicht entlassen wird. Der Unterstützerkreis sorgt dafür, dass F. oft bei ihrem Kind sein kann. Sie bekommt ein Zimmer auf dem Müttertrakt, darf sogar den großen Sohn mitbringen, der nicht verstehen kann, warum die Mutter immer wieder weg fährt und ihn allein lässt. Der Vater ist von der Situation überfordert und zieht sich zurück.

Die Familie hat eine Duldung und eine Besuchserlaubnis für den Landkreis. Ein Umverteilungsantrag wird abgelehnt. Nach dem Tod des Kindes dekompensiert der Vater, muss in eine psychiatrische Klinik eingewiesen werden. Als er sich stabilisiert hat, muss die Familie nach Bayern zurück in ein Wohnheim nach Aschaffenburg, wo sie niemanden kennt. Im Zuge der Bleiberechtsregelung bekommt der Vater eine Arbeitserlaubnis und eine Aufenthaltserlaubnis auf Probe. Er findet und behält die Arbeit, verdient aber nicht genug, um seine Familie ohne ergänzende Hilfen selbst zu versorgen. F. hat noch zwei gesunde Kinder bekommen und kann deshalb nicht arbeiten. So lebt die Familie immer noch im Wohnheim, einer Kaserne mit bewachter Pforte und hohem Zaun. Wenn man sie besuchen will, muss man seinen Ausweis abgeben und bekommt einen Passierschein. Um 22 Uhr muss man das Gelände wieder verlassen.

Der älteste Sohn entwickelt sich trotz allem gut. Er geht in die vierte Klasse. Mit etwas Unterstützung kann er laut Aussage seiner Lehrerin eine Realschulempfehlung bekommen.

3. Die Frage des Zugangs zur ärztlichen Praxis regelt nicht die Ärztin alleine

Obwohl ich mich seit Jahren auf verschiedenen Ebenen politisch und persönlich für Flüchtlinge engagiere, ist der Zugang zu meiner Praxis nicht barrierefrei. Die Aufgabe der Arzthelferin bzw. der medizinischen Fachangestellten am Empfang ist es, die administrativen Formalien zu klären, das heißt, die Chipkarte einzulesen und – in neuerer Zeit – die Praxisgebühr einzutreiben. Jemand, der zum ersten Mal die Praxis aufsucht und seine Krankenversicherungskarte nicht dabei hat, gerät zunächst in Erklärungsnot und kommt nicht so ohne weiteres zu mir in die Sprechstunde durch. Ich beschäftige seit Jahren dieselben Helferinnen. Wir arbeiten gut zusammen. Sie wissen Bescheid über mein Engagement, aber sie teilen es nicht. Im Gegenteil, sie erleben es als existenzbedrohend. Und so versuchen sie unwillig, loyal zu sein.

Inzwischen landen auch Patienten ohne Krankenversicherung in meinem Sprechzimmer. Nicht sehr oft, vielleicht zwei- bis dreimal im Quartal. Wenn es nötig ist, bringen sie einen Dolmetscher mit. Wenn wir Glück haben, ist das Problem mit einer Beratung und einem Griff in den Musterschrank erledigt. Oft ist das jedoch nicht so. Da sitzen Menschen mit chronischen Erkrankungen, die regelmäßig Medikamente einnehmen müssen und kein Geld haben, sie privat zu bezahlen. Sie müssen motiviert werden, wieder zu kommen. Da sitzen Menschen, die zu einem Facharzt gehen müssten. Es gilt also, einen Kollegen, eine Kollegin anzusprechen und den Patienten zu überzeugen, dass er gefahrlos dorthin gehen kann. Da sitzen Schwangere, die eine sichere Entbindung und Papiere für ihr Kind brauchen.

Schwierig ist es häufig, etwas über die Krankengeschichte zu erfahren. Manchmal holen die Patienten einen klein gefalteten Krankenhausbericht aus ihrer Tasche oder aus der Plastiktüte, in der sie wichtige Dokumente griffbereit aufbewahren.[7]

---

7 Im Gesundheitsprojekt von PICUM (Platform for International Cooperation on Undocumented Migrants, siehe auch: http://www.picum.org/) stellten uns die belgischen Kollegen von »Medisch Steunpunt Mensen Zonder Papieren« ein von ihnen entwickeltes Heft vor, in dem ähnlich wie in einem Impfausweis wichtige Befunde, Diagnosen und Dauermedikamente in international verständlicher Form von den behandelnden Ärzten eingetragen werden sollten.

Ich kann heute in vielen Fällen effektiv helfen, weil ich mich seit Jahren mit diesen Problemen beschäftige und in ein Netz von Helfern eingebunden bin. Kollegen anzusprechen bleibt dennoch schwierig. Wenn ich einen Facharztkollegen anrufe, um ihm einen Patienten ohne legalen Aufenthaltsstatus zu schicken, erlebe ich selten offene Ablehnung. Es gibt jedoch auch viele subtile Möglichkeiten, eine Übernahme zu verweigern oder dem Patienten Ablehnung zu signalisieren.

Ich habe nicht herausgefunden, wie sich meine NachbarkollegInnen verhalten, wenn sich Patienten ohne Krankenversicherung an sie wenden. Niemand wird einen Schwerkranken wegschicken, da bin ich mir ziemlich sicher. Inwieweit KollegInnen bereit sind, sich über eine Notfallbehandlung hinaus zu engagieren und die Angst der PatientInnen vor der Abschiebung akzeptieren, weiß ich nicht.

Mehr aus Zufall, durch eine Anfrage des *Medibüros* Hamburg, habe ich erfahren, dass eine Kollegin in einem Nachbar-Landkreis, in dem es auch viele illegal beschäftigte Landarbeiter gibt, eine anonyme und kostenlose Behandlung anbietet und auch ein kleines Netz von Fachärzten und sogar Krankenhausärzten aufgebaut hat. Sie weiß allerdings nicht, wie ihr Nachfolger damit umgehen wird.

4.   Was wissen niedergelassene Ärzte?

Ob Ärztinnen und Ärzte sich politisch betätigen sollen, ist eine alte Streitfrage. Ärztinnen und Ärzte sollen nach bestem Wissen und Gewissen ihre Patienten versorgen und ihre Praxen wirtschaftlich führen.

Seit der an den Anfang gestellten Resolution der Ärztekammer Niedersächsischen (ÄKN) von 1997 ist viel Zeit vergangen. Frau Dr. Cornelia Goesmann ist nicht wieder in den Vorstand der ÄKN gewählt worden, arbeitet aber in der Geschäftsstelle Hannover und in der Bundesärztekammer[8] weiter für die humanitären Aspekte im Medizinbetrieb. In der Ärztekammer Niedersachsen ist dafür jetzt wenig Raum. Zu viele standespolitische Probleme und Fragen müssen bearbeitet werden. Das gesellschaftliche Klima auch in der Ärzteschaft ist rau. Wirtschaftlichkeit ist oberstes Gebot. Budgets, Regelleistungsvolumina, Praxisgebühren, IGel-Leistungen,[9] Leitlinien, Qualitätsmanagement und jede Menge Bürokratie treiben niedergelassenen Ärztinnen und Ärzten das huma-

---

8 Goesmann ist seit 2005 Vizepräsidentin der Bundesärztekammer.
9 Unter IGel-Leistungen versteht man ärztliche Untersuchungen, die nicht von der Krankenkasse übernommen, sondern vom Patienten jeweils privat gezahlt werden müssen (»individuelle Gesundheitsleistungen«).

nitäre Engagement aus. Jeder muss sehen wo er bleibt. Das ist kein Klima, in dem wir ein offenes Ohr für die Nöte der Menschen ohne legalen Aufenthaltsstatus finden.

Dabei ist das Thema von vielen namhaften Menschen aufgegriffen worden, wie diese Publikation eindrucksvoll zeigt. Studien, Kongresse, Kampagnen haben stattgefunden.[10] Der Kreis der Ärztinnen und Ärzte, die unsere Arbeit unterstützen, ist stetig gewachsen, aber das Gros der Kolleginnen und Kollegen erreichen wir nicht. Bei all den Fortbildungen, die wir zum Beispiel im Rahmen der IPPNW-Kampagne »Achten statt verachten«[11] organisiert haben, war sehr schnell das Hauptthema die Sorge, dass man sich als Ärztin/Arzt nach dem »Schlepperparagraphen« schuldig macht, wenn man »Illegale« behandelt.[12] Der Verweis auf die ärztliche Schweigepflicht, die einer eventuellen Meldepflicht entgegensteht, überzeugte häufig nicht. Hier zumindest hat es einen kleinen Erfolg der vielseitigen politischen Bemühungen gegeben: Im Juli 2009 hat die Bundesregierung eine Allgemeine Verwaltungsvorschrift (AVV) zum Aufenthaltsgesetz erlassen, der im Bundesrat im September zugestimmt wurde. In der AVV wird ein verlängerter Geheimnisschutz für Notfallpatienten bis in die Sozialämter hinein festgeschrieben, sodass nun eine Schweigepflicht für ärztliche Helfer und das Verwaltungspersonal gilt.[13]

---

10 Einige Beispiele hierfür: Alt, J. (2009): Globalisierung, illegale Migration, Armutsbekämpfung. Analyse eines komplexen Systems. Karlsruhe. Falge, C./Fischer-Lescano, A./Sieveking, K. (Hrsg.) (2009): Gesundheit in der Illegalität. Baden-Baden. Sowie z. B. die Internationale Konferenz vom 07.11. bis 08.11.2008: »Fragiles Netz: Krankheitserfahrungen undokumentierter Latinas in Berlin«, Gesundheit in der Illegalität – Rechte von Menschen ohne Aufenthaltsstatus, Zentrum für Europäische Rechtspolitik (ZERP), Bremen/Bremerhaven.
11 IPPNW: Internationale Ärzte für die Verhütung des Atomkrieges – Ärzte in sozialer Verantwortung, Deutsche Sektion, Arbeitskreis Flüchtlinge und Asyl: http://www.ippnw.de/startseite.html (Stand: 03.06.2010). Dokumentation zur IPPNW-Tagung »achten statt verachten – Menschenrechte für Migranten ohne Papiere«: http://www.ippnw.de/soziale_verantwortung/flucht_asyl/tagungsdokumentation/ (Stand: 01.06.2010).
12 Der so genannte »Schlepperparagraph« bezieht sich auf § 96 Aufenthaltsgesetz (AufenthG). Abs.1 stellt Hilfeleistungen zum illegalen Aufenthalt unter Strafe, wer »wiederholt oder zu Gunsten von mehreren Ausländern handelt.« Vgl. auch Tolsdorf (2008).
13 Allgemeine Verwaltungsvorschrift zum Aufenthaltsgesetz der Bundesregierung vom 27.07.2009, Drucksache 669/09, Nr. 88.2.3., siehe unter: http://www.bundesrat.de/cln_090/SharedDocs/Drucksachen/2009/0601 – 700/669 – 09,templateId=raw,property=publicationFile.pdf/669 – 09.pdf (Stand: 01.06.2010).

5.   Anlaufstellen für Menschen ohne legalen Aufenthaltsstatus in Niedersachsen

Auch in Niedersachsen leben die meisten Menschen ohne legalen Aufenthalt wahrscheinlich in den Städten.[14] Es gibt verschiedene Hilfsangebote, die jedoch sehr ungleich über das Land verteilt sind. Im Folgenden beschreibe ich einige dieser Anlaufstellen.

a)   Medizinische Flüchtlingshilfe e.V. Göttingen

Seit Ende der 1990er Jahre wird durch die *Medizinische Flüchtlingshilfe* Menschen ohne gesicherten Aufenthaltsstatus und ohne Krankenversicherung konkrete Hilfe angeboten, indem eine ärztliche Behandlung vermittelt wird. Neben einer guten Zusammenarbeit mit mehreren niedergelassenen Ärztinnen und Ärzten konnten in letzter Zeit erfreulicherweise auch mehrere stationäre Behandlungen und Operationen organisiert werden.

Parallel bemüht sich die Initiative »Gesundheitsversorgung und Bildung für alle« langfristig, auf politischer Ebene grundsätzliche Lösungen zu finden. Sie informiert über die prekäre soziale Situation von Menschen ohne gesicherten Aufenthaltsstatus und ruft die Stadt Göttingen dazu auf, Lösungen auf kommunaler Ebene zu entwickeln.

Nach Gesprächen mit den Stadtratsfraktionen und dem Sozialausschuss wurde am 12. Mai 2006 ein Ratsbeschluss verabschiedet, mit dem sich die Stadt Göttingen dem bundesweiten Aufruf *Manifest Illegale Zuwanderung* des katholischen Forums *Leben in der Illegalität* anschließt.[15] Zurzeit diskutieren Initiative und Stadtverwaltung die lokale Einführung eines »Anonymen Krankenscheins« als wissenschaftlich begleitetes Modellprojekt.[16]

---

14 Vgl. Cyrus (2003), S. 25.
15 Manifest Illegale Zuwanderung des katholischen Forums »Leben in der Illegalität« 2007: http://www.forum-illegalitaet.de/ManifestUnterzeichnerPublikation.pdf (Stand: 03.06.2010).
16 Kontakt: *Medizinische Flüchtlingshilfe* Göttingen e.V., Weender Str. 42, 37043 Göttingen, Tel.: 0551–55766, Homepage: www.gesundheitsversorgung-fuer-alle.de (Stand: 03.06.2010), Email: Mfh.goe@gmx.de, Sprechzeiten: donnerstags von 16 bis 17 Uhr.

b)   Medinetz Hannover (vormals Medizinische Flüchtlingssolidarität
       Hannover)

Diese Gruppe ist seit 1998 aktiv:

»Medizinische Versorgung muss ein Grundrecht für alle Menschen sein. Wir sind nicht
bereit, zu akzeptieren, dass Menschen von der medizinischen Versorgung ausgeschlossen werden. Deshalb wollen wir auf der einen Seite eine medizinische Hilfs-
struktur schaffen, an die sich Flüchtlinge und Migranten, die staatlicherseits gar nicht
oder nur unzureichend versorgt werden, wenden können, um soweit wie möglich eine
Versorgung zu gewährleisten. Auf der anderen Seite wollen wir aber auch eine Öffentlichkeit für dieses Thema herstellen und politischen Druck aufbauen, um letztendlich die Abschaffung von Sondergesetzen (z. B. Asylbewerberleistungsgesetz, Änderung des Art. 16 GG) zu bewirken. Solange aber die Sondergesetze bestehen, wollen
wir praktisch helfen und ein Gegengewicht zur herrschenden politischen Überzeugung
darstellen. Unser Ziel ist jedoch, dass von staatlicher Seite die Notwendigkeit einge-
sehen wird, eine Versorgungsstruktur zu schaffen, die unsere Arbeit überflüssig
macht.«[17]

c)   Malteser Migranten Medizin

Die *Malteser Migranten Medizin* ist 2001 mit einer Anlaufstelle in Berlin vom
Malteser Hilfsdienst e. V. ins Leben gerufen worden, um Menschen ohne Krankenversicherung direkte medizinische Versorgung vor Ort anzubieten. Es ist
eine katholische Hilfsorganisation mit aktuell insgesamt elf Standorten in
Deutschland.[18]

Zwei relativ neue Standorte gibt es auch in Niedersachsen, die 2007 in Hannover eröffnete Sprechstunde, die einmal in der Woche direkte medizinische
Versorgung für alle Menschen ohne Krankenversicherung anbietet.[19]

In Osnabrück startete Ende 2009 die elfte Einrichtung dieser Art in
Deutschland. Rund 100 Menschen ohne Aufenthaltspapiere vermutet der Ini-

---

17 Selbstbeschreibung des *Medinetzes* Hannover (vormals MFS, Umbenennung im April 2011)
    auf einem Flyer. Kontakt: Medinetz Hannover, c/o Flüchtlingsbüro, Zur Bettfedernfabrik 3,
    30451 Hannover, Tel.: 0511–2153031, Email: Medinetz.Hannover@gmx.de, Sprechzeiten:
    montags 17:30 bis 19 Uhr.
18 Die Selbstbeschreibung der *Malteser Migranten Medizin:* http://www.malteser.de/73.mal-
    teser_migranten_medizin/default.htm (Stand: 04.06.2010), darüber hinaus finden sich
    außer den auf dieser Internetseite genannten Standorten neu gegründete Büros in Osna-
    brück, Stuttgart und Augsburg: http://www.malteser.de/73.malteser_migranten_medizin/
    73.03.MMM_vor_Ort/vorort.htm (Stand: 04.06.2010).
19 *Malteser Migranten Medizin* Hannover: Humboldtstr. 18, 30169 Hannover, Tel.: 0511–
    1695430/31, Homepage: http://malteser-migranten-medizin.de/?id=84 (Stand: 04.06.
    2010), Sprechzeiten: dienstags 10 bis 12 Uhr.

tiator Heidemann, Arzt im Unruhestand, in Osnabrück. Die Praxis ist einmal in der Woche für zwei Stunden besetzt und bietet Untersuchung und Beratung in medizinischen Fragen, Notfallbehandlung bei Krankheit, Vermittlung an Fachärzte bei Notwendigkeit, Hilfe bei Schwangerschaft und Geburt sowie Vermittlung an Fach- und Beratungsstellen.[20]

d)   Medizinische Flüchtlingshilfe Oldenburg

In Oldenburg läuft die Vermittlung medizinischer Versorgung von Menschen ohne legalen Aufenthaltsstatus zurzeit über das Büro von IBIS (*Interkulturelle Arbeitsstelle e. V.*)[21] und das autonome *Zentrum Alhambra*.[22] Es gibt seit Jahren ein Netz von etwa 20 Ärztinnen und Ärzten, die kostenlose und anonyme Behandlung anbieten. Sie beklagen sich darüber, dass die Hilfe schlecht koordiniert sei. Immer wieder würden Patienten bei verschiedenen Ärzten auflaufen, die nichts voneinander wüssten. Es fehlt der Zugang zu Urologen und Psychotherapeuten/Psychiatern. Die Asta-Gruppe der ausländischen Studenten, die früher die Vermittlung koordinierte, soll wieder mit eingebunden werden, insbesondere durch Dolmetscherdienste. Darüber hinaus gibt es immer wieder Anfragen beim Flüchtlingsrat Niedersachsen.[23] Von dort wird an Beratungsstellen oder Ärztinnen und Ärzte vermittelt. Die Ärztekammer Niedersachsen in Hannover hatte 1998 auf Initiative der damaligen stellvertretenden Vorsitzenden Cornelia Goesmann eine Liste von Ärztinnen und Ärzten erstellt, die sich bereit erklärt hatten, Menschen ohne gültige Aufenthaltspapiere anonym und kostenlos zu behandeln.[24]

Die Ärztekammer unterstützt die Arbeit auch, indem sie z. B. dem Netzwerk für traumatisierte Flüchtlinge (NTFN) Räume für die Fortbildung zur Verfügung stellt und Fortbildungspunkte für die teilnehmenden ÄrztInnen vergibt.

---

20 *Malteser Migranten Medizin* Osnabrück: c/o Notdienstambulanz Osnabrück e. V. , Bischofstraße 28, 49074 Osnabrück, Tel.: 0541 – 9611, Homepage: http://sgs.malteser-osnabrueck.de/malteser-migranten-medizin (Stand: 04.06.2010), Sprechzeiten: dienstags 10 bis 12 Uhr.

21 Kontakt: IBIS – Interkulturelle Arbeitsstelle e.V., Klävemannstr. 16, 26122 Oldenburg, Tel.: 0441 – 884016, Email: info@ibis-ev.de, Homepage: www.ibis-ev.de (Stand: 04.06.2010).

22 Kontakt: Alhambra, Hermannstr. 83, 26135 Oldenburg, Tel.: 0441 – 14402, Email: alhambra@alhambra.de.

23 Flüchtlingsrat Niedersachsen: http://www.nds-fluerat.org/der-fluechtlingsrat-stellt-sich-vor/ (Stand: 04.06.2010).

24 Bei Bedarf sind Anfragen zu konkreten Behandlungsangeboten/Praxen möglich unter der Tel. Nr. 0511/380 – 2620.

e)   Das Netzwerk für traumatisierte Flüchtlinge Niedersachsen – NTFN e.V.

Der Verein hat es sich zum Ziel gesetzt, im Flächenland Niedersachsen ein interdisziplinäres Netz von Medizinern, Psychologen, Sozialpädagogen und Juristen aufzubauen, das anstelle eines fehlenden psychosozialen Zentrums oder besser in Ergänzung eines solchen Zentrums den Zugang zur Gesundheitsversorgung für besonders vulnerable Gruppen wie traumatisierte Flüchtlinge mit und ohne gültige Aufenthaltspapiere erleichtert.

NTFN vermittelt Therapieplätze für traumatisierte Flüchtlinge bei qualifizierten PsychotherapeutInnen und vermittelt DolmetscherInnen oder sprachkompetente TherapeutInnen. Weitere Aufgaben sind die Regelung der Kostenübernahmefragen, Klärung von aufenthalts- oder asylverfahrensrechtlichen Fragen im Zusammenhang mit der Psychotherapie, Interdisziplinäre Fortbildungen sowie telefonische Fachberatung von TherapeutInnen für TherapeutInnen. Zu dem weiteren Spektrum zählen die Vermittlung qualifizierter Begutachtungen und die Vernetzung mit der ehrenamtlichen Flüchtlingshilfe oder Migrationsberatungsstellen. Durch die Fortbildungen und durch die Verteilung der Lasten auf mehrere Schultern sollen Ärztinnen und Ärzte für die Arbeit mit MigrantInnen und Flüchtlingen mit und ohne legalen Aufenthaltsstatus gewonnen und Ängste abgebaut werden.[25]

---

25 Kontakt: NTFN – Netzwerk für traumatisierte Flüchtlinge in Niedersachsen e.V., Langer Garten 23B, 31137 Hildesheim, Tel.: 05121 – 102686, 05121 – 8889761, Email: ntfn-ev@web.de, Homepage: http://www.ntfn.de/ (Stand: 04. 06. 2010).

Literatur

Bendel, P. (2009): Europäische Migrationspolitik. Bestandsaufnahme und Trends. Expertise im Auftrag der Abteilung Wirtschafts- und Sozialpolitik der Friedrich-Ebert-Stiftung, Berlin.

Cyrus, N. (2003): Aufenthaltsrechtliche Illegalität in Deutschland. Sozialstrukturbildung – Wechselwirkungen – Politische Optionen. Bericht für den Sachverständigenrat für Zuwanderung und Integration, Nürnberg: http://www.forum-illegalitaet.de/Materialien/04_Expertise_Sachverst_ndigenrat_Cyrus.pdf (Stand: 03.06.2010).

Falge, C./Fischer-Lescano, A./Sieveking, K. (Hrsg.) (2009): Gesundheit in der Illegalität, Baden-Baden.

Goesmann, C. (2000): Gesundheitsversorgung von Flüchtlingen. Ist Gesundheit teilbar? Position der Niedersächsischen Ärztekammer, in: Flüchtlingsrat, Zeitschrift für Flüchtlingspolitik in Niedersachsen, Ausgabe 3/00, Heft 68, S. 5: http://www.ndsfluerat.org/pdf/RU68.PDF (Stand: 04.06.2010).

Herbert, U. (2003): Geschichte der Ausländerpolitik in Deutschland, Bonn.

Pelzer, M. (2009).: Europäische Regelungen über den Zugang zur Gesundheitsversorgung. Welche Rechte haben Migranten ohne Aufenthaltsstatus? In: Falge et al. (2009), S. 195 – 204.

Tohidipur, T. (2009): Sans Papiers und Gesundheitsversorgung. Möglichkeiten europäischer Harmonisierung, in: Falge et al. (2009), S. 183 – 194.

Tolsdorf, M. (2008): Verborgen. Gesundheitssituation und -versorgung versteckt lebender MigrantInnen in Deutschland und in der Schweiz, Bern.

Jakov Gather, Hannah Windeln, Eva-Maria Schwienhorst

Medinetz.
Das Beispiel Mainz

1.   Einleitung

Die medizinische Versorgung von Menschen ohne legalen Aufenthaltsstatus ist in Deutschland nicht flächendeckend gewährleistet. Hilfesuchende Migrantinnen und Migranten,[1] die auf eine medizinische Betreuung angewiesen sind, finden in Deutschland je nach Aufenthaltsort unterschiedlich organisierte Versorgungsstrukturen vor. Auch wenn die Zahl der humanitären Einrichtungen, die sich um eine verbesserte Versorgung von Menschen ohne Papiere kümmern, in den letzten Jahren stetig zugenommen hat, gibt es noch immer viele Städte und Regionen, in denen solche Einrichtungen fehlen.[2]

Mit dem *Medinetz Mainz e.V.*[3] gibt es seit einigen Jahren auch in Rheinland-Pfalz eine medizinische Vermittlungsstelle für Flüchtlinge, Migranten und Menschen ohne Papiere.[4] Ziel des vorliegenden Beitrags ist es, mit der Arbeit unseres Vereins einen konkreten Lösungsansatz vorzustellen und seine spezifischen Stärken und Schwächen zu diskutieren. Dabei soll es nicht darum gehen, stellvertretend für andere *Medinetze* Deutschlands zu sprechen. Dies geht schon deshalb nicht, da sich hinter den Bezeichnungen *Medinetz* oder *Medibüro* kein einheitliches Konzept verbirgt, sondern eigenständige Initiativen mit regionalen Schwerpunkten und Besonderheiten. Beispielsweise ist das Mainzer *Medinetz* die erste Initiative Deutschlands, die von studentischen Mitgliedern der IPPNW[5]

---

1   Aus Gründen der besseren Lesbarkeit verzichten wir im Folgenden auf eine Genderschreibweise. Die Bezeichnung von Personengruppen bezieht die weibliche Form jeweils ein.

2   Ein erster, wenn auch nicht vollständiger Überblick über die medizinischen Vermittlungs- und Beratungsstellen findet sich unter http://www.medibueros.org (Stand: 23.03.2011).

3   Kontakt: *Medinetz* Mainz e.V., c/o Caritaszentrum Delbrêl, Aspeltstr. 10, 55118 Mainz oder Postfach 3247, 55022 Mainz, E-Mail: mainz@ippnw.de, Homepage: www.Medinetzmainz.de.

4   Hinzuzufügen ist, dass wir nicht nur Patienten aus Mainz bzw. Rheinland-Pfalz betreuen. Insbesondere aus dem benachbarten Wiesbaden (und Umgebung) finden immer wieder Patienten zu uns, da ein guter Kontakt zum dortigen Flüchtlingsrat besteht und eine mit dem Medinetz vergleichbare Einrichtung in Wiesbaden fehlt.

5   Die International Physicians for the Prevention of Nuclear War (IPPNW), mit der deutschen

gegründet wurde und sich immer noch zum größten Teil aus Studierenden zusammensetzt. Allein aus dieser Tatsache ergibt sich bereits eine Situation, die einen Vergleich mit anderen Einrichtungen erschwert. Erwähnt werden soll aber auch, dass das hier vorgestellte Modell viele Eigenschaften mit anderen Initiativen teilt – nicht zuletzt deshalb, weil wir uns bei unserer Gründung dankenswerterweise an anderen Organisationen (insbesondere dem *Medinetz* Bonn) orientieren durften und mittlerweile selbst Vorbild für viele neue, vor allem studentische *Medinetze* waren und immer noch sind.

2.   Geschichte des Vereins

Ausgehend von der Kampagne »achten statt verachten« der IPPNW hatten sich die Mitglieder der Studierendengruppe in Mainz schon länger mit der Situation der Menschen ohne Papiere beschäftigt.[6] Die Idee, eine Vermittlungsstelle für die medizinische Versorgung von Menschen ohne geregelten Aufenthaltsstatus einzurichten, bestand schon eine Weile, bis im Jahr 2005 erste konkrete Anstrengungen unternommen wurden. Zunächst wurden einige der niedergelassenen Ärzte in Mainz angeschrieben, um ihnen die Problematik zu schildern und um sie für eine Mitarbeit im Sinne einer weitestgehend kostenlosen und anonymen Behandlung von Menschen ohne Papiere zu gewinnen. In einem zweiten Durchgang wurden noch einmal alle IPPNW-Mitglieder in Mainz und Umgebung kontaktiert. Daraus ergab sich eine Kartei mit 24 kooperationswilligen Ärzten. Parallel dazu nahmen die Medizinstudierenden Kontakt mit anderen karitativen Einrichtungen in Mainz auf, um sowohl mehr über die bestehenden Strukturen zu erfahren, als auch um die reellen Möglichkeiten und Bedürfnisse besser einschätzen zu können. Es zeigte sich, dass die Idee der Einrichtung einer zentralen Anlaufstelle und die damit verbundene Vernetzung der wenigen, meist auf persönlichem Engagement Einzelner beruhenden Initiativen außerordentlich begrüßt wurden. Einzig bestanden Zweifel daran, ob sich eine Gruppe von Studierenden langfristig würde organisieren können, um nachhaltige Strukturen zu schaffen. Nach einer Phase der Sondierung fand sich

---

Sektion Internationale Ärzte für die Verhütung des Atomkrieges – Ärzte in sozialer Verantwortung e.V., ist eine gemeinnützige Organisation mit deutschlandweit ca. 8.000 ärztlichen und über 800 medizinstudentischen Mitgliedern, die an den meisten Hochschulorten in verschieden großen Lokalgruppen organisiert sind. Näheres zur IPPNW unter http://www.ippnw.de (Webseite der deutschen Sektion) bzw. http://www.ippnw.org (internationale Webseite) sowie speziell zu den Studierendengruppen unter http://studis.ippnw.de/studierendengruppen.html (Stand: 23.07.2010).

6 Näheres zur Kampagne »achten statt verachten« sowie eine Zusammenstellung weiterer Informationsquellen finden sich unter http://www.ippnw.de/soziale-verantwortung/flucht-asyl/tagungsdokumentation.html (Stand: 23.07.2010).

im Mainzer Caritas-Zentrum Delbrêl ein in der Migrationsberatung sehr kompetenter und erfahrener Partner, so dass seit Beginn der Sprechstunden im Mai 2006 neben der Nutzung der dort angebotenen Räumlichkeiten auf verschiedenen Ebenen eine enge Zusammenarbeit mit der Mainzer Caritas besteht.[7] Es zeigte sich darüber hinaus sehr früh, wie wichtig die Zusammenarbeit verschiedenster karitativer Einrichtungen sein würde, um die vielschichtigen und über das rein Medizinische hinaus gehenden Probleme der Patienten des *Medinetzes* bearbeiten zu können. Daher war es wichtig und anfangs sehr zeitintensiv, den Kontakt mit anderen Organisationen herzustellen und auf diese Weise ein breit gefächertes Netzwerk zu etablieren, in dem die Hilfe suchenden Menschen, je nach Problemlage, an einen passenden und kompetenten Ansprechpartner verwiesen werden können. Bald erschien es zudem sinnvoll, dem Engagement der Gruppe eine Rechtsform zu verleihen, so dass im November 2006 ein eingetragener Verein gegründet wurde, dessen Gemeinnützigkeit in der Folge anerkannt wurde.

3. Heutige Struktur des Mainzer Medinetzes

Unsere Gruppe besteht zurzeit aus circa 20 Studierenden,[8] einer Allgemeinärztin im Ruhestand und einer Krankenschwester. Drei Mitglieder bilden dabei den jeweils für ein Jahr gewählten Vorstand des Vereins. Einmal pro Woche bieten wir am Montagabend ab 18 Uhr im Caritas-Zentrum Delbrêl, in der Mainzer Neustadt nahe des Hauptbahnhofes, eine zweistündige Sprechstunde an, in der uns die betroffenen Migranten aufsuchen können. Die Sprechstunde wird von zwei bis drei Mitgliedern besetzt, wobei mindestens eine Person mit medizinischem Grundwissen anwesend ist, die außerdem schon länger im Verein aktiv ist. In der Sprechstunde schildern uns die Patienten ihre medizinischen Probleme, selbstverständlich kostenlos und wenn sie möchten anonym. Unsere Aufgabe ist es, anschließend einen geeigneten Allgemein- oder Facharzt zu finden und die Patienten an diesen zu vermitteln. Die in der Sprechstunde anwesenden Mitglieder bleiben in der Regel die Betreuer und persönlichen Ansprechpartner des Patienten, damit auch längerfristig ein Vertrauensverhältnis entstehen kann. Alle unsere Mitglieder arbeiten ausschließlich als Vermittler, d. h. auch die in unserer Gruppe aktive Allgemeinärztin im Ruhestand oder die Krankenschwester unterscheiden sich in dieser Hinsicht nicht von den Studierenden. Nach der Sprechstunde trifft sich dann die gesamte Gruppe, um

---

7 Caritas-Zentrum Debrêl: http://www.caritas-mainz.de/45607.html (Stand: 06.12.2010).
8 Hauptsächlich sind dies Studierende der Humanmedizin, aber erfreulicherweise arbeiten auch immer öfter Kommilitonen aus nicht-medizinischen Studiengängen bei uns mit.

gemeinsam über die bestmögliche Versorgung der aktuellen Patienten zu diskutieren sowie vom Behandlungsverlauf anderer Patienten zu berichten. Außerdem werden in der wöchentlichen Teamsitzung politische Initiativen, Informationsveranstaltungen und Fundraising-Aktivitäten geplant.[9] Außerhalb der Sprechstundenzeiten haben wir einen Anrufbeantworter geschaltet, der täglich abgehört wird. Da wir uns die Räumlichkeiten im Mainzer Caritas-Zentrum mit anderen Gruppen teilen, haben wir ein »mobiles Büro« eingerichtet, d. h. ein Mitglied betreut je eine Woche lang das Telefon und sämtliche Unterlagen (Ärztekartei, Dokumentationen usw.).

Um eine gute Versorgung gewährleisten zu können, haben wir in den vergangenen Jahren unser anfängliches Netzwerk kontinuierlich ausgebaut. Es besteht zurzeit aus über 40 Allgemein- oder Fachärzten, die uns in Mainz und Umgebung mit ihrer Arbeit unterstützen. Darüber hinaus kooperieren wir mit diversen Krankenhäusern oder zumindest mit einzelnen Fachabteilungen, einer Ergotherapie- und Physiotherapiepraxis sowie einer Hebamme. Den stärksten Anteil an unserem medizinischen Netzwerk bilden Allgemeinärzte und Gynäkologen, da in diesem Bereich, unserer bisherigen Erfahrung nach, der größte Bedarf besteht. Weiterhin benötigen wir regelmäßig Psychiater und Zahnärzte, wobei es sich hier schwieriger gestaltet, Kooperationspartner zu finden. Um unser Netzwerk weiter zu entwickeln, schreiben wir gezielt Arztpraxen an oder stellen unseren Verein auf medizinischen Tagungen vor. Ein weiterer wichtiger Baustein ist die Pressearbeit, über die Ärzte auf uns aufmerksam werden.[10] Nach einer Vorstellung unserer Tätigkeit auf der Delegiertenversammlung der Landesärztekammer Rheinland-Pfalz entstand zudem die gemeinsame Initiative, einen »Runden Tisch« mit Vertretern der Krankenhäuser aus der Region und *Medinetz Mainz* unter der Leitung der Landesärztekammer zu veranstalten. Eine erste Sitzung ist in naher Zukunft geplant und soll die Zusammenarbeit in die Wege leiten bzw. verbessern. Ein weiterer Schritt in Richtung eines Ausbaus unseres Netzwerkes und damit einer Verbesserung der medizinischen Versorgung von Menschen ohne Papiere soll die Herausgabe eines Faltblattes werden, in dem Ärzte über die schwierige Situation der Menschen in der aufenthaltsrechtlichen Illegalität informiert und über rechtliche Details aufgeklärt werden.[11]

---

9 Siehe dazu vor allem die Abschnitte 4 und 5.
10 Einen Überblick über unsere Pressearbeit der vergangen Jahre bietet unsere Homepage http://www.Medinetzmainz.de/ (Stand: 23.03.2011). Die Beiträge in der Fachzeitschrift »Ärztliche Praxis Neurologie & Psychiatrie« (Ausgabe 6/2009) sowie im »Ärzteblatt Rheinland-Pfalz« (Ausgabe 8/2009) sollten gezielt innerhalb der Ärzteschaft auf unsere Arbeit aufmerksam machen.
11 Vorbild hierfür ist ein Faltblatt, das die Ärztekammer Hamburg im Jahr 2009 herausgegeben hat und das online abrufbar ist unter http://www.aerztekammer-hamburg.de/Flyer_Mens-

Die Zahl der durch uns betreuten Menschen steigt seit der Gründung des Vereins kontinuierlich. Im Jahr 2009 betreuten wir beispielsweise 46 Menschen, wovon 18 Personen männlich und 28 weiblich waren. Darunter waren sieben Kinder und Jugendliche im Alter von einem bis 17 Jahren.[12] Neben Zahnbeschwerden sind Schwangerschaften die mit Abstand häufigsten Konsultationsgründe (12 der 28 Patientinnen im Jahr 2009 waren schwanger). Ebenso leiden viele unserer Patienten unter psychischen und psychosomatischen Erkrankungen, was aufgrund der in vielerlei Hinsicht belastenden Lebenssituation der Menschen ohne Aufenthaltsstatus sicher nicht verwundert. Ansonsten ist das Spektrum der Erkrankungen breit und reicht von leichten und vorübergehenden Erkrankungen bis hin zu Schlaganfällen und Krebserkrankungen.[13] Infektionskrankheiten wie AIDS oder Tuberkulose spielten dagegen in unserer Arbeit bislang keine Rolle. Grundsätzlich ist auch noch darauf hinzuweisen, dass 15 von den insgesamt 46 Patienten Personen waren, die zwar eine Aufenthaltsgenehmigung, aber keine Krankenversicherung besaßen. Diese Menschen kommen zum allergrößten Teil aus den neuen EU-Ländern (z. B. Bulgarien, Rumänien). Dies scheint deutschlandweit zunehmend die humanitären Sprechstunden zu beschäftigen.[14] Daher zählen bereits die meisten Initiativen diesen Personenkreis zu ihrer primären Zielgruppe.[15]

---

chenInNotHelfen_final.pdf (Stand: 23.07.2010). Vgl. hierzu auch den kurzen Artikel des Deutschen Ärzteblattes unter http://www.aerzteblatt.de/v4/news/news.asp?id=33662 (Stand: 23.07.2010). Ursprünglich geht die Idee der Herausgabe eines solchen Flyers auf eine Initiative des *Medibüros Berlin*, der *Malteser Migranten Medizin* und der Ärztekammer Berlin zurück, die gerade auch an einer neuen Version ihres 2005 erstmals entstandenen Faltblattes arbeiten. Weitere Informationen dazu finden sich unter http://www.medibuero.de/de/Materialien.html (Stand: 23.07.2010).

12 Dass diese Zahlen auf den ersten Blick relativ niedrig erscheinen, hängt auch mit dem angewandten statistischen Erfassungsverfahren zusammen. Im Gegensatz zu den meisten anderen Initiativen in Deutschland zählen wir einzelne Patienten und nicht Patientenkontakte. Konkret bedeutet dies, dass z. B. eine schwangere Patientin, die wir von den Vorsorgeuntersuchungen bis zur Entbindung und Nachsorge betreuen, einfach gezählt wird. Dieses von uns verwendete Verfahren hat Vor- und Nachteile: Ein Vorteil ist, dass auf den ersten Blick gezeigt werden kann, dass in einer relativ kleinen Stadt wie Mainz im Gegensatz zu Großstädten wie etwa Berlin oder Hamburg die Zahl der Patienten verhältnismäßig gering ist. Andererseits kann aber auch der Bedarf an medizinischer Hilfe leicht unterschätzt werden, da es sich bei unserer Arbeit häufig um aufwändige Betreuungen bei chronischen Krankheiten, Mehrfacherkrankungen oder Schwangerschaften handelt. Aus diesen Gründen zählen wir seit Beginn des Jahres 2010 sowohl einzelne Patienten als auch Patientenkontakte.

13 Kasuistiken, die einen ersten Überblick über unsere tägliche Arbeit bieten, finden sich in Gather/Schwienhorst (2009).

14 Vgl. dazu auch Bartholome (2009) zur Situation in Berlin.

15 In Mainz wird ein weitaus größerer Teil dieser Patientenklientel durch den seit Jahren etablierten und überregional bekannten Verein *Armut und Gesundheit in Deutschland e.V.* betreut, so dass die Zahlen des *Medinetzes* sicher nicht die tatsächliche Situation wider-

Da sich die Probleme der von uns betreuten Menschen von Beginn unserer Arbeit an nicht ausschließlich auf den medizinischen Bereich beschränkten, haben wir auch unser nicht-medizinisches Netzwerk kontinuierlich weiter entwickelt. Insbesondere die Migrationsberater der Mainzer Caritas und der Diakonie sind wertvolle Ansprechpartner für unsere Patienten, wenn es um rechtliche Fragen geht. Bei spezielleren Problemen helfen auch die mit uns kooperierenden Rechtsanwälte. Besonders für schwangere Frauen bieten Hilfsorganisationen wie *pro familia*, *SOLWODI* oder der *Sozialdienst katholischer Frauen* wertvolle Hilfsangebote, insbesondere wenn es um finanzielle oder psychosoziale Probleme geht.

4.   Finanzierung und Fundraising

Das *Medinetz Mainz* finanziert sich ausschließlich über Spenden. Aus diesem Grund sind wir darauf angewiesen, dass die mit uns kooperierenden Ärzte unsere Patienten größtenteils kostenlos behandeln. Falls höhere Summen anfallen, wie z.B. bei Anfertigung einer Zahnprothese oder bei einer teuren Laboruntersuchung, bemühen wir uns um einen möglichst niedrigen Preis. Generell wird die Finanzierung für jeden Patienten individuell in der Gruppe diskutiert und gemeinsam beschlossen. Es ist uns wichtig, unsere Patienten zu fragen, ob sie selbst einen Teil der anfallenden Kosten tragen können, um sie in den Prozess der medizinischen Behandlung stärker einzubinden. Für manche Patienten, die in Deutschland eine Arbeitsstelle haben, ist das vordringlichere Problem die Vermittlung an Ärzte und nicht das fehlende Geld für die Behandlung. Einige unserer Patienten schlagen daher von sich aus eine Eigenfinanzierung vor oder sind bei der Nachfrage unsererseits erleichtert, selbst einen Teil beisteuern zu können. Diese Fälle sind jedoch aufgrund der meist ohnehin schon angespannten finanziellen Situation unserer Patienten selten, sodass die Behandlung oft entweder kostenlos erfolgt oder von unserem Verein aus Spendeneinnahmen finanziert wird. Aufgrund dessen ist die Bereitschaft der mit uns kooperierenden Ärzte, unsere Patienten kostenlos oder zumindest kostengünstig zu behandeln, ein wesentlicher Tragpfeiler der Realisierung von guter medizinischer Versorgung. Finanzielle Herausforderungen gibt es für unseren Verein dennoch immer wieder. Beispiele sind teure Chemotherapien bei Krebserkrankungen oder die Finanzierung von Operationen, insbesondere aufgrund eventuell anfallender zusätzlicher Kosten bei intra- oder postopera-

---

spiegeln. Zu *Armut und Gesundheit in Deutschland e.V.* siehe: http://www.verein-armut-gesundheit.de (Stand: 27.08.2010).

tiven Komplikationen.[16] Im Jahr 2009 haben wir die meisten unserer Spenden für einen Mann, der einen Schlaganfall erlitten hatte, und für unsere schwangeren Patientinnen ausgegeben.

Wie anhand der geschilderten Beispiele deutlich wird, sind wir auf eine möglichst kontinuierliche Einnahme von Spenden angewiesen, um eine gute medizinische Versorgung für unsere Patienten ermöglichen zu können. Unsere wichtigsten Einnahmequellen sind Spenden von Privatleuten, Fördermitgliedschaften, der Erlös aus Benefizveranstaltungen und als Spende erbrachte Sachleistungen. Das gezielte Anschreiben von (Pharma-)Firmen oder Wohltätigkeitsclubs (z. B. Rotary Club) war bislang nur äußerst selten erfolgreich. Im Jahr 2009 waren eine für uns unerwartete Einnahmequelle Preisgelder, die wir durch den Gewinn des »Helmut-Simon-Preises gegen Armut und Soziale Ausgrenzung« der Diakonischen Werke in Rheinland-Pfalz und des »BrückenPreises 2009« des Landes Rheinland-Pfalz erhalten haben.[17] Weiterhin bemühen wir uns möglichst regelmäßig, d.h. ein- bis zweimal im Jahr, Benefizpartys in Kooperation mit einer Mainzer *Kulturlounge* auszurichten, bei denen mehrere Live-Bands ohne Gage auftreten und die Einnahmen zumindest größtenteils an das *Medinetz* gespendet werden. Dies ist für uns nicht nur eine kontinuierliche und unentbehrliche Einnahmequelle, sondern macht unsere Arbeit außerdem unter jungen Leuten bekannt und hilft uns so, neue Mitglieder und Unterstützer zu werben. Als letztes wichtiges Element, mit dem wir Spendengelder gewinnen, ist unsere Präsenz in den Medien zu nennen, da wir nach der Veröffentlichung von Zeitungsartikeln oder Fernsehbeiträgen häufig Privatspenden erhalten oder andere Initiativen auf uns aufmerksam werden, die dann zum Teil ihre Einnahmen aus verschiedenen kulturellen Veranstaltungen an uns spenden.

5. Öffentlichkeitsarbeit und politisches Engagement

Mit der Medienarbeit verfolgen wir ein weiteres Ziel, das uns im Hinblick auf unsere langfristigen Pläne weitaus wichtiger erscheint als das alleinige Sammeln von Spenden zur Aufrechterhaltung der Handlungsfähigkeit unseres Vereins.

---

16 Der auf diese Weise verursachte starke Kostenanstieg wird auch von den Krankenhäusern befürchtet, mit denen wir über Kooperationsmöglichkeiten diskutieren.

17 Während es nicht unbedingt verwundert, dass die Evangelische Kirche, die sich seit Jahren für eine Verbesserung der Situation von Menschen ohne Papiere einsetzt, vgl. dazu Evangelische Kirche in Hessen und Nassau (2008), eine Organisation wie das Mainzer *Medinetz* unterstützt, ist es doch bemerkenswert, dass mit dem Land Rheinland-Pfalz eine öffentliche Stelle einen Preis verleiht, die bislang wenig für Menschen ohne Papiere getan hat. Es bleibt zu hoffen, dass diesem ersten kleinen Schritt in die richtige Richtung in der Zukunft weitere Unterstützung folgen wird.

Uns geht es darum, die problematische Lebenslage, in der sich Menschen ohne legalen Aufenthaltsstatus in Deutschland befinden, ins öffentliche Bewusstsein zu bringen. Je mehr Mitbürger über die schwierige Situation dieser Personengruppe erfahren und je mehr sich für eine Verbesserung der Lebenssituation von Menschen ohne Papiere einsetzen, umso wahrscheinlicher wird auch ein langfristiger Fortschritt auf politischer Ebene. Öffentlichkeitsarbeit geht für uns daher über Pressearbeit hinaus. Wann und wo immer es geht, versuchen wir auf das Mainzer *Medinetz* und das Schicksal der Menschen ohne Papiere aufmerksam zu machen. Dazu beteiligen wir uns an Festivals, Straßenfesten und Aktionstagen oder veranstalten Ausstellungen, Lesungen und Filmabende.[18] Unser Ziel dabei ist immer, einer Menschengruppe, die mitten unter uns lebt und doch nicht wahrgenommen wird, öffentliches Gehör zu verschaffen.

Neben der Öffentlichkeitsarbeit bedarf es weiterhin des gezielten politischen Engagements, um zu einer substanziellen Verbesserung der medizinischen Versorgung für Menschen ohne Papiere zu gelangen.[19] Dazu sprechen wir regelmäßig mit Vertretern der Politik, angefangen bei verschiedenen Stellen der Stadt Mainz bis hin zu den Bundestagsabgeordneten unseres Wahlkreises oder dem Ministerpräsidenten des Landes Rheinland-Pfalz. Auch von Vertretern der beiden großen Kirchen erhoffen wir uns immer wieder Unterstützung. Bei den meisten unserer Treffen stellt sich heraus, dass wir zwar sehr leicht Anerkennung für unsere Arbeit erhalten, jedoch wenig konkrete Unterstützung. Dennoch ist es unser festes Ziel, mit den wenigen engagierten Partnern, die wir finden, zumindest in kleinen Schritten voran zu kommen, um den Staat bei der Versorgung der Menschen ohne Papiere stärker in die Pflicht zu nehmen. Neben Geduld und Ausdauer ist vor allem Kreativität gefragt, da wir uns – wie jedes andere *Medinetz* auch – den lokalen Gegebenheiten anpassen müssen. Nicht jedes Konzept, das andernorts funktioniert, lässt sich automatisch in unserem Einzugsbereich erfolgreich umsetzen. Trotzdem erhoffen wir uns von einer verstärkten Zusammenarbeit mit anderen deutschlandweiten Initiativen einen vermehrten Austausch guter Ideen und durch unser gemeinsames Auftreten einen stärkeren Einfluss auf die politischen Entscheidungsträger, insbesondere auf der Bundesebene.

---

18 Ein Veranstaltungsarchiv findet sich auf unserer Homepage.
19 Der politische und rechtliche Hintergrund der Lebenssituation von Menschen ohne Papiere wird kompetent und ausführlich in Deutsches Institut für Menschenrechte (2007) dargestellt. Hier finden sich auch Vorschläge zur Verbesserung der Gesundheitsversorgung für Menschen ohne legalen Aufenthaltsstatus. Diese sowie weitere Publikationen zum Thema finden sich unter http://www.institut-fuer-menschenrechte.de/de/themen/migration integration/schwerpunkte/menschen-ohne-papiere.html (Stand: 27.08.2010). Zudem verweisen wir auf die ausführliche Darstellung in Tolsdorf (2008).

6.   Bundesweite Vernetzung

Neben dem Mainzer *Medinetz* existieren bundesweit viele weitere *Medinetze* bzw. *Medibüros* und auch andere nicht-staatliche Einrichtungen, wie z. B. *Ärzte der Welt/Café 104* in München oder die *Malteser Migranten Medizin*, die als Anlaufstelle für eine medizinische Betreuung von Menschen ohne Krankenversicherung fungieren.[20]

Vergleicht man die verschiedenen *Medinetze*, werden große Unterschiede bezüglich ihrer Bestehensdauer und Mitgliederstruktur deutlich. Einige Initiativen bestehen schon seit 15 Jahren, während andere sich gerade erst in der Aufbau- und Orientierungsphase befinden. Das *Medinetz Leipzig* hat sich beispielsweise erst im Januar 2009 offiziell gegründet, während das *Medibüro Berlin* auf ein langjähriges Wirken zurückblicken und auf viel Erfahrung zurückgreifen kann.[21] Das Mainzer *Medinetz* ist ein Beispiel für einen vorwiegend studentisch geführten Verein. Andere Institutionen, wie z. B. das *Café 104* in Kooperation mit *Ärzten der Welt*, haben eine professionellere Organisationsstruktur. Beispielsweise ist bei den Sprechstunden in München immer ein Allgemeinarzt anwesend, und es können unmittelbar vor Ort eine körperliche Untersuchung sowie eine erste Medikamentenausgabe erfolgen.[22] Weiterhin gibt es Vereine wie das *Medinetz Freiburg*, die vor allem aus berufstätigen und schon seit Jahren in der Flüchtlingshilfe tätigen Mitgliedern bestehen.[23] Um die Zusammenarbeit zwischen den einzelnen Organisationen weiter auszubauen, fand im Juli 2009 zum wiederholten Mal ein bundesweites Treffen der *Medinetze* und *Medibüros* statt, das aufgrund der bisher gemachten positiven Erfahrungen auch in Zukunft einmal jährlich realisiert werden soll. Wichtige Themen und Diskussionspunkte bei dem Treffen waren beispielsweise der Ausbau der Gesundheitsversorgung für Menschen ohne legalen Aufenthaltsstatus oder die Verbesserung des bisher defizitären Zugangs zu medizinischer Versorgung für in Deutschland lebende EU-Bürger ohne Krankenversicherung. Konkrete Ideen, die in dieser Runde entwickelt wurden, waren zum einen ein gemeinsamer bundesweiter Aktionstag zum Thema »Illegalität und Gesundheitsversorgung« und zum anderen eine Intensivierung der Zusammenarbeit untereinander, um sich in Zukunft gerade

---

20 Vgl. dazu Anm. 2. Informationen zur *Malteser Migranten Medizin* finden sich unter http://www.malteser.de/73.Malteser_Migranten_Medizin/default.htm (Stand: 30.07.2010) sowie vgl. die Beiträge von Fisch und Groß/Bieniok in diesem Band.

21 Zum *Medinetz Leipzig* siehe http://www.Medinetz-leipzig.de/ (Stand: 04.11.2010), zum *Medibüro Berlin*: http://www.medibuero.de/ (Stand: 30.07.2010) sowie den Beitrag von Groß/Bieniok in diesem Band.

22 Informationen zum Münchner Projekt finden sich unter: http://www.aerztederwelt.org/projekte/openmed-muenchen.html sowie: http://www.cafe104.de/ (Stand 11.04.2011).

23 Das Freiburger *Medinetz* präsentiert sich unter http://www.Medinetz.rasthaus-freiburg.org/ (Stand: 30.07.2010).

in politischen Forderungen auf Bundesebene mehr Gehör und Gewicht verschaffen zu können. Bereits bei diesem Bundestreffen konnten einige gemeinsame Ziele formuliert werden. Langfristig fordern alle Initiativen die Abschaffung der Übermittlungspflicht nach § 87 Aufenthaltsgesetz sowie die Abschaffung der Einschränkungen der Gesundheitsleistungen, wie sie das Asylbewerberleistungsgesetz beinhaltet.[24] Bis zur vollständigen Umsetzung der Forderungen setzen sich die *Medinetze* und *Medibüros* für die Einführung eines »Anonymen Krankenscheins« auf kommunaler und Länderebene ein, um den faktischen Zugang zu medizinischer Versorgung für alle Menschen mit und ohne legalen Aufenthaltsstatus zu garantieren.[25] Dabei sollte jeder Verein anstreben, ein an den lokal- und landespolitischen Strukturen und Gegebenheiten orientiertes Konzept zu entwickeln, damit die Realisierung dieses Vorhabens möglichst schnell erreicht werden kann.[26]

7. Diskussion und Ausblick

Die Tatsache, dass die gesundheitliche Versorgung der Menschen ohne Papiere in Mainz und Umgebung von einer Gruppe koordiniert wird, die sich hauptsächlich aus Studierenden zusammensetzt, sagt viel über das Versagen staatlicher Stellen aus. Eine solche Regelung kann nicht mehr als eine Übergangslösung sein.

Nichtsdestotrotz konnte unser Verein durch sein Engagement zeigen, dass zumindest eine gute Grundversorgung auf zivilgesellschaftlicher Basis möglich ist. Entgegen anfänglicher Bedenken hat sich das *Medinetz Mainz* etablieren können und ist zu einer festen Anlaufstelle für Menschen ohne Papiere geworden. Daraus ergibt sich aber auch eine Herausforderung, denn eine Unterbre-

---

24 Zumindest was die Übermittlungspflicht anbelangt, ist es in der Zwischenzeit zu einer teilweisen Verbesserung der rechtlichen Lage gekommen. Am 18.09.09 wurde eine Allgemeine Verwaltungsvorschrift zum Aufenthaltsgesetz erlassen, die eine Einschränkung der Übermittlungspflicht nach § 87 (AufenthG) beinhaltet. In dieser Verwaltungsvorschrift wurde eindeutig festgeschrieben, dass Patientendaten, die von der Krankenhausverwaltung zum Zweck der Abrechnung von Notfallbehandlungen von Patienten ohne geklärten Aufenthaltsstatus dem Sozialamt übermittelt werden, nicht mehr an die Ausländerbehörde weitergegeben werden dürfen. Mehr Informationen dazu unter: http://www.fluechtlingsinfo-berlin.de/fr/pdf/Kath_Forum_VwV_AufenthG.pdf (Stand: 01.08.2010) sowie ausführlicher zur rechtlichen Situation siehe die Beiträge von Fisch und Mylius in diesem Band.
25 Ein solches Konzept sieht im Grundsatz die »geschützte Vermittlung eines Krankenscheins durch eine Stelle, die nicht der behördlichen Übermittlungspflicht unterliegt«, vor. Vgl. Deutsches Institut für Menschenrechte (2007), S. 25. Vgl. hierzu außerdem den Beitrag von Groß/Bieniok in diesem Band.
26 Die gemeinsamen Forderungen finden sich auch im Internet unter: http://medibueros.mbient.com/ueber-uns.html (Stand: 01.08.2010).

chung oder gar ein Ende unseres Engagements würde das mühsam aufgebaute Netzwerk aus Ärzten und anderen Helfern innerhalb kürzester Zeit zusammenbrechen lassen und die ohnehin schon schwierige Lage unserer Patienten weiter verschärfen. Natürlich gilt dies grundsätzlich auch für alle anderen Initiativen, die sich in Deutschland um Menschen ohne legalen Aufenthaltsstatus kümmern, doch sind die Studierendengruppen hier sicher besonders gefährdet. Auslandsaufenthalte und Prüfungsphasen, Wechsel des Studienortes, das Praktische Jahr im Medizinstudium oder der Übergang in den Beruf und damit häufig der Abschied aus Mainz sind nur einige wenige Beispiele, die zeigen, was einer kontinuierlichen Arbeit im Wege stehen kann. Auch die langen Semesterferien mit Praktika und Famulaturen in anderen Städten und Ländern oder mit Besuchen der eigenen Familie, wenn sich Studien- und Wohnort nicht decken, sind immer wieder Phasen, in denen einzelne verbliebene Mitglieder enorm belastet sind, um zumindest die Patientenversorgung rund um das Jahr zu gewährleisten. Die insgesamt hohe Fluktuation der Mitglieder, die sich aus einer Reihe der eben genannten Gründe ergibt, stellt ein weiteres und nicht unerhebliches Problem dar. Zum einen sind dadurch die nicht-studentischen Mitglieder unseres Vereins (zurzeit nur zwei) in besonderer Weise gefordert, da sie über Jahre hinweg gewissermaßen das Rückgrat des Vereins bilden und sich immer wieder auf neue Mitglieder einstellen müssen. Aber auch die Ärzte und anderen Kooperationspartner aus unserem Netzwerk müssen sich an häufig wechselnde Ansprechpartner gewöhnen. Zum zweiten verbraucht unser Verein viel Zeit damit, neue Mitglieder zu werben und diese dann vor allem einzuarbeiten. Letzteres ist angesichts der immer weiter steigenden Komplexität unseres Netzwerkes sowie unserer politischen Aktivitäten eine zunehmend langwierige Angelegenheit.

Auf der anderen Seite hat die Tatsache, eine Studierendengruppe zu sein, auch gewisse Vorteile. Insbesondere die Medien sehen darin immer wieder einen Anlass, über das *Medinetz* zu berichten und helfen uns somit, unsere Anliegen und Forderungen an die Politik in der Öffentlichkeit zu artikulieren. Auch auf die Patientenversorgung hat die Mitgliederstruktur unseres Vereins positive Auswirkungen. Da Menschen ohne Papiere aus verständlichen Gründen jeder Form von Institution zunächst mit Misstrauen gegenübertreten, um keine Aufdeckung zu riskieren, stellt das Mainzer *Medinetz* ein in vielerlei Hinsicht niedrigschwelliges Angebot dar. Schnell entwickelt sich in aller Regel ein gegenseitiges Vertrauensverhältnis, insbesondere auch zu den schwangeren Patientinnen, die ja selbst häufig kaum älter sind als der Großteil unserer Mitglieder. Aber auch die anderen Patienten schätzen die flexible und bisweilen unkonventionelle Betreuung, da die jeweiligen Ansprechpartner auch außerhalb der Sprechstundenzeit einfach zu erreichen sind und bei Bedarf ihre Begleitung bei Arztbesuchen oder Behördengängen anbieten.

In der Zukunft wird es für unseren Verein darauf ankommen, das hier vorgestellte Konzept so weiter zu entwickeln, dass Nachteile minimiert und Vorteile stärker genutzt werden können. Konkret bedeutet dies für uns, dass wir beispielsweise versuchen, Studierende bereits in frühen Semestern für eine Mitarbeit zu gewinnen, damit sie länger in unserem Verein aktiv sein können. Auch scheint es sinnvoll zu sein, den Anteil nicht-studentischer Mitglieder zu erhöhen, um Fluktuationen innerhalb der Gruppe besser begegnen zu können und ganzjährig genügend Personal zu haben, das die vielfältigen Aktivitäten aufrechterhalten kann.

Es bleibt nämlich unser Ziel, die medizinische Versorgung in Mainz und Umgebung nicht nur weiterzuführen, sondern auch kontinuierlich auszubauen und zu verbessern. Dies wollen wir zumindest so lange tun, bis auf politischer Ebene endlich ein Umdenken stattfindet und erkannt wird, dass es sich bei den Menschen ohne Papiere um Personen handelt, denen man ihr Menschenrecht auf gesundheitliche Versorgung nicht länger vorenthalten kann.[27]

---

27 Zum »Recht auf Gesundheit als Menschenrecht« im Sinne eines faktischen Zugangs zu prophylaktischer, diagnostischer und therapeutischer Versorgung siehe Deutsches Institut für Menschenrechte (2007), S. 19–21.

Literatur

Bartholome, B. (2009): Medizinische Versorgung für Menschen ohne Aufenthaltsstatus in Deutschland. Im Spannungsfeld zwischen Best Practice und unzureichendem Parallelsystem, in: Rasky (2009), S. 322–329.

Deutsches Institut für Menschenrechte (Hrsg.) (2007): Frauen, Männer und Kinder ohne Papiere in Deutschland – Ihr Recht auf Gesundheit. Bericht der Bundesarbeitsgruppe Gesundheit/Illegalität, Berlin.

Evangelische Kirche in Hessen und Nassau (Hrsg.) (2008): Menschen ohne Aufenthaltspapiere. Informationen und Empfehlungen, Darmstadt: http://www.diakonie-hessen-nassau.de/DWHN/presse/PDF/Menschenohne Aufenth.pdf (Stand: 26.07.2010).

Gather, J./Schwienhorst, E. (2009): *Medinetz* Mainz e.V. Medizinische Vermittlungsstelle für Flüchtlinge, Migrant/inn/en und Menschen ohne Papiere, in: Rasky (2009), S. 330–338.

Rasky, E. (Hrsg.) (2009): Gesundheit hat Bleiberecht. Migration und Gesundheit, Wien.

Tolsdorf, M. (2008): Verborgen. Gesundheitssituation und -versorgung versteckt lebender MigrantInnen in Deutschland und in der Schweiz, Bern.

Jessica Groß, Majken Bieniok

Das *Büro für medizinische Flüchtlingshilfe* Berlin. Praktische Erfahrungen und politische Lösungsansätze

1.   Die Arbeit des *Büros für medizinische Flüchtlingshilfe*

Seit 1996 vermittelt das *Büro für medizinische Flüchtlingshilfe* (kurz: *Medibüro*) in Berlin Patientinnen und Patienten ohne Krankenversicherung und ohne gesicherten Aufenthaltsstatus an medizinische Fachkräfte, die bereit sind, diese kostenlos und anonym zu behandeln. Die Sprechstunde findet zweimal wöchentlich statt. Jährlich werden etwa 800 – 1.000 Patientinnen und Patienten unbürokratisch an Ärztinnen und Ärzte, Hebammen, Krankengymnasten, Heilpraktiker und andere medizinische Einrichtungen weitergeleitet. Bei Bedarf gibt es eine Reihe von in Fremdsprachen kundigen Personen, die nach Absprache Patientinnen und Patienten beim Arztbesuch begleiten, um zu übersetzen. In den Räumlichkeiten des *Büros für medizinische Flüchtlingshilfe* selbst findet keine medizinische Behandlung statt. Das *Büro* bekommt keinerlei staatliche Gelder und hat keine bezahlten Stellen. Anfallende Kosten für Medikamente, Labor- oder Röntgenuntersuchungen sowie für stationäre Aufenthalte in Krankenhäusern können teilweise durch Spenden getragen werden. Die Vermittlungs- und Organisationsarbeit wird von einer Gruppe von 20 – 30 Freiwilligen getragen.

Die Hilfesuchenden kommen mit einfachen Erkältungskrankheiten genauso wie mit Schwangerschaften, Zahnproblemen, Sehstörungen, schweren Infektionskrankheiten, bösartigen Tumoren, chronischen Gelenkproblemen, psychischen Störungen oder Frakturen – die Erkrankungen umfassen also das gesamte Spektrum der Medizin. Die Patientinnen und Patienten werden in Abhängigkeit von den jeweiligen Beschwerden zur Diagnostik und Therapie an einen Kreis von etwa 100 kooperierenden medizinischen Einrichtungen vermittelt. Das Ziel ist es, eine adäquate fachärztliche Behandlung zu ermöglichen. Bei Bedarf arbeitet das *Büro* mit Flüchtlingsberatungsstellen und Rechtsanwälten zusammen, um mit den Betroffenen gegebenenfalls die Möglichkeiten einer Legalisierung zu klären.

Die Arbeit des *Büros* ist seit der Gründung von der Grundüberzeugung getragen, dass die Gesundheitsversorgung von Menschen gleich welcher Herkunft oder Staatsangehörigkeit nicht vom Aufenthaltsstatus abhängig gemacht werden kann. In diesem Punkt versteht sich das *Büro für medizinische Flüchtlingshilfe* als Teil der antirassistischen Bewegung und der Kampagne »Kein Mensch ist illegal«. Es identifiziert sich mit der Forderung »Gleiche Rechte für Alle«. Von Anfang an war die politische Arbeit und die Öffentlichkeitswirksamkeit ein ebenso wichtiges Anliegen des Projektes wie die konkrete Vermittlungs- und Unterstützungsarbeit. Das Ziel der politischen Initiative ist die Eingliederung von Menschen auch ohne legalen Aufenthaltsstatus in die medizinische Regelversorgung. Insofern besteht das langfristige Ziel darin, die Vermittlungstätigkeit des *Büros für medizinische Flüchtlingshilfe* selbst überflüssig zu machen.

Der Balanceakt, auf der einen Seite ein praktisches Angebot zu machen und auf der anderen Seite eine gesellschaftliche Lösung einzufordern, war von Anfang an schwierig. Die Gefahr, in die »Lückenbüßer-Falle« zu tappen, ist dem Projekt immanent und kontinuierlich kontrovers diskutiert worden.[1]

2.   Praktische Erfahrungen

In der Vermittlungsarbeit ergeben sich wöchentlich neue, oft nicht lösbare Probleme: Eine adäquate fachärztliche Versorgung ist auf der Ebene von Spenden und freiwilliger Arbeit nur sehr begrenzt möglich. Unter den kooperierenden Arztpraxen und Einrichtungen sind zahlreiche Fachrichtungen wie Zahnheilkunde, Neurologie und Orthopädie nicht ausreichend vertreten. Auch die anderen Fachpraxen geraten regelmäßig an den Rand der Leistungsfähigkeit. Komplexe gesundheitliche Probleme wie zum Beispiel Rheuma, Niereninsuffizienz, Krebserkrankungen, degenerative Gelenkprobleme oder Herzkreislauferkrankungen benötigen das gesamte Spektrum der modernen Medizin von der niedergelassenen Hausarztpraxis über aufwändige laborärztliche und radiologische Diagnostik bis zur Intensivstation. Für die kooperierenden Krankenhäuser, die bereit sind, auch stationäre Behandlungen zu einem reduzierten Kostensatz anzubieten, bedeutet dieses Engagement langfristig einen Wettbewerbsnachteil in der konkurrierenden Krankenhauslandschaft der Stadt. In dem Maße wie gerade kleine, freigemeinnützige Krankenhäuser wirtschaftlichen Zwängen unterworfen sind, wird es immer schwieriger, stationäre Behandlungen zu bezahlbaren Konditionen zu vermitteln.[2]

Zu Beginn seiner Aktivität wurde das *Büro für medizinische Flüchtlingshilfe*

---

1 Vgl. Büro für medizinische Flüchtlingshilfe Berlin (2006).
2 Vgl. hierzu im Besonderen den Beitrag von Simo/Kentenich in diesem Band.

vor allem in der lateinamerikanischen Community bekannt, und es kamen viele Latinos und Latinas in die Sprechstunden. Inzwischen ist die Klientel der Rat-suchenden sehr gemischt. Das unbürokratische Vorgehen, während der Ver-mittlung zunächst nicht nach Papieren oder dem vollständigen Namen zu fra-gen, reduziert die Schwellenangst. Trotzdem trauen sich Viele aus Angst vor Aufdeckung und möglicher Abschiebung zunächst nicht, das *Büro für medizi-nische Flüchtlingshilfe* aufzusuchen und kommen erst mit ernsthaften Ge-sundheitsschäden dorthin. Im August 2009 hat beispielsweise ein junger Mann aus Venezuela mit einer fortgeschrittenen AIDS-Erkrankung das *Büro für me-dizinische Flüchtlingshilfe* erst in einer lebensbedrohlichen Situation konsul-tiert. Der Venezolaner verstarb schon nach einigen Tagen im Krankenhaus – bei einer rechtzeitigen Behandlung wäre das vermeidbar gewesen.[3]

Mit der EU-Osterweiterung 2004 haben sich neue, nicht vorhergesehene Probleme ergeben. Die Bürgerinnen und Bürger der zehn neuen EU Länder können visumsfrei nach Deutschland einreisen. Durch die bis Mai 2011 geltende Einschränkung der Arbeitnehmerfreizügigkeit – für Bulgarien und Rumänien sogar bis 2014 – können sie hier in der Regel jedoch nicht legal arbeiten und haben daher meist keinen Zugang zum Sozialversicherungssystem.[4] Die Men-schen sind hier nicht mehr »illegal«, haben aber trotzdem keine Krankenver-sicherung. Abhängig vom Krankenversicherungssystem im Heimatland, das oft an Berufstätigkeit oder eine Meldeadresse gebunden ist, sind sie bei längerem Aufenthalt in Deutschland im Herkunftsland häufig auch nicht mehr kranken-versichert. Viele Kooperationspartner, die sich ursprünglich bereit erklärt haben, abgelehnte Asylsuchende oder Flüchtlinge, deren Duldung nicht ver-längert wurde, zu behandeln, sind hingegen nicht bereit, Patientinnen oder Patienten aus den neuen EU-Ländern zu versorgen. Tatsächlich suchen diese Menschen im Krankheitsfall jedoch Hilfe, und es gibt kaum andere Anlaufstellen oder einfache Hilfs- und Lösungsmöglichkeiten.

Während sich in der praktischen Vermittlungsarbeit das Problem »Illegalität« durch die EU-Erweiterung rein zahlenmäßig reduziert hat, hat sich gleichzeitig die politische und öffentliche Wahrnehmung von Menschen ohne legalen Auf-enthaltsstatus verändert. Herrschte zu Beginn der Arbeit oft Unverständnis über die Probleme von Menschen ohne Papiere, ist das Thema in den letzten Jahren aus der »Schmuddelecke« heraus gekommen. Immer mehr Medien fragen an und bitten um Vermittlung von Interviews mit »Illegalen«. Menschen ohne le-galen Aufenthaltsstatus kommen inzwischen in den vorabendlichen Fernseh-serien vor.[5] Hilfreich für die Versachlichung der Diskussion und für die Wahr-

---

3 Vgl. dazu auch den Beitrag von Huschke in diesem Band.
4 Vgl. EURES – Das europäische Portal zur beruflichen Mobilität (2010).
5 Siehe z.B. »Leben als ›Illegale‹ in Deutschland«, im ZDF am 04.01.2009 ausgestrahlt. Weitere

nehmung der Problematik war insbesondere die Gründung und die Ergebnisse der Bundesarbeitsgemeinschaft Gesundheit/Illegalität, in der sich auf Einladung des Deutschen Instituts für Menschenrechte und des Katholischen Forums *Leben in der Illegalität* bundesweit Fachleute aus Wissenschaft, Praxis, kommunaler Verwaltung, Kirchen, Wohlfahrtsverbänden und nichtstaatlichen Organisationen, wie dem *Büro für medizinische Flüchtlingshilfe*, ausführlich mit dem Problem der medizinischen Versorgung von Menschen ohne legalen Aufenthaltsstatus beschäftigt haben. In diesem Rahmen wurden die Problematik analysiert und Lösungsansätze erarbeitet und diskutiert.[6]

3. Politische Entwicklungen in Berlin

Noch 2003 hat die damalige Senatorin für Gesundheit und Soziales, Frau Knake-Werner von der PDS, keine Handlungsmöglichkeiten von Seiten des Berliner Senats gesehen, um die medizinische Versorgung von Menschen ohne legalen Aufenthaltsstatus zu verbessern. In einem Gespräch mit Mitarbeiter/-innen des *Medibüro*s machte sie damals deutlich, dass dieses Problemfeld kirchlichen und ehrenamtlichen Initiativen vorbehalten bleiben müsse. Seitdem hat sich die Bereitschaft des Berliner Senats, das Problem zu bearbeiten, deutlich erhöht. Im Integrationskonzept von 2007 wird die Einhaltung der Menschenrechte einschließlich des Rechts auf körperliche Unversehrtheit für Menschen in der Illegalität als Ziel der Berliner Politik benannt.[7] Nach einem Gespräch des *Büros für medizinische Flüchtlingshilfe* mit den Senatorinnen für Gesundheit, Umwelt und Verbraucherschutz, Frau Lompscher, und für Integration, Arbeit und Soziales, Frau Dr. Knake-Werner, im Sommer 2008 wurde eine Arbeitsgruppe mit dem Gesundheitsstaatssekretär, Dr. Benjamin Hoff, zu der Thematik ins Leben gerufen. Seitdem führt das *Büro für medizinische Flüchtlingshilfe* regelmäßige Gespräche mit der Senatsverwaltung für Gesundheit und mit anderen Stellen, um sowohl kurzfristige Verbesserungen zu erreichen als auch an langfristigen Lösungen zu arbeiten. Dabei haben sich bisher neben praktisch hilfreichen Initiativen auch neue Stolpersteine ergeben.

Sendungen: Fernsehfilm »Schutzlos«, im ZDF am 26.04.2010 ausgestrahlt. »Illegal in Deutschland«, in »Kulturzeit« auf 3Sat vom 16.07.2009.

6 Deutsches Institut für Menschenrechte (2007).

7 »Vielfalt fördern – Zusammenhalt stärken«. Das Berliner Integrationskonzept, Handlungs-felder, Ziele, Leitprojekte. Das am 03.07.2007 vom Senat beschlossene Integrationskonzept für Berlin. Abgeordnetenhaus Berlin, Drucksache 16/0715 vom 03.07.2007: http://www.ber-lin.de/imperia/md/content/lb-integration-migration/publikationen/berichte/integrations-konzept_2007_bf.pdf?start&ts=1273583932&file=integrationskonzept_2007_bf.pdf (Stand: 01.06.2010).

Verlängerte Duldung für Schwangere

Um für eines der dringendsten Probleme eine Erleichterung zu schaffen, wurde in Gesprächen zwischen dem Berliner Staatssekretär für Gesundheit und seinem Amtskollegen aus dem Innensenat eine verlängerte Duldungsregelung für Schwangere in Berlin vereinbart. Mit dem Schreiben vom 04.08.2008 teilte die Senatsverwaltung für Inneres der Ausländerbehörde mit:

>»[…] Auf die Durchsetzung der Ausreisepflicht und auch eine Inhaftnahme soll drei Monate vor dem errechneten Entbindungstermin sowie drei Monate nach dem Tag der Entbindung regelmäßig verzichtet werden. […]«.[8]

Die Duldung ermöglicht eine Finanzierung der Entbindungskosten und der nötigen medizinischen Versorgung von Mutter und Kind über das Sozialamt nach dem Asylbewerberleistungsgesetz (AsylbLG). In diesem Zeitraum fällt auch die Ausstellung einer Geburtsurkunde, die damit gefahrlos beim Standesamt beantragt und abgeholt werden kann. Im Falle eines illegalen Aufenthaltes wäre das Standesamt ansonsten als öffentliche Stelle nach § 87 Aufenthaltsgesetz (AufenthG) zur Meldung an die Ausländerbehörde verpflichtet. Ohne eine standesamtliche Registrierung erhält das Kind keine Identität und auch keinen Rechtsstatus. Es wird in die Illegalität geboren mit allen Konsequenzen für das gesamte spätere Leben – sogar bei einer Abschiebung könnte die Mutter nicht beweisen, dass es sich um ihr Kind handelt. Es existiert dann nicht ein einziges offiziell anerkanntes Dokument, welches die Geburt und die Familienzugehörigkeit des Kindes darlegt.[9]

Nach der Erleichterung über die verlängerte Duldungsregelung, die für Schwangere zumindest passager eine gewisse Sicherheit in einer vulnerablen Situation und damit Zeit für eine Neuorientierung ermöglicht, folgte leider die Ernüchterung bei der praktischen Umsetzung durch die Ausländerbehörde. In vielen Fällen wurde die Erteilung einer Duldung zunächst verweigert, die Schwangeren eingeschüchtert und nur eine nichtssagende Bescheinigung ausgestellt. Darüber hinaus werden nach § 15a AufenthG unerlaubt eingereiste Ausländer durch die Behörden entsprechend eines Aufteilungsschlüssel in andere Bundesländer verteilt: In der Konsequenz findet sich die Schwangere, die sich im Vertrauen auf die Berliner Duldungsregelung an die Ausländerbehörde gewandt hat, in einem anderen Bundesland wieder, in dem sie sich nicht auskennt, sozial isoliert ist und in dem eine derartige Regelung nicht gilt – schlimmstenfalls droht ihr dann dort die Abschiebung. Zurzeit wird in Gesprächen mit der Senatsverwaltung für Inneres erörtert, inwiefern während der

---

8 Vgl. der Internetauftritt von Benjamin Hoff, Staatssekretär in der Senatsverwaltung für Gesundheit, Umwelt und Verbraucherschutz in Berlin: http://www.benjamin-hoff.de/article/3144.schutzfristen-zur-abschiebung-schwangerer-frauen-verlaengert.html (Stand: 01.06.2010).
9 Vgl. hierzu auch den Beitrag von Bornschlegl in diesem Band.

Schwangerschaft auf eine Umverteilung verzichtet werden kann. Erst unter dieser Voraussetzung, und wenn die Ausführung in der Behörde auch den politischen Entscheidungen entspricht, kann die gut gemeinte Berliner Duldungsregelung tatsächlich greifen.

Stationäre Behandlung zu reduzierten Kosten in Einzelfällen
Durch Vermittlung von Gesundheitsstaatssekretär Hoff konnte das *Büro für medizinische Flüchtlingshilfe* Kontakt zur Geschäftsführung des landeseigenen Klinikkonzerns Vivantes aufnehmen. In Einzelfällen kann nun eine stationäre Behandlung zu reduzierten Preisen in einer der Kliniken der landeseigenen GmbH vereinbart werden. Bei schweren Erkrankungen, wie zum Beispiel Brustkrebs, konnte so eine notwendige operative Therapie zu einem Kostensatz, der mit Spendengeldern beglichen werden kann, ermöglicht werden.

Finanzielle Zuwendung für die Malteser Migranten Medizin
Neben dem *Büro für medizinische Flüchtlingshilfe* ist in Berlin auch die *Malteser Migranten Medizin* tätig. Im Haushalt für 2010 fördert der Berliner Senat diese Tätigkeit mit 50.000 Euro pro Jahr. Die Finanzierung ist Teil des »Integrierten Gesundheitsvertrags« (IGV), aus dem Berlin mit ca. 11 Mio. Euro seine Gesundheitsprojekte fördert.[10]

Umsetzung der neuen Verwaltungsvorschrift in Berlin
Durch die vom Bundesrat am 18. 09. 2009 verabschiedete Allgemeine Verwaltungsvorschrift (VerwV) zum Aufenthaltsgesetz wurde eine stationäre Notfallbehandlung für Menschen ohne legalen Aufenthaltsstatus erleichtert. Bisher mussten die Betroffenen im Falle einer Krankenhausbehandlung aufgrund des »Übermittlungsparagraphen« (§ 87 AufenthG) befürchten, entweder durch die Krankenhausverwaltung selbst oder durch die Sozialämter an die Ausländerbehörde gemeldet und in der Folge abgeschoben zu werden.

In der neuen Allgemeinen VerwV zum AufenthG haben sich die Gesetzgebenden die Rechtsauffassung des verlängerten Geheimnisschutzes zu eigen gemacht.[11] Es wird klargestellt, dass auch das Personal der Krankenhausverwaltungen zu den berufsmäßigen ärztlichen Gehilfen zählt und somit der ärztlichen Schweigepflicht unterliegt. Darüber hinaus verlängert sich der Geheimnisschutz in die Sozialämter hinein, wenn Daten von Menschen ohne legalen Aufenthaltsstatus zum Zwecke der ärztlichen Leistungsabrechnung übermittelt werden. Leider ist jedoch bisher ungeklärt, wie die Abrechnung zwischen Kran-

---

10 Siehe auch Paritätischer Wohlfahrtsverband Berlin (2009), S. 19.
11 Allgemeine Verwaltungsvorschrift zum Aufenthaltsgesetz der Bundesregierung vom 27. 07. 2009, Nr. 88.2.3.

kenhäusern und Sozialämtern im Einzelnen geregelt wird. Darüber hinaus bleibt Menschen ohne legalen Aufenthaltsstatus der Zugang zu einer ambulanten oder regulären medizinischen Versorgung aufgrund des § 87 AufenthG versperrt.

Von Seiten der Senatsverwaltung ist diese Neuerung zügig an die ausführenden Behörden, wie die Sozialämter der Bezirke, und an die Krankenhäuser kommuniziert worden. In dem Schreiben der Senatsverwaltung für Integration, Arbeit und Soziales vom 02. 12. 2009 wird ausdrücklich festgestellt, dass

> »die Sozialbehörden Erkenntnisse über einen illegalen Aufenthalt, die ihnen durch Mitarbeiter/-innen eines Krankenhauses im Zuge der Abrechnung einer Notfallbehandlung mitgeteilt wurden, nicht an die Ausländerbehörde übermittelt werden dürfen«.

Gleichzeitig informierte die Senatsverwaltung für Gesundheit, Umwelt und Verbraucherschutz mit Schreiben vom 16. 12. 2009 alle Berliner Krankenhäuser über die veränderte Sachlage.[12]

Die praktische Umsetzung der Kostenabrechnung mit den Sozialämtern ist zurzeit jedoch noch nicht geklärt. Die Sozialämter fordern in der Regel von den Krankenhäusern einen Bedürftigkeitsnachweis, der einem Antrag auf Sozialhilfe mit Vorlage der entsprechenden Dokumente wie Mietvertrag, Kontoauszug und Meldebescheinigung, entspricht. Weder verfügen die Patienten und Patientinnen ohne legalen Aufenthaltsstatus über derartige Dokumente, noch ist ein Krankenhaus fachlich und personell in der Lage, den Nachweis der Bedürftigkeit den Behörden gegenüber ausreichend zu führen. Selbst wenn es gelingt, die notwendigen Anträge vollständig vorzulegen, zeigt die Erfahrung bei Nothilfebehandlungen, dass regelhaft zunächst mit einer Ablehnung durch das Sozialamt zu rechnen ist. Erst mit Hilfe von schriftlichen Widersprüchen, Beharrlichkeit und großer Sachkenntnis in der Leistungsabrechnung der Krankenhäuser kann in manchen Fällen eine Kostenübernahme durch das Sozialamt in Nothilfesituationen erreicht werden. Die Frage der Kostenabrechnung mit den Sozialämtern ist also auch nach der neuen Verwaltungsvorschrift in Berlin genauso wenig geklärt wie in anderen Bundesländern.

Konzept »Anonymer Krankenschein« in Berlin

Die Grundidee einer geschützten Vermittlung von Krankenscheinen durch eine ärztlich geleitete Stelle wurde bereits in der Bundesarbeitsgemeinschaft Gesundheit/Illegalität diskutiert. Das *Medibüro* Berlin hat diesen Ansatz aufgegriffen und für die Implementierung in Berlin ein Konzept ausgearbeitet.[13] Ziel

---

12 Vgl. die Schreiben der Berliner Senatsverwaltungen: http://www.fluechtlings info-berlin.de/ fr/pdf/VwV87AufenthG_SenSozGes_Sozamt_Krhs.pdf (Stand: 01. 06. 2010).
13 Siehe unter: www.medibuero.de/attachment/39b520617b75d0e45fa5eb4f5da202aa/774614bb6a

des Konzeptes »Anonymer Krankenschein« ist es, die Inanspruchnahme von gesetzlich zustehenden medizinischen Leistungen nach dem AsylbLG zu ermöglichen, ohne die negativen Konsequenzen fürchten zu müssen, die durch eine Datenweitergabe an staatliche Behörden folgen können.

Die Ausgabe des nummerierten und für ein Quartal gültigen anonymen Krankenscheines soll in den Gesundheitsämtern bzw. Stellen des öffentlichen Gesundheitswesens unter ärztlicher Leitung erfolgen. Eine Datenerhebung und Bedürftigkeitsprüfung kann so unter Schweigepflicht geschehen. Eine Sozialarbeiterin mit gründlichen Kenntnissen im Ausländerrecht sollte das Mitarbeiterteam vervollständigen. Bei Bedarf ist eine Übersetzungshilfe unerlässlich. Die Bedürftigkeit wird analog des AsylbLG geprüft. Hierzu ist eine Kooperation mit dem Sozialamt erforderlich, da die Vergabestelle des anonymen Krankenscheines die Aufgabe des Sozialamtes in dessen Auftrag wahrnimmt. Die Aufgabe der Vergabestelle besteht in einer »Gate-Keeper«-Funktion: Dabei wird ein ausführliches Interview mit den Patienten/-innen über deren Lebenssituation und finanziellen Verhältnisse durchgeführt, die Bedürftigkeitsprüfung anhand von schriftlichen Dokumenten (Mietvertrag, Arbeitsvertrag, Kontoauszug, etc.) wird nur vereinzelt möglich sein. Wenn irgendwie möglich, sollte ein Personaldokument vorgelegt werden. Die dokumentierten Daten unterliegen sämtlich der ärztlichen Schweigepflicht und verbleiben in der Vergabestelle. Bei einer erneuten Vorstellung kann somit auf diese zurückgegriffen werden und auf eventuelle Veränderungen in der Lebenssituation und die aktuellen Bedürfnisse eingegangen werden.

Eine in die Anlaufstelle integrierte Rechtsberatung soll die Möglichkeit einer Legalisierung prüfen. Besonders bei schweren Erkrankungen und/oder Reiseunfähigkeit kann eine Duldung beantragt werden. Durch eine »Hotline« zur Ausländerbehörde, mit der Fälle vorab und anonym besprochen werden können, sollte die Arbeit der Rechtsberatungsstelle sinnvoll unterstützt werden. Eine weitere Funktion der Vergabestelle besteht im »Case-Management«: So können spezialisierte Ärzte und medizinische Einrichtungen empfohlen sowie Termine vermittelt werden. Mit der Ausgabe des »Anonymen Krankenscheines« besteht freie Arztwahl. Jede Praxis und jedes Krankenhaus kann die Kosten damit über das Sozialamt abrechnen. Eine weitere Funktion der Anlaufstelle besteht darin, die Ratsuchenden gleichzeitig mit Präventionsangeboten zu erreichen. Dadurch können langfristig Kosten gesenkt werden.

Zwei Wege der Abrechnung der ambulanten Behandlung mit dem »Anonymen Krankenschein« sind denkbar. Zum einen die Kostenabrechnung seitens der behandelnden Ärzte analog zu Abrechnungen mit dem Sozialamt nach dem

---

414f83bfe802ba97ef3a37/09-10-06_Konzept_AnonymisierterKrankenschein_aktualisiert.pdf
(Stand: 01.04.2011).

AsylbLG, zum anderen eine Abrechnung der behandelnden Ärzte mit der Vergabestelle, die die Kosten dann insgesamt dem Sozialamt in Rechnung stellt. Prinzipiell stehen auf den Einweisungsscheinen und Rechnungen keine Namen, sondern anonymisierte Codes. Allein das Geschlecht und Geburtsjahr der Person werden für eine Rechnungsprüfung der erbrachten Leistungen ersichtlich sein.

Über die Umsetzung dieses Konzeptes in Berlin wird seit knapp zwei Jahren diskutiert. Gesundheitsstaatssekretär Benjamin Hoff hat im Februar 2009 öffentlich auf einer Veranstaltung der Heinrich Böll Stiftung den politischen Willen bekundet, das Modell in Berlin umzusetzen. Die wesentlichen Hindernisse liegen zurzeit beim Innensenat, der sich einem derartigen Konzept versperrt. Aber auch die Einbindung der Senatsverwaltung für Soziales in das Projekt gestaltet sich schwierig.

Runder Tisch
Bei den regelmäßigen Arbeitstreffen der Senatsverwaltung für Gesundheit und dem *Büro für medizinische Flüchtlingshilfe* ist deutlich geworden, dass sowohl bei kurzfristig umzusetzenden punktuellen Verbesserungen als auch bei der Diskussion über langfristige Lösungsansätze zahlreiche andere Akteure und Gremien involviert sind. Von Staatssekretär Benjamin Hoff wurde daher die Einrichtung eines »Runden Tisches« zum Thema vorgeschlagen. Dieser hat im März 2010 das erste Mal getagt. Beteiligt sind neben der Senatsverwaltung für Gesundheit und dem *Medibüro*, die gemeinsam eine Leitungsfunktion übernehmen, die Senatsverwaltung für Integration, Arbeit und Soziales, das Büro des Migrationsbeauftragten, die Senatsverwaltung für Inneres, die *Malteser Migranten Medizin*, die Ärztekammer und der Flüchtlingsrat Berlin sowie Vertreter des Öffentlichen Gesundheitsdienstes. Es sind viermal im Jahr Treffen geplant, bei denen sowohl an aktuellen Problemen als auch an grundsätzlichen Lösungen, wie dem »Anonymen Krankenschein«, gearbeitet werden soll.

4. Beispiele aus anderen Städten

Auch in anderen Kommunen stellt sich das Problem der medizinischen Versorgung von Menschen ohne legalen Aufenthaltsstatus. In vielen Städten haben sich *Medibüro*s oder *Medinetze* gegründet, die ähnlich wie das *Büro für medizinische Flüchtlingshilfe* in Berlin arbeiten.[14] Auch die *Malteser Migranten Medizin* hat Anlaufstellen in zahlreichen Großstädten aufgebaut, dort wird in der Regel eine allgemeinmedizinische Versorgung angeboten, für fachärztliche Be-

---

14 Siehe Anderson (2003), Schmidt (2009) sowie den Beitrag aus Mainz in diesem Band.

handlung oder stationäre Aufenthalte werden die Patientinnen und Patienten auch hier zu reduzierten Sätzen weitervermittelt.

Die Stadt Frankfurt am Main hat eine »Humanitäre Sprechstunde« am Gesundheitsamt aufgebaut. Die medizinische Versorgung wird, soweit das möglich ist, vor Ort durchgeführt. Tätig sind dort eine Allgemeinmedizinerin und eine Kinderärztin sowie eine Arzthelferin, eine Krankenschwester und ein Sozialarbeiter. Für weitere fachärztliche Behandlung oder stationäre Aufenthalte werden die PatientInnen vermittelt und weitergeleitet. Mit den kooperierenden Krankenhäusern und Facharztpraxen sind reduzierte Kostensätze ausgehandelt worden. Diese müssen von den Patientinnen und Patienten oder aus Spenden beglichen werden. Die Finanzierung der »Humanitären Sprechstunde« erfolgt über den Gesundheitsetat, das Frauenreferat sowie das Jugend- und Sozialamt. Eine ähnliche Sprechstunde am Gesundheitsamt ist 2009 in Bremen eröffnet worden.[15]

In München wird eine Mischung aus medizinischer Anlaufstelle (*Café 104/ Ärzte der Welt* sowie *Malteser Migranten Medizin*) und einem durch den Stadtrat finanzierten Fonds praktiziert.[16] Die Stadt stellt der Vermittlungsstelle begrenzte finanzielle Mittel zur Verfügung. Zudem wird versucht, über eine anonyme Fall-Hotline in Kooperation mit der Ausländer- und Sozialbehörde die rechtliche Situation und Möglichkeiten einer Legalisierung der PatientInnen auszuloten. Auf der Basis des SGB XII und des AsylbLG können letztendlich 2/3 der Fälle finanziert werden.

5.   Diskussion

Unabhängig davon, ob die Hilfsstrukturen an das Gesundheitsamt, eine kirchliche Einrichtung oder eine politische Initiative angegliedert sind, ergibt sich in allen Städten grundsätzlich das gleiche Problem: Eine ärztliche Behandlung vor Ort in der jeweiligen Einrichtung kann immer nur einen Teil der medizinischen Versorgung leisten. Eine Weitervermittlungsmöglichkeit an spezialisierte medizinische Zentren ist immer erforderlich. Alle wie auch immer genannten Modelle sind daher sowohl auf Spenden als auch auf die Bereitschaft von Krankenhäusern und Facharztpraxen angewiesen, auf eine reguläre Abrechnung zu verzichten. Dieses Prinzip bleibt überall das gleiche.

Die verschiedenen Anlaufstellen sind zweifellos hilfreich für die Betroffenen. Die Erfahrung zeigt aber, dass eine adäquate medizinische Versorgung in derartigen Parallelsystemen, die auf Spendenbasis und ehrenamtlicher Arbeit ba-

---

15 Vgl. Lotze (2009).
16 Vgl. auch den Beitrag von Anderson in diesem Band.

sieren, nicht zu leisten ist. Täglich muss entschieden werden: Welche Medikamente können bezahlt werden und welche nicht, kann eine Operation stattfinden oder nicht, wo ist eine spezielle Laboruntersuchung möglich oder muss darauf verzichtet werden. Das ist weder menschenrechtlich noch medizinisch vertretbar. Die Verantwortung für die Gesundheitsversorgung von Menschen ohne legalen Aufenthaltsstatus kann auch nicht unentgeltlich arbeitenden Ärztinnen und Ärzten aufgebürdet werden.

Alle Ansätze, die den weiteren Ausbau von Parallelsystemen favorisieren, basieren auf irgendeiner Form der willkürlichen Wohltätigkeit und können daher keine wirklichen Lösungen sein. Die politische Arbeit des *Büros für medizinische Flüchtlingshilfe* zielt daher nicht auf eine langfristige Finanzierung der bereits existierenden Parallelstrukturen ab. Das Ziel kann nur ein Rechtsanspruch auf adäquate medizinische Versorgung und damit eine Integration in die Regelversorgung sein.

Das Konzept des »Anonymen Krankenscheines« kommt diesem Ziel hingegen näher. Die Anlaufstelle wird durch öffentliche Gelder finanziert. Die Behandlungen werden über das Sozialamt abgerechnet und unterliegen somit keiner willkürlichen Begrenzung. Ein Nachteil des »Anonymen Krankenscheines« besteht allerdings in der Beschränkung auf die reduzierten Leistungen nach dem AsylbLG. Darüber hinaus ist das Problem der nicht versicherten Bürgerinnen und Bürger aus den neuen EU-Ländern mit dem »Anonymen Krankenschein« nicht gelöst. Trotzdem stellt dieses Konzept einen Schritt in die richtige Richtung dar, auch wenn übergeordnete Ziele, wie die Eingliederung aller Bedürftigen in die medizinische Regelversorgung und in das Sozialrecht, unabhängig vom Aufenthaltsstatus, und die grundsätzliche Kritik an den reduzierten Leistungen des AsylbLG unberührt bleiben. Solange der § 87 AufenthG weiterhin Gültigkeit besitzt und Leistungen nur nach dem AsylbGL zu beziehen sind, kann der »Anonyme Krankenschein« einen Schritt auf dem Weg zu einer gesundheitlichen Regelversorgung darstellen.

Daher wird das Konzept des Anonymen Krankenscheines vom *Medibüro* weiterhin, sowohl im Rahmen des »Runden Tisches« in Berlin als auch darüber hinaus, öffentlich vertreten und um dessen Durchsetzung gerungen. Das *Medibüro* hat sich trotz bestehender Bedenken zur Mitarbeit am »Runden Tisch« entschieden. Insbesondere besteht die Befürchtung, in eine möglicherweise wenig effektive Struktur eingebunden zu sein, die in verwaltungstypischer Manier Verantwortung und Problemlösung verlagert. Ein derartiger »Runder Tisch« hätte nur eine Alibifunktion. Darüber hinaus kann es schwierig sein, als Bestandteil des »Runden Tisches«, die Politik des Berliner Senats von außen zu kritisieren. Ob den anderen Beteiligten des »Runden Tischen« in Berlin der Handlungsbedarf ausreichend deutlich gemacht werden kann und inwieweit der Balanceakt zwischen konstruktiver Arbeit, die zu Verbesserungen für die Betroffenen führt, und der Einbindung in eine reine Alibiveranstaltung gelingt, kann nur die Zukunft zeigen. Wesentlich bleibt, die eigenen Aktivitäten kritisch zu reflektieren und bei allem Stolz auf das bisher Erreichte, Fallen und Stolpersteine im Auge zu behalten.

Die Erfahrungen der Entwicklung in Berlin der letzten Jahre zeigen, dass auch bei Bereitschaft der politisch Verantwortlichen auf Landesebene sich mit dem Problem der medizinischen Versorgung von Menschen ohne legalen Aufenthaltsstatus auseinanderzusetzen, keine schnellen Lösungen erreicht werden können. Gleichwohl hat der Kontakt zur Senatsverwaltung hilfreiche Schritte befördert und in einzelnen Fällen zu Lösungen beigetragen.

Bei der andauernden Diskussion langfristiger Lösungsmodelle müssen abschließend insbesondere folgende Punkte bedacht werden: Eine vernünftige medizinische Versorgung benötigt immer das gesamte Spektrum der Medizin vom Hausarzt bis zur Intensivstation, diese kann nicht auf der Basis von Ehrenamtlichkeit und Spenden basieren. Jede wie auch immer geartete Fondslösung muss sich der Frage der Verteilung der limitierten Mittel stellen. Da ein »Abschieben« in die Ehrenamtlichkeit für die politisch Verantwortlichen leicht als die einfachste Lösung erscheint, ist es nötig, diese Kriterien für eine langfristige Lösung immer wieder neu zu formulieren.

Literatur

Allgemeine Verwaltungsvorschrift zum Aufenthaltsgesetz der Bundesregierung vom 27.07.2009, Drucksache 669/09: http://www.bundesrat.de/cln_090/SharedDocs/Drucksachen/2009/0601 – 700/669 – 09,templateId=raw,property=publicationFile.pdf/669 – 09.pdf (Stand: 01.06.2010).

Anderson, P. (2003): »Dass sie uns nicht vergessen...« Menschen in der Illegalität in München, München: http://www.gruene-muenchen-stadtrat.de/seiten/pdfs/studie illegalitaet.pdf (Stand: 15.05.2009).

Büro für medizinische Flüchtlingshilfe Berlin (Hrsg.) (2006): 10 Jahre Büro für medizinische Flüchtlingshilfe. Eine Erfolgsgeschichte? Berlin: http://www.medibuero.de/attachment/39b520617b75d0e45fa5eb4f5da202aa/f0763d7d937829c0768bc96fd03c1f82/MBBrosch%C3%BCreWeb.pdf (Stand: 01.06.2010).

Deutsches Institut für Menschenrechte (Hrsg.) (2007): Frauen, Männer und Kinder ohne Papiere in Deutschland – Ihr Recht auf Gesundheit, Berlin: http://files.institut-fuer-menschenrechte.de/488/d72_v1_file_4732d242ba234_IUS-041_B_AG_RZ_WEB_ES.pdf (Stand: 15.05.2010).

EURES – Das europäische Portal zur beruflichen Mobilität: http://ec.europa.eu/eures/main.jsp?acro=free&lang=de&countryId=DE&fromCountryId=BG&accessing=0&content=1&restrictions=1&step=2 (Stand: 01.06.2010).

Falge, C./Fischer-Lescano, A./Sieveking, K. (Hrsg.) (2009): Gesundheit in der Illegalität. Rechte von Menschen ohne Aufenthaltsstatus, Baden-Baden.

Lotze, E. (2009): Die Humanitäre Sprechstunde des Gesundheitsamts Bremen – Kommunale Verantwortung für die Gesundheit aller Menschen, in: Falge et al. (2009), S. 89 – 95.

Paritätischer Wohlfahrtsverband Berlin (2009): Geschäftsbericht Juli 2008 – Juni 2009. Paritätischer Wohlfahrtsverband Berlin: http://www.paritaet-berlin.de/upload/download/sehbehinderte_paritaet_berlin_gb0809_sw.pdf (Stand: 26.08.2010).

Schmidt, S. (2009): Gesundheitliche Versorgung von Papierlosen in Deutschland aus Sicht der Medizinischen Flüchtlingshilfen, in: Falge et al. (2009), S. 63 – 80.

Shirin Simo, Heribert Kentenich

Gesundheitliche Versorgung von Menschen ohne Papiere – Praktische Konsequenzen im Bereich der Geburtshilfe und Gynäkologie[1]

1. Einleitung

Wie viele Menschen in Berlin ohne Papiere leben, wissen wir nicht. Aktuelle Schätzungen von Wohlfahrtsverbänden gehen davon aus, dass ca. 200–400.000 Menschen ohne Papiere in Deutschland leben, davon ca. 100.000 in Berlin.[2]

Im vorliegenden Sammelband finden sich Beiträge zu verschiedenen Schwerpunktthemen (z. B. Pflege, Kinder in der aufenthaltsrechtlichen Illegalität und andere). Wir wollen in diesem Beitrag von praktischen Erfahrungen aus dem Bereich der Geburtshilfe und Gynäkologie berichten, die wir in den DRK Kliniken Westend[3] in der Betreuung mit dieser Gruppe von Patientinnen und Patienten gemacht haben.

Die Erlebnisse sind immer konkret. Daher soll zunächst der Fall einer 34-jährigen Frau aus Südamerika geschildert werden.

2. Fallvignette

Die 34-jährige Frau F. aus Südamerika, deren Fall im Folgenden kurz geschildert wird, lebt seit 4 Jahren ohne Papiere in Deutschland. Sie reiste mit einem Touristenvisum ein; zunächst, um Freunde zu besuchen, eventuell aber auch, um in Deutschland zu bleiben. Nach Ablauf ihres Touristenvisums blieb sie im Land.

---

1 Bei diesem Artikel handelt es sich um eine aktualisierte Version des bereits 2009 im Mabuse-Verlag erschienen Beitrags »Gesundheitliche Versorgung von Menschen ohne Papiere. Praktische Konsequenzen im Bereich der Geburtshilfe und Gynäkologie« In: Borde et al. (2009), S. 69–75.

2 Hamburgisches Weltwirtschaftsinstitut (Hrsg.) (2009): http://irregular-migration.hwwi.net/typo3_upload/groups/31/3.Database_on_IrregMig/3.2.Stock_Tables/Germany_Estimates_IrregularMigration_Nov09.pdf (Stand: 02.08.2010).

3 Weiterführende Informationen finden sich unter: http://www.drk-kliniken-bln.de/ (Stand: 05.07.2010).

Zwei Jahre später lernte sie den zukünftigen Vater ihres Kindes kennen, der europäischer Staatsbürger ist. Das Paar wohnt kurze Zeit zusammen, trennt sich aber schon während der Schwangerschaft wieder. Als Frau F. wieder zurück zu ihren Freunden zieht, erfährt sie von diesen, dass die »Malteser Migranten Medizin«[4] sich kostenlos und anonym um die Gesundheitsversorgung von MigrantInnen ohne Papiere in Berlin kümmert.

Durch die »Malteser Migranten Medizin«, von der die Schwangerschaft ambulant betreut und mitfinanziert wird, wird sie in der 35. Schwangerschaftswoche zu einem Vorgespräch in unsere Klinik überwiesen. Im Gespräch berichtet sie von einem bisher unauffälligen Schwangerschaftsverlauf. Auch alle ambulant und im weiteren Verlauf stationär durchgeführten Untersuchungen im Rahmen der Schwangerschaftsvorsorge sprechen für eine normal verlaufende Schwangerschaft. Anamnestisch gibt die Patientin allerdings in letzter Zeit gehäuft »Ohnmachtsanfälle und Kreislaufprobleme« an.

Als sich die Patientin zwei Wochen nach dem Gespräch wegen einer starken Lumboischialgie[5] erneut in unserer Klinik vorstellt, wird im Rahmen eines zweitägigen stationären Aufenthalts auch näher auf ihre aktuelle soziale Situation eingegangen. Sie berichtet, dass derzeit kein Kontakt zum Kindsvater bestehe. Während des stationären Aufenthalts wird deshalb ein Kontakt zu einer karitativen Einrichtung hergestellt, in der die Patientin mit ihrem Kind die ersten 8 Wochen nach der Entbindung kostenlos und anonym verbringen kann.

In der 39. Schwangerschaftswoche stellt sich Frau F. mit vorzeitigem Blasensprung im Kreißsaal vor. Bei zunächst unauffälligem Geburtsbeginn bekommt die Patientin bei einem Muttermundbefund von 2–3 cm plötzlich einen cerebralen Krampfanfall, der einen Notfall-Kaiserschnitt erforderlich macht. Nach der komplikationslos verlaufenen Operation wird die Patientin aufgrund des Krampfanfalls vorerst zur Überwachung auf die Intensivstation verlegt. Dort tritt nach kurzer Zeit eine starke vaginale Blutung auf, die sich nicht medikamentös beherrschen lässt. Mit dem Verdacht auf eine intraabdominelle Blutung wird Frau F. erneut operiert und schließlich bei beginnendem hypovolämischem Schock und aussetzender Gerinnung (disseminierte Gerinnungsstörung) die Entfernung der Gebärmutter durchgeführt.

Während der Operation erhält die Patientin insgesamt 19 Blut- und Blutplasmakonserven, bis Kreislauf und Gerinnung wieder normwertig sind. Nach einem erneuten Krampfanfall auf der Intensivstation stabilisiert sich ihr Zustand schließlich.

---

4 Der Jahresbericht 2009 der Malteser Migranten Medizin Berlin ist abrufbar unter: http://www.malteser-berlin.de/userfiles/JB-MMM-09.pdf (Stand: 05.07.2010).
5 Die Lumboischialgie ist ein lumbosakrales Wurzelreizsyndrom, bei dem Schmerzen im Bereich der Lendenwirbelsäule und im Versorgungsbereich des Nervus ischiadicus auftreten.

Eine im Wochenbett durchgeführte neurologische Untersuchung ergibt, dass Frau F. sehr wahrscheinlich an einer Epilepsie leidet und unter der Geburt einen Grand-mal-Anfall erlitten hat. Im Nachhinein erfährt unsere Klinik über die »Malteser Migranten Medizin«, dass die Patientin bereits vor einigen Monaten erstmalig einen Krampfanfall hatte. Sie sei damals als Selbstzahlerin in die Notaufnahme einer Klinik gegangen, habe aber den stationären Aufenthalt zur weiteren Diagnostik und Therapie aus Angst und Kostengründen abgelehnt. Die Malteser Migranten Medizin empfahl daraufhin die umgehende Vorstellung in einer Klinik. Es erfolgte ein zweiter Krampfanfall Anfang Juni, eine diagnostische Abklärung vor der Geburt fand aber nicht statt.

Nach der Geburt erfolgt die Empfehlung, mindestens für mehrere Monate ein Antiepileptikum einzunehmen. Frau F. wird eine Woche später in die anonyme Mutter-Kind-Einrichtung entlassen.

Dort werden eine Babyerstausstattung, die Betreuung durch eine Hebamme und bei Bedarf Arztbesuche für Mutter und Kind organisiert. Die Weiterbetreuung der Epilepsie übernimmt die Malteser Migranten Medizin.

Frau F. hat inzwischen losen Kontakt zum Kindsvater, der aufgrund seiner europäischen Staatsangehörigkeit und durch die Anerkennung der Vaterschaft dem Kind einen legalen Aufenthalt in Deutschland ermöglichen könnte. Frau F. wartet darauf, dass der Kindsvater von sich aus die Vaterschaft anerkennt, dieser meldet sich aber nicht mehr. Gleichzeitig wird Frau F. nahegelegt, sich um eine Duldung zu bemühen, die ihr innerhalb des Mutterschutzes mit sehr hoher Wahrscheinlichkeit gewährt werden würde. In dieser Zeit könnte sie sich straffrei um eine Geburtsurkunde für ihr Kind kümmern. Im Falle einer drohenden Abschiebung könnte sie somit immerhin bewiesen, dass es sich um ihr Kind handelt und so eine Trennung von ihrem Kind verhindern.

Als einige Monate später seitens der Klinik erneut versucht wird, mit der Patientin Kontakt aufzunehmen, erfahren wir von der Mutter-Kind-Einrichtung, dass Frau F. inzwischen, ohne einen Antrag auf Duldung und Geburtsurkunde zu stellen, mit ihrem Kind wieder in die Illegalität abgetaucht ist.

Ökonomische Situation

Eine Kostenanalyse dieses Falles aus unserem Hause hat erbracht, dass sich die entstandenen Kosten der stationären Behandlung auf ca. 28.000,– € belaufen haben. Wir haben mit der »Malteser Migranten Medizin« und dem »Büro für medizinische Flüchtlingshilfe« ein Übereinkommen, dass jeder Fall, unabhängig von seinem Ausgang, für Mutter und Kind mit 355,53 € bezuschusst wird. Dieser konkrete Fall verdeutlicht, dass massive Kosten von der Klinik selbst zu tragen waren.

Unabhängig von diesem extremen Fall besteht mit der Geschäftsführung der DRK Kliniken Berlin ein Übereinkommen, 1 – 2 Geburten pro Monat von Frauen

ohne Papiere zu betreuen. Legen wir das DRG-Abrechnungssystem[6] zugrunde, so sind die entstehenden Kosten:
- DRG-Fallpauschale bei spontaner vaginaler Entbindung: 1647,00
- DRG-Fallpauschale bei Sectio ohne Komplikationen: 2703,00 €

Die Kostenübernahme durch die »Malteser Migranten Medizin« und das »Büro für medizinische Flüchtlingshilfe« beträgt jeweils 355,53 € so dass bei jeder Entbindung ein Differenzbetrag von ca. 1300,– bis 2300,– € durch die Kliniken selbst zu tragen ist.

Zusätzlich zu den durchschnittlich 24 Geburten pro Jahr werden darüber hinaus in unserem Haus circa fünf gynäkologische Operationen jährlich bei Frauen ohne Papiere durchgeführt. Bei diesen Eingriffen handelt es sich um das gesamte Spektrum der operativen Gynäkologie, wie z. B. Gebärmutterausschabungen bei Blutungen oder Fehlgeburten, Bauchspiegelungen bei Eileiterentzündungen, chronischen Unterbauchschmerzen, sowie Myom- oder Gebärmutterentfernungen.

Bei den meisten Operationen liegen die Kosten der DRG Fallpauschalen noch über denen einer Entbindung, dennoch gilt auch hier, dass das »Büro für medizinische Flüchtlingshilfe«, bzw. die »Malteser Migranten Medizin« die symbolische Fallpauschale von 355,53 Euro bezahlen, während die Klinik den Rest übernimmt. Wie viel Mehrkosten dadurch im Durchschnitt insgesamt für die Klinik entstehen, lässt sich letztendlich nur schätzen, dennoch wird sich diese Summe sicherlich in einem fünfstelligen Bereich bewegen.

In Anbetracht der Situation, dass nach Berechnung der Deutschen Krankenhausgesellschaft die Existenz jedes dritten Krankenhauses aufgrund der hohen Kostenbelastungen gefährdet ist, verdeutlicht diese Situation, dass ein größeres soziales Engagement seitens der Kliniken kaum möglich ist. Zugleich wollen wir darauf hinweisen, dass diese große soziale Offenheit eher bei den frei gemeinnützigen und kirchlichen Trägern zu finden ist und nicht bei den staatlichen Trägern.

Rechtliche Würdigung
Das größte Problem sehen wir – abgesehen von der Übermittlungspflicht für öffentliche Stellen nach § 87 Aufenthaltsgesetz (AufenthG) und der bleibenden Unsicherheiten bezüglich der Beihilfe zu einer Straftat für die Helfenden von Patienten ohne Papiere[7] – darin, dass es für die betroffenen Frauen keine Si-

---

6 DRG: diagnosis related groups: Diagnosebezogene Fallgruppen, ein Klassifikationssystem, mit dem Leistungen am Patienten anhand der Haupt- und der Nebendiagnosen klassifiziert werden und dem Kostenträger als Berechnungsgrundlage dienen.
7 Ausführlicher dazu siehe den Beitrag von Fisch und Mylius in diesem Band.

cherheit zur Erlangung einer Geburtsurkunde gibt. Allgemein hat ein Mensch nur dann eine sicher nachweisbare Identität, wenn er eine Geburtsurkunde hat.[8] Die Abhängigkeit von offiziellen Papieren ist sowohl im Inland als auch im Ausland gegeben. Man kann sich die schwerwiegenden Konfliktsituationen vorstellen, wenn z. B. die Mutter mit dem Kind ausreisen will und an der Grenze die Identität dieses Kindes und die Zugehörigkeit zu ihr nicht nachweisen kann. Im schlimmsten Fall wird sie sich wegen Kindesraubes zu verantworten haben.

Aktuelle Entwicklungen in Berlin[9]
Aktuell sind dennoch mehrere positive Entwicklungen zu vermelden: Nach Beschluss des Senats von Berlin werden schwangere Ausländerinnen, denen die Abschiebung droht, künftig 3 Monate vor und nach der Geburt nicht mehr abgeschoben und für diesen Zeitraum geduldet.[10] Die Ausländerbehörden wurden darüber informiert. Bislang galten die allgemeinen Mutterschutzpflichten, die zu einer Aussetzung der Abschiebung sechs Wochen vor und acht Wochen nach der Entbindung, bzw. eine Verlängerung auf 12 Wochen bei Früh- und Mehrlingsgeburten, führten. Insofern können sich die von Abschiebung bedrohten Frauen während dieses verlängerten Zeitraums um eine offizielle medizinische Betreuung und die Beantragung der Geburtsurkunde für das Kind bzw. die Kinder kümmern.

In der Praxis ergeben sich bei der Umsetzung allerdings vielfach neue Probleme: Aufgrund der ausländerrechtlich festgeschriebenen Umverteilungsregelung von Flüchtlingen, Asylsuchenden und illegal Eingereisten zwischen den Bundesländern nach § 15a AufenthG können Schwangere, die in Berlin eine Duldung beantragt haben, dann in ein Bundesland »umverteilt« werden, in dem eine Duldungsregelung wie in Berlin gar nicht besteht. Schlimmstenfalls droht ihnen dann dort die Abschiebung. Die Senatsverwaltung für Inneres, der dieses Problem bekannt ist, prüft derzeit, ob Schwangerschaft als zwingender Grund anerkannt werden kann, von einer Umverteilung abzusehen.

Zugleich stellt das Schreiben von Gesundheitsstaatssekretär Dr. Hoff vom 21. 11. 2008 klar, dass Ärzte und anderen Personen, die die medizinische Betreuung von Menschen ohne Papiere in Berlin durchführen, nicht nach § 87 AufenthG belangt werden können.[11]

Zudem wurde in einer Allgemeinen Verwaltungsvorschrift zum Aufenthaltsgesetz, der der Bundesrat am 18. 09. 2009 zustimmte, klargestellt, dass nunmehr auch die Abrechnungsstellen der Krankenhäuser zum schweige-

---

8 Vergleiche hierzu auch Beitrag von Bornschlegl in diesem Sammelband.
9 Vergleiche hierzu auch Beitrag von Groß/Bieniok in diesem Sammelband.
10 Tagesspiegel vom 20. 08. 2008.
11 Hoff, B.I. (2008).

pflichtigen Personenkreis gehören und somit ebenfalls nicht der Übermittlungspflicht gemäß § 87 AufenthG unterliegen.[12]

Somit können durch den verlängerten Geheimnisschutz auch die Sozialämter keine Daten mehr an die Ausländerbehörde weitergeben. Eine gefahrlose Notfallbehandlung von Menschen ohne Papiere in Krankenhäusern scheint daher nun rechtlich möglich. Ungeklärt bleibt zurzeit jedoch nach wie vor, wie in diesen Fällen die Abrechnung zwischen Krankenhäusern und Sozialämtern geregelt wird.

Außerdem gilt die o.g. Verwaltungsvorschrift nur für die stationäre Notfallbehandlung, während der Zugang zur ambulanten oder regulären medizinischen Versorgung Menschen ohne Papiere durch § 87 AufenthG weiterhin verwehrt bleibt.

Auch für die Behörden, die für die Ausstellung der Geburtsurkunden zuständig sind, gilt die Verwaltungsvorschrift, und damit der »verlängerte Geheimnisschutz«, nicht. Somit müssen Menschen ohne Papiere weiterhin damit rechnen, dass ihre Daten bei Beantragung einer Geburtsurkunde für ihr in Deutschland geborenes Kind an die Ausländerbehörde weitergegeben werden und ihnen dadurch die Abschiebung drohen kann.

3.   Mögliche Forderungen

Auf Grundlage der am Fallbeispiel aus dem Bereich der Geburtshilfe und Gynäkologie deutlich gewordenen Problematiken betreffen unsere Forderungen im Kern zwei Bereiche:

Die finanzielle Regelung ist weiterhin unklar. Seit ca. zwei Jahren finden dazu regelmäßige Gespräche zwischen der Senatsverwaltung, dem Büro für medizinische Flüchtlingshilfe und der Berliner Ärztekammer statt, die konkrete Umsetzungsmöglichkeiten zur Gesundheitsbehandlung von Menschen ohne Papiere prüfen. Es sollten nach dem Papier des Deutschen Instituts für Menschenrechte sowohl eine Fondlösung für die Erstattung ambulanter und stationärer Behandlung als auch eine geschützte Vermittlung von anonymen Krankenscheinen weiter diskutiert werden.[13] Letztere könnten in Berlin unseres Erachtens über die »Zentren für sexuelle Gesundheit und Familienplanung« (ehemalige »sozialmedizinische Dienste«) der Bezirksämter ausgegeben werden. Die Vermittlung von anonymen Krankenscheinen über diese Stellen würde eine Eingliederung von Menschen ohne Papiere in die reguläre stationäre und

---

12 Vgl. hierzu »Allgemeine Verwaltungsvorschrift zum Aufenthaltsgesetz vom 18.09.2009« (Drucksache 669/09).
13 Vgl. Deutsches Institut für Menschenrechte (2007), S. 22 – 30.

ambulante Gesundheitsversorgung ohne die Gefährdung der Datenübermittlung gewährleisten, da diese Stellen ärztlich geleitet sind und somit der ärztlichen Schweigepflicht unterlägen. Außerdem würde aufgrund der Kostenübernahme durch eine staatliche Stelle so der Rechtsanspruch auf Gesundheitsversorgung unabhängig vom »Goodwill« unterstützender Netzwerke einforderbar, was möglicherweise bei einer Fondslösung nicht der Fall wäre.

Auch eine Adaptation des sogenannten »Münchner Modells« erscheint denkbar.[14] Eine einheitliche Positionierung des Berliner Senats zu diesem Thema konnte jedoch bisher nicht erreicht werden.

Juristisch sollte in erster Linie eine rechtliche Absicherung für das Kind gewährleistet werden. Hier müssten juristische Anweisungen durch die Senatsbehörde erfolgen, denen zu Folge die jungen Mütter ohne Papiere eine Geburtsurkunde für ihre neugeborenen Kinder erlangen können, ohne Gefahr zu laufen, aufgedeckt und abgeschoben zu werden.

Damit auch möglichst alle Schwangeren, die in Berlin einen Duldungsantrag gestellt haben, davon profitieren können, sollte außerdem dringend geklärt werden, ob Schwangerschaft als zwingender Grund anerkannt werden kann, von einer Umverteilung nach § 15a AufenthG abzusehen.

---

14 Nähere Informationen zum »Münchner Modell« in Anderson (2003) sowie im Beitrag von Anderson in diesem Sammelband.

Literatur

Alt, J./Fodor, R. (Hrsg.) (2001): Rechtlos? Menschen ohne Papiere. Anregungen für eine Positionsbestimmung, Karlsruhe.

Anderson, P. (2003): »Dass sie uns nicht vergessen...« Menschen in der Illegalität in München, München: http://www.gruene-muenchen-stadtrat.de/seiten/pdfs/studie_illegalitaet.pdf (Stand: 15.05.2009).

Borde, T./David, M./Papies-Winkler, I. (Hrsg.) (2009): Lebenslage und gesundheitliche Versorgung von Menschen ohne Papiere, Frankfurt a. M.

Büro für medizinische Flüchtlingshilfe Berlin/Malteser Migranten Medizin (Hrsg.) (2005): Patienten und Patientinnen ohne Aufenthaltsstatus und ohne Krankenversicherung im Krankenhaus. Rechtliche Situation und Möglichkeiten der Kostenerstattung, Berlin: http://www.medibuero.de/attachment/39b520617b75d0e45fa5eb4f5da202aa/e98aee3b 56b36b349988096301dc1c23/Faltblatt.pdf (Stand: 01.08.2010).

Büro für medizinische Flüchtlingshilfe Berlin (2008): Veranstaltungsbeitrag vom 19.01. 2008 anlässlich der 2.Tagung der IPPNW zum Thema »Achten statt Verachten«: Schwangerschaft und Geburt in der Illegalität, Berlin.

Deutsches Institut für Menschrechte (Hrsg.) (2007): Frauen, Männer und Kinder ohne Papiere in Deutschland – Ihr Recht auf Gesundheit. Bericht der Bundesarbeitsgruppe Gesundheit/Illegalität: http://files.institut-fuer-menschenrechte.de/ 488/d72_v1_file_4732d242ba234_IUS-041_B_AG_RZ_WEB_ES.pdf (Stand: 15.05.2009).

Groß, J. (Hrsg.) (2005): Möglichkeiten und Grenzen der medizinischen Versorgung von Patienten und Patientinnen ohne legalen Aufenthaltsstatus, Berlin.

Hamburgisches Weltwirtschaftsinstitut (Hrsg.) (2009): Irregular Migration: Counting the Uncountable, Data and Trends across Europe (CLANDESTINO): http://irregular-migration.hwwi.net/ (Stand: 01.08.2010).

Hoff, B.I. (2008): Schreiben des Staatssekretärs für Gesundheit, Umwelt und Verbraucherschutz vom 21.11.2008: »Gesundheitliche Versorgung von sich unerlaubt im Bundesgebiet aufhaltenden Ausländern, insbesondere auch Übermittlungspflicht öffentlicher Stellen nach § 87 Abs. 2 des Aufenthaltesgesetzes«.

Tagesspiegel (20.08.2008): Duldung für Mütter: http://www.tagesspiegel.de/berlin/duldung-fuer-muetter/1305276.html (Stand: 02.08.2010).

IV. Anhang: Schlüsseldokumente

Internationaler Pakt über wirtschaftliche, soziale und kulturelle Rechte vom 19. Dezember 1966

Unterzeichnet durch die Bundesregierung am 09.10.1968. Hinterlegung der Ratifizierungsurkunde am 17.12.1973. In Kraft getreten am 03.01.1976.

– Auszug –

Die Vertragsstaaten dieses Paktes –

IN DER ERWÄGUNG, dass nach den in der Charta der Vereinten Nationen verkündeten Grundsätzen die Anerkennung der allen Mitgliedern der menschlichen Gesellschaft innewohnenden Würde und der Gleichheit und Unveräußerlichkeit ihrer Rechte die Grundlage von Freiheit, Gerechtigkeit und Frieden in der Welt bildet,

IN DER ERKENNTNIS, dass sich diese Rechte aus der dem Menschen innewohnenden Würde herleiten,

IN DER ERKENNTNIS, dass nach der Allgemeinen Erklärung der Menschenrechte das Ideal vom freien Menschen, der frei von Furcht und Not lebt, nur verwirklicht werden kann, wenn Verhältnisse geschaffen werden, in denen jeder seine wirtschaftlichen, sozialen und kulturellen Rechte ebenso wie seine bürgerlichen und politischen Rechte genießen kann,

IN DER ERWÄGUNG, dass die Charta der Vereinten Nationen die Staaten verpflichtet, die allgemeine und wirksame Achtung der Rechte und Freiheiten des Menschen zu fördern,

IM HINBLICK DARAUF, dass der einzelne gegenüber seinen Mitmenschen und der Gemeinschaft, der er angehört, Pflichten hat und gehalten ist, für die Förderung und Achtung der in diesem Pakt anerkannten Rechte einzutreten –

VEREINBAREN folgende Artikel:

[...]

Teil II

Artikel 2

(1) Jeder Vertragsstaat verpflichtet sich, einzeln und durch internationale Hilfe und Zusammenarbeit, insbesondere wirtschaftlicher und technischer Art, unter Ausschöpfung aller seiner Möglichkeiten Maßnahmen zu treffen, um nach und nach mit allen geeigneten Mitteln, vor allem durch gesetzgeberische Maßnahmen, die volle Verwirklichung der in diesem Pakt anerkannten Rechte zu erreichen.

(2) Die Vertragsstaaten verpflichten sich, zu gewährleisten, dass die in diesem Pakt verkündeten Rechte ohne Diskriminierung hinsichtlich der Rasse, der Hautfarbe, des Geschlechts, der Sprache, der Religion, der politischen oder sonstigen Anschauung, der nationalen oder sozialen Herkunft, des Vermögens, der Geburt oder des sonstigen Status ausgeübt werden.

(3) Entwicklungsländer können unter gebührender Berücksichtigung der Menschenrechte und der Erfordernisse ihrer Volkswirtschaft entscheiden, inwieweit sie Personen, die nicht ihre Staatsangehörigkeit besitzen, die in diesem Pakt anerkannten wirtschaftlichen Rechte gewährleisten wollen.

[...]

Artikel 12

(1) Die Vertragsstaaten erkennen das Recht eines jeden auf das für ihn erreichbare Höchstmaß an körperlicher und geistiger Gesundheit an.

(2) Die von den Vertragsstaaten zu unternehmenden Schritte zur vollen Verwirklichung dieses Rechts umfassen die erforderlichen Maßnahmen

    a) zur Senkung der Zahl der Totgeburten und der Kindersterblichkeit sowie zur gesunden Entwicklung des Kindes;

    b) zur Verbesserung aller Aspekte der Umwelt- und der Arbeitshygiene;

    c) zur Vorbeugung, Behandlung und Bekämpfung epidemischer, endemischer, Berufs- und sonstiger Krankheiten;

    d) zur Schaffung der Voraussetzungen, die für jedermann im Krankheitsfall den Genuss medizinischer Einrichtungen und ärztlicher Betreuung sicherstellen.

[...]

Quelle: Deutsches Institut für Menschenrechte: http://www.institut-fuer-menschenrechte.de/de/menschenrechtsinstrumente/vereinte-nationen/menschenrechtsabkommen/sozialpakt-icescr.html (Stand: 12.04.2011).

Internationale Konvention zum Schutz der Rechte aller Wanderarbeitnehmer und ihrer Familienangehörigen

International Convention on the Protection of the Rights of All Migrant Workers and Members of Their Families
Adopted by General Assembly resolution 45/158 of 18 December 1990.
– Auszug –

Preamble

The States Parties to the present Convention –

Taking into account the principles embodied in the basic instruments of the United Nations concerning human rights, in particular the Universal Declaration of Human Rights, the International Covenant on Economic, Social and Cultural Rights, the International Covenant on Civil and Political Rights, the International Convention on the Elimination of All Forms of Racial Discrimination, the Convention on the Elimination of All Forms of Discrimination against Women and the Convention on the Rights of the Child,

Taking into account also the principles and standards set forth in the relevant instruments elaborated within the framework of the International Labour Organisation, especially the Convention concerning Migration for Employment (No. 97), the Convention concerning Migrations in Abusive Conditions and the Promotion of Equality of Opportunity and Treatment of Migrant Workers (No.143), the Recommendation concerning Migration for Employment (No. 86), the Recommendation concerning Migrant Workers (No.151), the Convention concerning Forced or Compulsory Labour (No. 29) and the Convention concerning Abolition of Forced Labour (No. 105), Reaffirming the importance of the principles contained in the Convention against Discrimination in Education of the United Nations Educational, Scientific and Cultural Organization,

Recalling the Convention against Torture and Other Cruel, Inhuman or Degrading Treatment or Punishment, the Declaration of the Fourth United Nations

Congress on the Prevention of Crime and the Treatment of Offenders, the Code of Conduct for Law Enforcement Officials, and the Slavery Conventions,

Recalling that one of the objectives of the International Labour Organisation, as stated in its Constitution, is the protection of the interests of workers when employed in countries other than their own, and bearing in mind the expertise and experience of that organization in matters related to migrant workers and members of their families,

Recognizing the importance of the work done in connection with migrant workers and members of their families in various organs of the United Nations, in particular in the Commission on Human Rights and the Commission for Social Development, and in the Food and Agriculture Organization of the United Nations, the United Nations Educational, Scientific and Cultural Organization and the World Health Organization, as well as in other international organizations,

Recognizing also the progress made by certain States on a regional or bilateral basis towards the protection of the rights of migrant workers and members of their families, as well as the importance and usefulness of bilateral and multi-lateral agreements in this field,

Realizing the importance and extent of the migration phenomenon, which involves millions of people and affects a large number of States in the international community,

Aware of the impact of the flows of migrant workers on States and people concerned, and desiring to establish norms which may contribute to the harmonization of the attitudes of States through the acceptance of basic principles concerning the treatment of migrant workers and members of their families,

Considering the situation of vulnerability in which migrant workers and members of their families frequently-find themselves owing, among other things, to their absence from their State of origin and to the difficulties they may encounter arising from their presence in the State of employment,

Convinced that the rights of migrant workers and members of their families have not been sufficiently recognized everywhere and therefore require appropriate international protection,

Taking into account the fact that migration is often the cause of serious problems for the members of the families of migrant workers as well as for the workers themselves, in particular because of the scattering of the family,

Bearing in mind that the human problems involved in migration are even more serious in the case of irregular migration and convinced therefore that appropriate action should be encouraged in order to prevent and eliminate clandestine movements and trafficking in migrant workers, while at the same time assuring the protection of their fundamental human rights,

Considering that workers who are non-documented or in an irregular situation are frequently employed under less favourable conditions of work than other workers and that certain employers find this an inducement to seek such labour in order to reap the benefits of unfair competition,

Considering also that recourse to the employment of migrant workers who are in an irregular situation will be discouraged if the fundamental human rights of all migrant workers are more widely recognized and, moreover, that granting certain additional rights to migrant workers and members of their families in a regular situation will encourage all migrants and employers to respect and comply with the laws and procedures established by the States concerned,

Convinced, therefore, of the need to bring about the international protection of the rights of all migrant workers and members of their families, reaffirming and establishing basic norms in a comprehensive convention which could be applied universally –

Have agreed as follows:

Part III: Human Rights of All Migrant Workers and Members of their Families
[...]

Article 28
Migrant workers and members of their families shall have the right to receive any medical care that is urgently required for the preservation of their life or the avoidance of irreparable harm to their health on the basis of equality of treatment with nationals of the State concerned. Such emergency medical care shall not be refused them by reason of any irregularity with regard to stay or employment.

Article 29
Each child of a migrant worker shall have the right to a name, to registration of birth and to a nationality.

Article 30
Each child of a migrant worker shall have the basic right of access to education on the basis of equality of treatment with nationals of the State concerned. Access to public pre-school educational institutions or schools shall not be refused or limited by reason of the irregular situation with respect to stay or employment of either parent or by reason of the irregularity of the child's stay in the State of employment.
[...]

Quelle: Office of the United Nations High Commissioner for Human Rights: http://www2.ohchr.org/english/law/cmw.htm (Stand: 12.04.2011).

Übereinkommen über die Rechte des Kindes

Abgeschlossen in New York am 20. November 1989.

– Auszug –

Präambel

Die Vertragsstaaten dieses Übereinkommens –

in der Erwägung, dass nach den in der Charta der Vereinten Nationen verkündeten Grundsätzen die Anerkennung der allen Mitgliedern der menschlichen Gesellschaft innewohnenden Würde und der Gleichheit und Unveräusserlichkeit ihrer Rechte die Grundlage von Freiheit, Gerechtigkeit und Frieden in der Welt bildet,

eingedenk dessen, dass die Völker der Vereinten Nationen in der Charta ihren Glauben an die Grundrechte und an Würde und Wert des Menschen bekräftigt und beschlossen haben, den sozialen Fortschritt und bessere Lebensbedingungen in grösserer Freiheit zu fördern,

in der Erkenntnis, dass die Vereinten Nationen in der Allgemeinen Erklärung der Menschenrechte und in den Internationalen Menschenrechtspakten verkündet haben und übereingekommen sind, dass jeder Mensch Anspruch hat auf alle darin verkündeten Rechte und Freiheiten ohne Unterscheidung, etwa nach der Rasse, der Hautfarbe, dem Geschlecht, der Sprache, der Religion, der politischen oder sonstigen Anschauung, der nationalen oder sozialen Herkunft, dem Vermögen, der Geburt oder dem sonstigen Status,

unter Hinweis darauf, dass die Vereinten Nationen in der Allgemeinen Erklärung der Menschenrechte verkündet haben, dass Kinder Anspruch auf besondere Fürsorge und Unterstützung haben,

überzeugt, dass der Familie als Grundeinheit der Gesellschaft und natürlicher Umgebung für das Wachsen und Gedeihen aller ihrer Mitglieder, insbesondere der Kinder, der erforderliche Schutz und Beistand gewährt werden sollte, damit sie ihre Aufgaben innerhalb der Gemeinschaft voll erfüllen kann,

in der Erkenntnis, dass das Kind zur vollen und harmonischen Entfaltung seiner Persönlichkeit in einer Familie und umgeben von Glück, Liebe und Verständnis aufwachsen sollte,

in der Erwägung, dass das Kind umfassend auf ein individuelles Leben in der Gesellschaft vorbereitet und im Geist der in der Charta der Vereinten Nationen verkündeten Ideale und insbesondere im Geist des Friedens, der Würde, der Toleranz, der Freiheit, der Gleichheit und der Solidarität erzogen werden sollte,

eingedenk dessen, dass die Notwendigkeit, dem Kind besonderen Schutz zu gewähren, in der Genfer Erklärung von 1924 über die Rechte des Kindes und in der von der Generalversammlung am 20. November 1959 angenommenen Erklärung der Rechte des Kindes ausgesprochen und in der Allgemeinen Erklärung der Menschenrechte, im Internationalen Pakt über bürgerliche und politische Rechte (insbesondere in den Artikeln 23 und 24), im Internationalen Pakt über wirtschaftliche, soziale und kulturelle Rechte (insbesondere in Artikel 10) sowie in den Satzungen und den in Betracht kommenden Dokumenten der Sonderorganisationen und anderen internationalen Organisationen, die sich mit dem Wohl des Kindes befassen, anerkannt worden ist,

eingedenk dessen, dass, wie in der Erklärung der Rechte des Kindes ausgeführt ist, »das Kind wegen seiner mangelnden körperlichen und geistigen Reife besonderen Schutzes und besonderer Fürsorge, insbesondere eines angemessenen rechtlichen Schutzes vor und nach der Geburt, bedarf«,

unter Hinweis auf die Bestimmungen der Erklärung über die sozialen und rechtlichen Grundsätze für den Schutz und das Wohl von Kindern unter besonderer Berücksichtigung der Aufnahme in eine Pflegefamilie und der Adoption auf nationaler und internationaler Ebene, der Regeln der Vereinten Nationen über die Mindestnormen für die Jugendgerichtsbarkeit (Beijing-Regeln) und der Erklärung über den Schutz von Frauen und Kindern im Ausnahmezustand und bei bewaffneten Konflikten,

in der Erkenntnis, dass es in allen Ländern der Welt Kinder gibt, die in ausserordentlich schwierigen Verhältnissen leben, und dass diese Kinder der besonderen Berücksichtigung bedürfen,

unter gebührender Beachtung der Bedeutung der Traditionen und kulturellen Werte jedes Volkes für den Schutz und die harmonische Entwicklung des Kindes,

in Anerkennung der Bedeutung der internationalen Zusammenarbeit für die Verbesserung der Lebensbedingungen der Kinder in allen Ländern, insbesondere den Entwicklungsländern –

haben folgendes vereinbart:

Teil I

Art. 1

Im Sinne dieses Übereinkommens ist ein Kind jeder Mensch, der das achtzehnte Lebensjahr noch nicht vollendet hat, soweit die Volljährigkeit nach dem auf das Kind anzuwendenden Recht nicht früher eintritt.

Art. 2

(1) Die Vertragsstaaten achten die in diesem Übereinkommen festgelegten Rechte und gewährleisten sie jedem ihrer Hoheitsgewalt unterstehenden Kind ohne jede Diskriminierung unabhängig von der Rasse, der Hautfarbe, dem Geschlecht, der Sprache, der Religion, der politischen oder sonstigen Anschauung, der nationalen, ethnischen oder sozialen Herkunft, des Vermögens, einer Behinderung, der Geburt oder des sonstigen Status des Kindes, seiner Eltern oder seines Vormunds.

(2) Die Vertragsstaaten treffen alle geeigneten Maßnahmen, um sicherzustellen, dass das Kind vor allen Formen der Diskriminierung oder Bestrafung wegen des Status‘, der Tätigkeiten, der Meinungsäusserungen oder der Weltanschauung seiner Eltern, seines Vormunds oder seiner Familienangehörigen geschützt wird.

Art. 24

(1) Die Vertragsstaaten erkennen das Recht des Kindes auf das erreichbare Höchstmaß an Gesundheit an sowie auf Inanspruchnahme von Einrichtungen zur Behandlung von Krankheiten und zur Wiederherstellung der Gesundheit. Die Vertragsstaaten bemühen sich sicherzustellen, dass keinem Kind das Recht auf Zugang zu derartigen Gesundheitsdiensten vorenthalten wird.

(2) Die Vertragsstaaten bemühen sich, die volle Verwirklichung dieses Rechts sicherzustellen, und treffen insbesondere geeignete Maßnahmen, um

    a) die Säuglings- und Kindersterblichkeit zu verringern;

    b) sicherzustellen, dass alle Kinder die notwendige ärztliche Hilfe und Gesundheitsfürsorge erhalten, wobei besonderer Nachdruck auf den Ausbau der gesundheitlichen Grundversorgung gelegt wird;

    c) Krankheiten sowie Unter- und Fehlernährung auch im Rahmen der gesundheitlichen Grundversorgung zu bekämpfen, unter anderem durch den Einsatz leicht zugänglicher Technik und durch die Bereitstellung ausreichender vollwertiger Nahrungsmittel und sauberen Trinkwassers, wobei die Gefahren und Risiken der Umweltverschmutzung zu berücksichtigen sind;

    d) eine angemessene Gesundheitsfürsorge für Mütter vor und nach der Entbindung sicherzustellen;

    e) sicherzustellen, dass allen Teilen der Gesellschaft, insbesondere Eltern und

Kindern, Grundkenntnisse über die Gesundheit und Ernährung des Kindes, die Vorteile des Stillens, die Hygiene und die Sauberhaltung der Umwelt sowie die Unfallverhütung vermittelt werden, dass sie Zugang zu der entsprechenden Schulung haben und dass sie bei der Anwendung dieser Grundkenntnisse Unterstützung erhalten;

f) die Gesundheitsvorsorge, die Elternberatung sowie die Aufklärung und die Dienste auf dem Gebiet der Familienplanung auszubauen.

(3) Die Vertragsstaaten treffen alle wirksamen und geeigneten Massnahmen, um überlieferte Bräuche, die für die Gesundheit der Kinder schädlich sind, abzuschaffen.

(4) Die Vertragsstaaten verpflichten sich, die internationale Zusammenarbeit zu unterstützen und zu fördern, um fortschreitend die volle Verwirklichung des in diesem Artikel anerkannten Rechts zu erreichen. Dabei sind die Bedürfnisse der Entwicklungsländer besonders zu berücksichtigen.

[...]

Art. 28

(1) Die Vertragsstaaten erkennen das Recht des Kindes auf Bildung an; um die Verwirklichung dieses Rechts auf der Grundlage der Chancengleichheit fortschreitend zu erreichen, werden sie insbesondere

a) den Besuch der Grundschule für alle zur Pflicht und unentgeltlich machen;

b) die Entwicklung verschiedener Formen der weiterführenden Schulen allgemein bildender und berufsbildender Art fördern, sie allen Kindern verfügbar und zugänglich machen und geeignete Maßnahmen wie die Einführung der Unentgeltlichkeit und die Bereitstellung finanzieller Unterstützung bei Bedürftigkeit treffen;

c) allen entsprechend ihren Fähigkeiten den Zugang zu den Hochschulen mit allen geeigneten Mitteln ermöglichen;

d) Bildungs- und Berufsberatung allen Kindern verfügbar und zugänglich machen;

e) Maßnahmen treffen, die den regelmässigen Schulbesuch fördern und den Anteil derjenigen, welche die Schule vorzeitig verlassen, verringern.

(2) Die Vertragsstaaten treffen alle geeigneten Maßnahmen, um sicherzustellen, dass die Disziplin in der Schule in einer Weise gewahrt wird, die der Menschenwürde des Kindes entspricht und im Einklang mit diesem Übereinkommen steht.

(3) Die Vertragsstaaten fördern die internationale Zusammenarbeit im Bildungswesen, insbesondere um zur Beseitigung von Unwissenheit und Analphabetentum in der Welt beizutragen und den Zugang zu wissenschaftlichen und technischen Kenntnissen und modernen Unterrichtsmethoden zu erleich-

tern. Dabei sind die Bedürfnisse der Entwicklungsländer besonders zu berücksichtigen.

Art. 29

(1) Die Vertragsstaaten stimmen darin überein, dass die Bildung des Kindes darauf gerichtet sein muss,

a) die Persönlichkeit, die Begabung und die geistigen und körperlichen Fähigkeiten des Kindes voll zur Entfaltung zu bringen;

b) dem Kind Achtung vor den Menschenrechten und Grundfreiheiten und den in der Charta der Vereinten Nationen verankerten Grundsätzen zu vermitteln;

c) dem Kind Achtung vor seinen Eltern, seiner kulturellen Identität, seiner Sprache und seinen kulturellen Werten, den nationalen Werten des Landes, in dem es lebt, und gegebenenfalls des Landes, aus dem es stammt, sowie vor anderen Kulturen als der eigenen zu vermitteln;

d) das Kind auf ein verantwortungsbewusstes Leben in einer freien Gesellschaft im Geist der Verständigung, des Friedens, der Toleranz, der Gleichberechtigung der Geschlechter und der Freundschaft zwischen allen Völkern und ethnischen, nationalen und religiösen Gruppen sowie zu Ureinwohnern vorzubereiten;

e) dem Kind Achtung vor der natürlichen Umwelt zu vermitteln.

(2) Dieser Artikel und Artikel 28 dürfen nicht so ausgelegt werden, dass sie die Freiheit natürlicher oder juristischer Personen beeinträchtigen, Bildungseinrichtungen zu gründen und zu führen, sofern die in Absatz 1 festgelegten Grundsätze beachtet werden und die in solchen Einrichtungen vermittelte Bildung den von dem Staat gegebenenfalls festgelegten Mindestnormen entspricht.
[…]

Quelle: UNICEF: http://www.unicef.de/fileadmin/content_media/Aktionen/ Kinderrechte18/UN-Kinderrechtskonvention.pdf (Stand: 12.04.2011).

Charta der Grundrechte der Europäischen Union

(2000/C 364/01)

– Auszug –

Präambel

Die Völker Europas sind entschlossen, auf der Grundlage gemeinsamer Werte eine friedliche Zukunft zu teilen, indem sie sich zu einer immer engeren Union verbinden.

In dem Bewusstsein ihres geistig-religiösen und sittlichen Erbes gründet sich die Union auf die unteilbaren und universellen Werte der Würde des Menschen, der Freiheit, der Gleichheit und der Solidarität. Sie beruht auf den Grundsätzen der Demokratie und der Rechtsstaatlichkeit. Sie stellt die Person in den Mittelpunkt ihres Handelns, indem sie die Unionsbürgerschaft und einen Raum der Freiheit, der Sicherheit und des Rechts begründet.

Die Union trägt zur Erhaltung und zur Entwicklung dieser gemeinsamen Werte unter Achtung der Vielfalt der Kulturen und Traditionen der Völker Europas sowie der nationalen Identität der Mitgliedstaaten und der Organisation ihrer staatlichen Gewalt auf nationaler, regionaler und lokaler Ebene bei. Sie ist bestrebt, eine ausgewogene und nachhaltige Entwicklung zu fördern und stellt den freien Personen-, Waren-, Dienstleistungs- und Kapitalverkehr sowie die Niederlassungsfreiheit sicher.

Zu diesem Zweck ist es notwendig, angesichts der Weiterentwicklung der Gesellschaft, des sozialen Fortschritts und der wissenschaftlichen und technologischen Entwicklungen den Schutz der Grundrechte zu stärken, indem sie in einer Charta sichtbarer gemacht werden.

Diese Charta bekräftigt unter Achtung der Zuständigkeiten und Aufgaben der Gemeinschaft und der Union und des Subsidiaritätsprinzips die Rechte, die sich vor allem aus den gemeinsamen Verfassungstraditionen und den gemeinsamen internationalen Verpflichtungen der Mitgliedstaaten, aus dem Vertrag über die Europäische Union und den Gemeinschaftsverträgen, aus der Europäischen

Konvention zum Schutze der Menschenrechte und Grundfreiheiten, aus den von der Gemeinschaft und dem Europarat beschlossenen Sozialchartas sowie aus der Rechtsprechung des Gerichtshofs der Europäischen Gemeinschaften und des Europäischen Gerichtshofs für Menschenrechte ergeben.

Die Ausübung dieser Rechte ist mit Verantwortlichkeiten und Pflichten sowohl gegenüber den Mitmenschen als auch gegenüber der menschlichen Gemeinschaft und den künftigen Generationen verbunden.

Daher erkennt die Union die nachstehend aufgeführten Rechte, Freiheiten und Grundsätze an.

[...]

Artikel 35

Gesundheitsschutz

Jede Person hat das Recht auf Zugang zur Gesundheitsvorsorge und auf ärztliche Versorgung nach Maßgabe der einzelstaatlichen Rechtsvorschriften und Gepflogenheiten. Bei der Festlegung und Durchführung aller Politiken und Maßnahmen der Union wird ein hohes Gesundheitsschutzniveau sichergestellt.

Quelle: Amtsblatt der Europäischen Gemeinschaften C 364/1 vom 18.12.2000: http://www.europarl.europa.eu/charter/pdf/text_de.pdf (Stand: 12.04.2011).

Deklaration des Weltärztebundes zur Medizinischen Versorgung von Flüchtlingen

Verabschiedet von der 50. Generalversammlung des Weltärztebundes
Ottawa, Kanada, Oktober 1998.

IN DER ERWÄGUNG, dass die jüngsten internationalen Konflikte und Bürger-kriege zu einer ständigen Zunahme von Flüchtlingen in allen Regionen geführt haben; und

IN DER ERWÄGUNG, dass internationale Kodizes für Menschenrechte und ärzt-liche Ethik, einschließlich die Deklaration des Weltärztebundes von Lissabon, er-klären, dass alle Menschen ohne Unterschied ein Recht auf angemessene ärztliche Versorgung haben;

Wird beschlossen, dass

1. Ärzte die Pflicht haben, einem Patienten unabhängig von seinem Status die notwendige Versorgung zukommen zu lassen und Regierungen dürfen weder das Recht des Patienten auf medizinische Behandlung, noch die Pflicht des Arztes zu helfen, einschränken; und

2. Ärzte nicht gezwungen werden dürfen, an Strafaktionen oder gerichtlich ange-ordneten Aktionen gegen Flüchtlinge mitzuwirken oder an Flüchtlingen medizi-nisch nicht zu vertretende diagnostische Maßnahmen oder Behandlungen vorzu-nehmen, wie beispielsweise die Verabreichung von Beruhigungsmitteln, um Pro-bleme bei der Abschiebung der Flüchtlinge in ihr Heimatland zu vermeiden; und

3. Ärzten genügend Zeit und ausreichende Ressourcen zugebilligt werden müssen, um den physischen und psychologischen Gesundheitszustand von Asylbewerbern beurteilen zu können.

Quelle: Weltärztebund (2008): Handbuch der Deklarationen, Erklärungen und Entschliessungen, hrsg. durch die Hans-Neuffer-Stiftung, Köln, S. 343.

Katholisches Forum »Leben in der Illegalität«

Erläuterung zu ausgewählten Vorschriften aus der Allgemeinen Verwaltungsvorschrift zum Aufenthaltsgesetz vom 18. 09. 2009

(Drucksache 669/09)

A. Einleitung

Das Aufenthaltsgesetz ist ein Bundesgesetz. Die Ausführung dieses Gesetzes obliegt jedoch in weiten Teilen den Ausländerbehörden, die Dienststellen des Landes sind. In diesem Fall kann die Bundesregierung mit Zustimmung des Bundesrates allgemeine Verwaltungsvorschriften erlassen (Artikel 84 Absatz 2 Grundgesetz), um die Verwaltungspraxis zur Anwendung des Aufenthaltsgesetzes im gesamten Bundesgebiet und bei den Auslandsvertretungen zu vereinheitlichen. So werden bindende Maßstäbe für die Ausfüllung unbestimmter Rechtsbegriffe und bestehender Ermessensspielräume festgelegt. Die Arbeit der Ausländerbehörden wird vereinfacht und effizienter. Außerdem wird sichergestellt, dass das geltende Recht so angewandt wird, wie es vom Gesetzgeber gewollt ist.

Verwaltungsvorschriften sind dem Bereich der Exekutive zuzuordnen und richten sich nicht an den Bürger sondern, wie die Bezeichnung selbst es schon sagt, an die Verwaltung und die Behörden. Sie konkretisieren Rechtssätze, wie z. B. Gesetze, oder geben in Fällen, in denen der Verwaltung Handlungsspielraum zugestanden wird, Hinweise zur Ausübung dieses Handlungsspielraums. Über den Gleichbehandlungsgrundsatz (Artikel 3 GG) entfalten die eigentlich nur an Behörden gerichteten Anweisungen auch Außenwirkung. Damit ist gemeint, dass eine Behörde die Verwaltungsvorschriften allen Bürgern gegenüber einheitlich und gleich anwenden muss.

Bisher hatte es im Ausländerrecht nur die »Vorläufigen Anwendungshinweise zum Aufenthaltsgesetz und Freizügigkeitsgesetz/EU« gegeben, die nunmehr durch die neue Verwaltungsvorschrift ersetzt werden.

Die Allgemeine Verwaltungsvorschrift zum Aufenthaltsgesetz ist unter Federführung des Bundesministeriums des Innern sowie unter Einbeziehung der Innenministerien der Bundesländer erstellt und im Juli 2009 von der Bundesregierung beschlossen worden. Am 18. September 2009 hat der Bundesrat der Allgemeinen Verwaltungsvorschrift zugestimmt.

Im Folgenden werden ausgewählte Vorschriften erläutert, die für illegal aufhältige Migranten, für Personen, die diesen in Ausübung ihres Berufes oder eines Ehrenamtes helfen, sowie für Mitarbeiter in öffentlichen Krankenhäusern und den Sozialämtern Klarstellungen vornehmen und/oder neue praktische Konsequenzen haben.

B. *Medizinische Versorgung von Menschen in der aufenthaltsrechtlichen Illegalität*
Die AVV zum Aufenthaltsgesetz Nr. 88.2.3 besagt:

Bei den in § 203 Absatz 1 Nummer 1, 2, 4 bis 6 und Absatz 3 StGB genannten Personen handelt es sich: – nach Absatz 1 Nummer 1 StGB um Ärzte, Zahnärzte, Tierärzte, Apotheker oder Angehörige eines anderen Heilberufs, der für die Berufsausübung oder die Führung der Berufsbezeichnung eine staatlich geregelte Ausbildung erfordert (z. B. medizinisch-technische Assistenten, Hebammen) sowie die berufsmäßig tätigen Gehilfen dieser Berufsgruppen, **insbesondere auch das mit der Abrechnung befasste Verwaltungspersonal öffentlicher Krankenhäuser,** ... [Hervorhebung vom Verfasser, J. G. K.].

Illegal aufhältige Ausländer sind nach Asylbewerberleistungsgesetz (§ 1 Absatz 1 Nr. 5, § 4) bei akuten Erkrankungen und Schmerzzuständen, Schwangerschaft und Geburt anspruchsberechtigt. Dabei ist zwischen dem gesetzlich vorgesehenen Regelfall eines *vorherigen Antrags* des Patienten auf Krankenbehandlung und der stationären Behandlung bei *nachträglicher Kostenerstattung* (Notfallbehandlung) zu unterscheiden.

Bei der *ambulanten Behandlung* ist der normale Weg, dass der Patient beim Sozialamt einen Krankenschein beantragt und sich mit diesem dann bei einem niedergelassenen Arzt behandeln lässt. Das Gleiche gilt für die stationäre Behandlung. Ärzte wie Krankenhäuser haben außerhalb von Notfällen das Recht, die Behandlung bis zur Klärung der Kostenfrage zu verweigern. Dem Patienten als Antragsteller obliegt die Darlegungslast, dass er nach AsylbLG anspruchsberechtigt ist. In beiden Fällen benötigt das Sozialamt vom Patienten verschiedene personenbezogene Daten (auch über den Aufenthaltsstatus). Da das Sozialamt auf diese Weise die Daten vom Patienten selbst und nicht von einer schweigepflichtigen Stelle (z. B. einem Arzt) erhält, unterliegt es der Meldepflicht und muss unverzüglich die zuständige Ausländerbehörde informieren. Dieser Weg wird daher von Menschen in der aufenthaltsrechtlichen Illegalität lediglich in seltenen Ausnahmefällen beschritten, nämlich wenn die Erkrankung so schwer ist, dass eine Abschiebung aus gesundheitlichen Gründen nicht möglich ist. An dieser Fallkonstellation hat die AVV zum Aufenthaltsgesetz nichts geändert.

Wird der Patient als *Notfall in ein Krankenhaus* eingewiesen, dann ist das Krankenhaus zur Aufnahme und Behandlung verpflichtet. Es drohen sogar strafrechtliche Konsequenzen, bei unterlassener Hilfeleistung (vgl. §§ 223, 13 bzw. § 323c StGB). Ärztinnen und Ärzte, Apotheker, Psychologen, Angehörige eines anderen Heilberufs und deren berufsmäßig tätige Gehilfen unterliegen gemäß § 203 StGB der Schweigepflicht und dürfen nicht einmal auf explizite Nachfrage Patientendaten übermitteln. Eine Einschränkung der Übermittlungspflicht durch die Schweigepflicht ergibt sich aus § 88 Abs. 1 AufenthG. Ferner sieht § 88 Abs. 2 einen verlängerten Geheimnisschutz vor: Auch öffentliche Stellen (z. B. Sozialbehörden), die personenbezogene Daten von einem Schweigepflichtigen erhalten haben, dürfen diese nicht (an die Ausländerbehörden) übermitteln. Ausnahmen hiervon gelten lediglich bei Gefährdung der öffentlichen Gesundheit sowie beim Konsum harter Drogen. Der Gesetzgeber hat hier also dem Recht des Betroffenen auf Schutz seiner Daten Priorität vor der Übermittlungspflicht gemäß § 87 Abs. 2 AufenthG eingeräumt. Darüber hinaus setzt der Gesetzgeber deutliche Priorität zugunsten der persönlichen und auch öffentlichen Gesundheit durch den umfassenden Schutz des Verhältnisses von Behandelndem und Patienten. Unterschiedliche Rechtsauffassungen bestanden bisher hinsichtlich der Frage, wie weit der Kreis der Schweigepflichtigen zu ziehen ist. Konkret stand in Frage, ob die Abrechnungsstellen der Krankenhausverwaltungen als berufsmäßig tätige Gehilfen des medizinischen Personals einbezogen sind oder nicht. Diese Rechtsunsicherheit hat die AVV zum Aufenthaltsgesetz nunmehr beseitigt, indem sie klarstellt, dass auch die Abrechnungsstellen der Krankenhausverwaltungen zum schweigepflichtigen Personenkreis gehören. Diese Entscheidung ist zu begrüßen, da die Tätigkeit der Abrechnungsstellen in einem inneren Zusammenhang mit der ärztlichen Behandlung steht und diese im Sinne moderner, effektiver Arbeitsteilung in einem Krankenhaus erst ermöglicht.

Konsequenz der neuen Regelung ist, dass erstens die Abrechnungsstellen der Krankenhausverwaltungen öffentlicher Krankenhäuser nicht der Übermittlungspflicht nach § 87 Abs. 2 AufenthG unterliegen und zweitens, dass Daten, die sie zum Zwecke der Abrechnung an das Sozialamt weiterleiten aufgrund von § 88 Abs. 2 AufenthG vom Sozialamt grundsätzlich nicht an die Ausländerbehörden weitergeleitet werden dürfen (Ausnahme: Gefährdung der öffentlichen Gesundheit; Konsum harter Drogen). In der Praxis dürfte die gewährte Schweigepflicht auch dazu führen, dass illegal aufhältige Ausländer sich in Bezug auf die Angabe personenbezogener Daten kooperationswilliger zeigen. Außerdem werden öffentliche Krankenhäuser aufgrund der geklärten Rechtslage ihre Erstattungsansprüche wohl bereitwilliger und auch nachdrücklicher den Sozialämtern vortragen und somit zumindest eine Verminderung ihres Kostendefizits bei derartigen Notfallbehandlungen erzielen können.

Zusammenfassend lässt sich also sagen, dass aus der Klarstellung zum Umfang des schweigepflichtigen Personenkreises nach § 203 Abs. 1 Nr. 1 StGB, auf den im Aufenthaltsgesetz verwiesen wird, folgt,

– dass illegal aufhältige Ausländer, die als Notfälle in das Krankenhaus eingewiesen werden bzw. sich dorthin begeben, keine Angst vor Aufdeckung ihres Status bzw. drohender Abschiebung aufgrund Übermittlung ihrer Daten durch die Abrechnungsstellen der Krankenhausverwaltung oder auch des Sozialamts an die Ausländerbehörden haben müssen.

– dass sich die Chancen deutlich erhöhen, dass öffentliche Krankenhäuser die ihnen entstandenen Kosten von den Sozialämtern nach AsylbLG (zumindest teilweise) erstattet bekommen und somit ihr Kostendefizit bei Notfallbehandlungen vermindern können.

C.   Strafbarkeit humanitär motivierter Hilfe
Die AVV zum Aufenthaltsgesetz Vor Nr. 95.1.4 besagt:

Handlungen von Personen, die im Rahmen ihres Berufes oder ihres sozial anerkannten Ehrenamtes tätig werden (insbesondere Apotheker, Ärzte, Hebammen, Angehörige von Pflegeberufen, Psychiater, Seelsorger, Lehrer, Sozialarbeiter, Richter oder Rechtsanwälte), werden regelmäßig keine Beteiligung leisten, soweit die Handlungen sich objektiv auf die Erfüllung ihrer rechtlich festgelegten bzw. anerkannten berufs-/ehrenamtsspezifischen Pflichten beschränken. Zum Rahmen dieser Aufgaben kann auch die soziale Betreuung und Beratung aus humanitären Gründen gehören, mit dem Ziel, Hilfen zu einem menschenwürdigen Leben und somit zur Milderung von Not und Hilflosigkeit der betroffenen Ausländer zu leisten.

In seinem Bericht *Illegal aufhältige Migranten in Deutschland – Datenlage, Rechtslage, Handlungsoptionen* vom Februar 2007 hatte das Bundesministerium des Innern schon ausdrücklich darauf hingewiesen, dass humanitär motivierte Helfer, die mit ihren Hilfeleistungen menschenwürdige Bedingungen herzustellen und menschenunwürdige Bedingungen möglichst zu vermeiden suchen, typischerweise gar nicht von § 96 Abs. 1 AufenthG (Einschleusen von Ausländern) erfasst werden. Die Strafbarkeit einer Beihilfehandlung nach § 95 Abs. 1 Nr. 2 AufenthG i. V. m. § 27 StGB (Beihilfe zum unerlaubten Aufenthalt) solle aber bestehen bleiben. Hier sei auf die wertende Betrachtung im Einzelfall abzustellen. Allein in Fällen medizinischer Behandlungen wird die Strafbarkeit einer Beihilfehandlung nach allgemeinem Strafrecht im Bericht ausdrücklich verneint. Diese Hilfe sei unter berufsrechtlichen und -ethischen Aspekten geboten und daher nicht tatbestandsmäßig.

Für andere Personen, die im Rahmen ihrer berufsspezifischen Aufgaben unabhängig vom aufenthaltsrechtlichen Status Menschen in Notsituationen helfen – seien es nun Sozialarbeiter, Seelsorger, Lehrer usw. – bestand weiterhin Rechtsunsicherheit. Doch schon das Anliegen dieser humanitären Helfer, erst gar nicht ins Zwielicht zu geraten, ist schützenswert. Mit der neuen AVV ist diesem Anliegen nunmehr Rechnung getragen worden. Sie stellt klar, dass Personen, die im Rahmen ihrer berufs-/ehrenamtsspezifischen Aufgaben Hilfestellung leisten, von vorneherein nicht dem Begriff der Beihilfe unterfallen. Diese Klarstellung hat ihren Grund darin, dass das Strafrecht als so genanntes »ethisches Minimum« nur solche Verhaltensweisen mit Sanktionen belegt, die schlechterdings nicht mehr hinnehmbar sind. Moralisch hoch stehende, sozial nützliche Handlungen können von vornherein nicht von Straftatbeständen erfasst werden (sog. Schutzzweck der Norm oder auch Lehre von der Sozialadäquanz). Vor diesem Hintergrund war und ist es auch zu verstehen, dass z. B. der Bundespräsident und die Bundesregierung das Engagement derjenigen ausgezeichnet haben, die sich für die Belange von Menschen in der Illegalität einsetzen.

Da die AVV zwar nicht die Gerichte (als unabhängige Organe der rechtsprechenden Gewalt) wohl aber die Staatsanwaltschaften (als Organe der exekutiven Gewalt) binden, werden auf diese Art und Weise unnötige und für alle belastende Ermittlungsverfahren verhindert und die Rechtssicherheit erhöht.

Zusammenfassend lässt sich feststellen, dass die AVV mit bindender Wirkung für die Staatsanwaltschaften klarstellt,

– **dass Personen, die im Rahmen ihrer berufs-/ehrenamtsspezifischen Aufgaben illegal aufhältigen Ausländern Hilfestellung leisten, schon den Tatbestand der Beihilfe zum unerlaubten Aufenthalt nicht erfüllen.**

D.   Zusammenfassung

Für illegal aufhältige Migranten, für Personen, die diesen in Ausübung ihres Berufes oder eines Ehrenamtes helfen, sowie für Mitarbeiter in öffentlichen Krankenhäusern und den Sozialämtern haben die in der AVV zum Aufenthaltsgesetz vorgenommenen Klarstellungen folgende praktische Konsequenzen:

1. **Illegal aufhältige Ausländer, die als Notfälle in das Krankenhaus eingewiesen werden bzw. sich dorthin begeben, müssen keine Angst vor Aufdeckung ihres Status bzw. drohender Abschiebung aufgrund Übermittlung ihrer Daten durch die Abrechnungsstellen der Krankenhausverwaltung oder auch des Sozialamts an die Ausländerbehörden haben.**

2. **Die Chancen, dass öffentliche Krankenhäuser die ihnen entstandenen Kosten von den Sozialämtern nach AsylbLG (zumindest teilweise) erstattet bekommen und somit ihr Kostendefizit bei Notfallbehandlungen vermindern können, haben sich deutlich erhöht.**

3. **Personen, die im Rahmen ihrer berufs-/ehrenamtsspezifischen Aufgaben illegal aufhältigen Ausländern Hilfestellung leisten, erfüllen schon den Tatbestand der Beihilfe zum unerlaubten Aufenthalt nicht.**

Quelle: Katholisches Forum »Leben in der Illegalität«: http://www.forum-illegalitaet.de/mediapool/99/993476/data/Kath_Forum_Erlaeuterung_AVV_Aufenthaltsgesetz_1_.pdf (Stand: 12.04.2011). Weitere Informationen: Johannes G. Knickenberg (LL.M.) – Geschäftsführung – Reinhardtstr. 13, 10117 Berlin, Tel.: 030 / 28 444 732, E-Mail: forum-illegalitaet@web.de, Internet: www.forum-illegalitaet.de (Stand: 12.04.2011).

Europäische Erklärung.
»Freier Zugang zur medizinischen Versorgung für Menschen ohne Papiere«[1]

In den meisten Ländern der Europäischen Union haben Menschen ohne Aufenthaltstitel erhebliche Probleme, Zugang zur medizinischen Versorgung zu finden. Zum einen liegt es an restriktiven Aufenthalts- und Leistungsgesetzen, die die Kostenübernahme für medizinische Leistungen einschränken oder verbieten, zum anderen erschweren administrative Hürden und die komplexen, sowie z.T. diskriminierenden Strukturen der Gesundheitssysteme den barrierefreien Zugang. Hinzu kommen die Ängste der irregulären Migranten, entdeckt und abgeschoben zu werden. Diese halten sie davon ab, notwendige medizinische Hilfen in Anspruch zu nehmen.

Diese Situation widerspricht nicht nur Artikel 25 der UN-Menschenrechtskonvention[2] sondern auch unserer medizinischen Standesethik, welche betont, dass, » jeder, ohne Unterschied, [...] ein Recht auf angemessene ärztliche Versorgung [...]«[3] hat.2 Als Beschäftigte im Gesundheitswesen sehen wir uns verpflichtet, die Rechte unserer Patientinnen und Patienten zu wahren und uns schützend vor sie zu stellen.

In Anbetracht dessen bekräftigen wir unser Engagement für einen freien und uneingeschränkten Zugang zu medizinischer Versorgung für alle Patientinnen und Patienten und somit auch für Menschen ohne Papiere.

Deswegen:

1. FORDERN wir, dass Ärztinnen und Ärzte ihre Entscheidung, welche Behandlung für ihre Patientinnen und Patienten angemessen ist, allein nach medizinischer Indikation und Notwendigkeit treffen können. Der Aufenthaltsstatus der Patientinnen und Patienten darf kein Kriterium für die Art, den Umfang und die Dauer medizinischer Versorgung sein.

---

1 Die Petition wurde dem Europäischen Parlament am 22. März 2011 offiziell übergeben.
2 Universal Declaration of Human Rights (1948): http://www.un.org/en/documents/udhr/index.shtml (Stand: 13.04.2011).
3 Deklaration von Lissabon des Weltärztebundes zu den Rechten des Patienten (1995): http://www.bundesaerztekammer.de/page.asp?his=2.49.1760 (Stand: 13.04.2011).

2. FORDERN wir, dass die Kosten der Behandlung von Personen ohne Aufenthaltstitel vom Staat übernommen werden, wenn die Hilfesuchenden mittellos sind. Des Weiteren fordern wir, dass alle administrativen Hürden, die den Zugang zur medizinischen Versorgung erschweren, abgebaut werden.

3. ERINNERN wir daran, dass Ärztinnen und Ärzte und das Fachpersonal im Gesundheitswesen der Schweigepflicht unterliegen. Folglich lehnen wir jegliche Weitergabe von PatientInnendaten an Ausländerbehörden ab.

4. BETONEN wir die Notwendigkeit, dass sowohl das Personal im Gesundheitswesen als auch die Betroffenen ausführlich über die Rechtsansprüche und die vorhandenen Möglichkeiten der medizinischen Versorgung von Menschen ohne Aufenthaltsstatus informiert werden.

Informationen zu den Autorinnen, Autoren und Herausgebern

Philip Anderson, Prof. Dr. phil., seit 2007 Professor für Sozialraumorientierung und interkulturelle soziale Arbeit an der Hochschule für angewandte Wissenschaft in Regensburg. Migrationsforschung mit den Schwerpunkten: Ältere Migranten, Menschen in der Illegalität, Interkulturelle Kompetenz und andere Fragestellungen zu Migration und Integration.
Email: info@philip-anderson.de

Heiner Bielefeldt, Prof. Dr. phil., Inhaber des Lehrstuhls für Menschenrechte und Menschenrechtspolitik der Friedrich-Alexander-Universität Erlangen-Nürnberg, 2003 – 2009 Direktor des Deutschen Instituts für Menschenrechte in Berlin, seit 2010 UN-Sonderberichterstatter über Religions- und Weltanschauungsfreiheit.
Email: Heiner.Bielefeldt@polwiss.phil.uni-erlangen.de

Majken Bieniok, Dipl.-Psych., Mitarbeiterin des Büros für medizinische Flüchtlingshilfe, zurzeit Anfertigung einer Promotion zu Stadtforschung und kognitive Psychologie an der Humboldt-Universität in Berlin.
Email: info@medibuero.de

Wiebke Bornschlegl, M.A., wissenschaftliche Mitarbeiterin und Doktorandin am Geographischen Institut der Friedrich-Alexander-Universität Erlangen-Nürnberg (FAU), freie Journalistin sowie Mitarbeiterin am Institut für Geschichte und Ethik der Medizin der FAU.
Email: wiebkebornschlegl@gmail.com

Norbert Cyrus, M.A., wissenschaftlicher Mitarbeiter am Hamburger Institut für Sozialforschung. Aktuelle Forschung zu Perspektiven auf irreguläre Migration sowie Erscheinungsformen und gesellschaftlicher Umgang mit Menschenhandel zum Zweck der Arbeitsausbeutung.
Email: Norbert.Cyrus@his-online.de

Andreas Fisch, Dr. theol., Referent für Wirtschaftsethik an der Kommende Dortmund, Sozialinstitut des Erzbistums Paderborn, Promotion über humanitäre und wirtschaftliche Aspekte von illegaler Migration (Menschen in aufenthaltsrechtlicher Illegalität. Reformvorschläge und Folgenabwägungen aus sozialethischer Perspektive, 2007) sowie Veröffentlichungen zu migrationsethischen Fragen. Email: fisch@kommende-dortmund.de

Andreas Frewer, Prof. Dr. med., M.A., Studium der Philosophie, Medizingeschichte und Humanmedizin, Promotion an der FU Berlin, 1994–1998 Arzt an der Charité, Habilitation in Hannover, seit 2006 Professur für Ethik in der Medizin, Universität Erlangen-Nürnberg, Gründung des »Forum Medizin und Menschenrechte«. Email: Andreas.Frewer@ethik.med.uni-erlangen.de

Jakov Gather, seit 2004 Studium der Humanmedizin, seit 2006 Studium der Philosophie, katholischen Theologie und Geschichte, Theorie und Ethik der Medizin an der Johannes Gutenberg-Universität in Mainz. Seit 2007 Mitglied bei *Medinetz Mainz e.V.*, von Oktober 2007 bis November 2009 Vorstandsmitglied. Email: jakov.gather@gmail.com

Jessica Groß, Dr. med., Fachärztin für Gynäkologie und Geburtshilfe, hauptberuflich im Krankenhaus in Berlin tätig. Mitbegründerin und langjährige Mitarbeiterin des *Büros für medizinische Flüchtlingshilfe*. Email: info@medibuero.de

Susann Huschke, M.A., 2000–2006 Studium der Ethnologie, Sozialpsychologie, Medien- und Kommunikationswissenschaft in Göttingen und an der University of California, Davis, seit 2008 von der Hans-Böckler-Stiftung geförderte Promotion am Institut für Ethnologie der FU Berlin: »Kranksein in der Illegalität. Eine medizinethnologische Studie über lateinamerikanische MigrantInnen in Berlin« (AT). Email: susann.huschke@gmail.com

Heribert Kentenich, Prof. Dr. med., Frauenarzt und Psychotherapeut, seit 1995 Chefarzt der Kliniken des Deutschen Roten Kreuzes in Berlin/Westend. Email: frauenklinik@drk-kliniken-berlin.de

Johannes G. Knickenberg, LL. M., Jurist, Geschäftsführer des »Katholischen Forums Leben in der Illegalität« (Berlin), das sich 2004 auf Initiative der Migrationskommission der Deutschen Bischofskonferenz gegründet hat und auf Grundlage der Erklärung »Leben in der Illegalität in Deutschland – eine humanitäre und pastorale Herausforderung« (2001) arbeitet. E-Mail: info@forum-illegalitaet.de

Maren Mylius, Ärztin, seit 2010 Promotionsstipendiatin der Heinrich-Böll-Stiftung zum Zugang zur Gesundheitsversorgung für MigrantInnen ohne legalen Aufenthaltsstatus bei spezifischen Infektionskrankheiten, seit 2010 Public Health-Studium in Hannover, Mitarbeiterin der Professur für Ethik in der Medizin der Universität Erlangen-Nürnberg, Mitglied des *Medinetzes Hannover*. Email: maren.mylius@ethik.med.uni-erlangen.de

Rupert Neudeck, Dr. phil. Dr. h. c., Studium der Philosophie, Germanistik, Soziologie und Theologie. Promotion in Philosophie mit der Studie »Politische Ethik bei Jean-Paul Sartre und Albert Camus«. Gründer u. a. des *Komitee Cap Anamur/Deutsche Notärzte e. V.* und Vorsitzender des Friedenskorps *Grünhelme e. V.* mit Menschenrechtsarbeit und zahlreichen humanitären Einsätzen. Email: rneudeck@gmx.de

Gisela Penteker, Fachärztin für Allgemeinmedizin. In eigener Praxis niedergelassen seit 1982, Mitglied der IPPNW, AK Flüchtlinge und Asyl, AK Süd/Nord, Vorstandsmitglied Niedersächsischer Flüchtlingsrat, Gründungs- und Vorstandsmitglied im *Netzwerk für Traumatisierte Flüchtlinge in Niedersachsen*, Mitglied der *Platform for International Cooperation on Undokumented Migrants* (PICUM). Email: Penteker@t-online.de

Eva-Maria Schwienhorst, Dr. med., Assistenzärztin, Gründungsmitglied und von November 2006 bis Oktober 2008 Vorstandsmitglied von *Medinetz Mainz e. V.*, 2008 – 2009 Aufbaustudium »Nachhaltige Entwicklungszusammenarbeit«, seit 2009 Studium zum Master of Science in »International Health«. Email: eva.schwienhorst@googlemail.com

Shirin Simo, Dr. med., seit 2007 Assistenzärztin in der Frauenklinik der DRK Kliniken Berlin/Westend, Mitglied des *Büros für medizinische Flüchtlingshilfe Berlin*. Email: shirin_simo@yahoo.de

Mareike Tolsdorf, Bachelor of Science in Nursing, staatlich anerkannte Altenpflegerin, zurzeit Studium zum Master of Science in Nursing sowie wissenschaftliche Mitarbeiterin am Institut für Pflegewissenschaft, Universität Witten/Herdecke. Email: tolsdorf@tolsdorf-nursingscience.de

Hannah Windeln, seit 2004 Studium der Humanmedizin an der Johannes Gutenberg-Universität in Mainz, seit 2007 Mitglied bei *Medinetz Mainz e.V.*, von Oktober 2008 bis November 2009 Vorstandsmitglied.
Email: hannahwindeln@web.de

Heinz-Jochen Zenker, Prof. Dr. med., MPH, Facharzt für Psychiatrie, ehemaliger Leiter des Gesundheitsamtes Bremen, Vorstandsvorsitzender von *Ärzte der Welt* (Médecins du Monde).
Email: heinzjochen.zenker@gmx.de

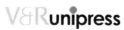